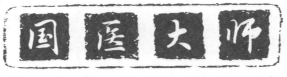

专科专病用方经验（第2辑）

——脾胃肝胆病分册

主　编　蔡铁如　宁泽璞　王利广

U0335456

中国中医药出版社

·北 京·

图书在版编目（CIP）数据

国医大师专科专病用方经验.第2辑.脾胃肝胆病分册/蔡铁如，宁泽璞，王利广主编.—北京：中国中医药出版社，2018.1（2020.12重印）
ISBN 978 - 7 - 5132 - 4235 - 6

Ⅰ.①国…　Ⅱ.①蔡…　②宁…　③王…　Ⅲ.①脾胃病—验方—汇编　②肝病（中医）—验方—汇编　③胆道疾病—验方—汇编
Ⅳ.① R289.5

中国版本图书馆 CIP 数据核字（2017）第 112128 号

中国中医药出版社出版

北京经济技术开发区科创十三街 31 号院二区 8 号楼
邮政编码　100176
传真　010-64405750
河北仁润印刷有限公司印刷
各地新华书店经销

开本 880×1230　1/32　印张 11.75　彩插 0.25　字数 275 千字
2018 年 1 月第 1 版　2020 年 12 月第 2 次印刷
书号　ISBN 978 - 7 - 5132 - 4235 - 6

定价　48.00 元
网址　www.cptcm.com

社 长 热 线　010-64405720
购 书 热 线　010-89535836
维 权 打 假　010-64405753

微信服务号　zgzyycbs
微商城网址　https://kdt.im/LIdUGr
官 方 微 博　http://e.weibo.com/cptcm
天猫旗舰店网址　https://zgzyycbs.tmall.com

如有印装质量问题请与本社出版部联系（010-64405510）

国医大师专科专病用方经验（第2辑）
——脾胃肝胆病分册

编 委 会

國医大师
专科专病用方经验

九九叟朱良春题 乙未春

国医大师朱良春教授题

辑名医经验 传大师精兼

为《国医大师专科专病用方经验》出版题

刘祖贻 乙未年七月

国医大师刘祖贻研究员题

前　言

名老中医是中医药事业特有的智能资源，是维系中医药传承发展的中坚力量，而国医大师是名老中医的优秀代表。他们医德高尚、学术造诣精湛、实践经验丰富，代表着当代中医学术和临床发展的最高水平，是中医药学术的集中体现，是中医学发展的重要推动力。他们的学术思想、临床经验及技术是他们研读经典、博采诸家、长期临证而摸索总结出来的，是他们心血和智慧的结晶，是中医药学术的核心点和最具价值部分。正是因为有了一个个、一代代名老中医药专家的学术思想和临床经验，才汇聚成了丰富多彩、博大精深的中医药学术宝库，才使得中医药学术之树永葆长青！中医药文化之花灿烂绽放！中医药智慧之果普惠民众！中医药事业之舟破浪前行！

在浩如烟海的名老中医学术思想与临证经验之中，对其用方经验进行挖掘无疑是颇具临床实用价值的。"方从法立，以法统方"，名医经验用方既是其临床经验的结晶，更体现了其理、法、方、药相一致的学术思想与思维方法。因此，系统地整理研究国医大师的专科专病用方经验，将其汇编成册，公之于众，既是中医药学术传承的需要，也是广大中医药专业技术人员翘首以盼的盛事。

在王利广先生的策划下，我们成功推出了《国医大师专科专病用方经验》第1辑，包括心脑病、肺系病、脾胃肝胆病、肾系病和气血津液与头身肢体病共5个分册，受到各方好评。因此，在中国中医药出版社和湖南省中医药研究院的大力支持下，我们以第 1 辑编者为主体，组织湖南省中医药研究院、湖南中医药大学的一批中青年专家，对第二批国医大师的学术经验和专科专病特色方药进行了系统研究整理（部分分册研究整理了两批 60 位国医大师的资料），其收录内容均来源于国医大师亲自撰写或其传承弟子总结整理的公开发表文献，主要包括科学技术期刊、研究生学位论文、专业报纸以及学术专著等。相对于首批国医大师，第二批国医大师的研究领域更宽广，除内科外，还涉及针灸科和妇科，尤其是针灸科，又囊括了针灸治疗内、妇、皮肤、外、骨伤、儿、五官等临床各科疾病，使得资料收集的难度更大，对编写人员的专业素养要求更高，好在诸君同心协力，恪尽职守，历时近两年，形成了国医大师专科专病用方经验第 2 辑系列书稿，脾胃肝胆病、心肺脑病、妇科病、肿瘤病、肾系与气血津液头身肢体病和针灸 6 个分册。编写体例是在同一病证下，将各位国医大师独具特色的验方组成、功效、主治、用法及用药经验、验案（据广大读者建议本辑新加）进行集中展示，便于读者在极短的时间内能领略到国医大师们独具匠心的临证思辨方法和遣方用药经验，体会国医大师们独特的学术思想和丰富的临床经验，这是本书不同于同类著作之处和显著特色所在。

在本书即将付梓之际，谨对书中所有引用资料的原作者、编辑者、出版者致以深深的、诚挚的谢意！向为本书出版付出辛勤劳动的所有同仁表示衷心的感谢！第 1 辑出版时曾蒙国医大师朱良春（朱老已于 2015 年 12 月 13 日驾鹤仙逝）、刘祖贻题词，为表达对两位大师的敬意，我们仍然将朱老、刘老题词置于书首。由于学识有限，书中不当之处在所难免，敬请广大读者提出宝贵意见，以便再版时修订提高！

蔡铁如　宁泽璞

丙申年初秋于岳麓山下

编写说明

　　脾胃肝胆同居中位，具有消化、吸收、输布水谷精微和化生血液的功能，脾与胃、肝与胆在生理功能上相互为用、相互协调，在病理上相互影响。脾胃肝胆疾病为临床常见病、多发病，在中医学的历史发展中，脾胃肝胆疾病的治疗和研究被历代医家所重视，经反复的临床实践和总结，形成了完整的理论体系，有着丰富的诊治经验和卓越成效。

　　中医古籍文献中，与脾胃肝胆疾病名称相关的病证主要有胃痛、痞满、呕吐、呃逆、噎膈、腹痛、痢疾、泄泻、便秘、胁痛、黄疸、积聚、鼓胀等，对于这些病证的病因病机、治法等在《黄帝内经》《金匮要略》等经典著作中均有记载。许多重要治法、方剂至今仍为临床治疗脾胃肝胆疾病所常用。国医大师们勤求博采，传承创新，积累了丰富的临床经验，并创制了许多卓有疗效的经验方。本书对新中国成立后第二批国医大师（按照姓氏笔画排序）治疗常见脾胃肝胆病的236个验方的组成、功效、主治、用法及用药经验、验案进行收集和整理归纳，系统展示了国医大师们在治疗脾胃肝胆病证方面独具匠心的遣方用药经验，同时反映了国医大师们独特的学术思想和学术特色。由于国医大师们所处地域、临床主攻病证等不同，在具体资料的取舍上亦会有所选择和偏重；对无具体方名者编者会直接以"经验方"命名。全书以真实反映国医大师们的学术思想和临床经验作为资料选取的基本原则，力求通过对这些宝贵经验的推广，有助于凸显中医药的特色优势，推动中医药事业的繁荣与进步。

谨对本书中所有引用资料的原作者、编者致以衷心的谢意！

本书编委会

2017 年 6 月

contents 目 录

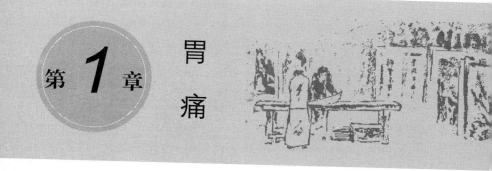

第 **1** 章　胃痛

胃痛，又称胃脘痛，以各种性状的胃脘部疼痛为主症，往往兼见胃脘部痞满、胀闷、嗳气、吐酸、纳呆、胁胀、腹胀等症，常反复发作，久治难愈。本病初发多属实证，其病位主要在胃，间可及肝，常见胃气壅滞、肝胃气滞、肝胃郁热、瘀血阻滞等证；病久常见虚证，病位主要在脾，常见胃阴不足、脾胃虚寒等证；亦有虚实夹杂者，或脾胃同病，或肝脾同病。治法上常以理气和胃止痛为基本原则，邪实者以祛邪为急，正虚者以扶正当先，虚实夹杂者又应邪正兼顾。凡现代医学急性胃炎、慢性胃炎、消化性溃疡、胃神经官能症、胃癌，以及部分肝、胆、胰疾病见有胃脘部位疼痛者，可参照本章内容辨证论治。

本章收录了刘志明、刘尚义、刘祖贻、阮士怡、孙光荣、李士懋、李今庸、段富津、洪广祥、徐经世、郭诚杰等国医大师治疗本病的验方43首。刘志明认为，本病实证多责之于肝，虚证多责之于脾，多用疏肝、理气、解郁、燥湿、健脾等方法治疗，亦运用张景岳补法的经验以补兼温治中虚胃痛；刘尚义以养阴为主运用经方治胃痛；刘祖贻认为，胃以通降为顺，胃痛的治疗以和、降为关键，

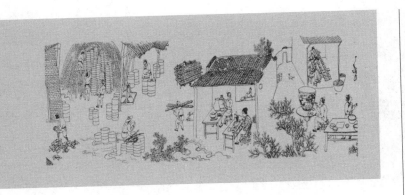

亦提出从和胃法论治胃痛,自创解郁和胃、降逆和胃、化痰和胃、养阴和胃、温中和胃五法;阮士怡认为,胃脘痛的病位在胃,病机多在肝,主张以行气开郁、活血散结、抑酸杀菌止痛为法;孙光荣认为,在胃脘痛的辨证上,首要分清缓急、虚实、寒热及在气、在血,采用"中和理论"治疗胃痛,强调除药物治疗外,饮食的宜忌、精神调摄也很重要;李士懋擅用经方治本病,用乌梅丸治肝寒胃痛,葛根汤治寒客胃痛;李今庸多用益气活血、降逆行气、养阴清热等法论治本病;段富津认为,胃脘痛的常见病机为气滞和脾肾虚弱,其临证分虚实、寒热、气血,治疗以通为顺,擅用成方化裁;洪广祥多从气机紊乱、升降失调和肝胆失和来论治本病,乌梅丸、黄连温胆汤是其常用基础方;徐经世治胃痛采用"两步法"——止痛治其标、调脾胃治其本,平衡升降、扶土抑木、调节整体、注重病位是其治胃痛的基本原则,自拟丹七和络饮,集健脾、燥湿、通络、理气、止痛为一炉,临床常将蒲公英与薏苡仁相配,用于各类消化道溃疡,疗效颇佳;郭诚杰采用针药结合治胃痛,并强调情志调节。

刘志明：柴胡疏肝散合金铃子散加减

【组成】柴胡 9g，白芍 9g，枳壳 9g，金铃子 9g，延胡索 9g，香附 9g，半夏 9g，陈皮 6g，砂仁 3g。

【功效】疏肝和胃，兼化湿浊。

【主治】胃溃疡，属肝气犯胃、湿浊中阻者。症见上腹胃脘钝痛及胀痛，进食后胀痛更甚，每因情志不畅时加重，嗳气频频，不思饮食，时欲呕吐，夜寐欠佳，大便干结；舌淡暗、苔白腻，脉弦滑。

【用法】水煎服，每日 1 剂。

【经验】《素问·宝命全形论》载"土得木而达"，生理上脾胃之受纳、气机之升降，有赖肝之疏泄，病理上亦会出现木旺乘土。故情志不畅、肝气横逆犯胃为胃脘痛的重要成因之一。脾胃气机升降失调，脾不升清，胃失和降，在上则见胸闷嗳气，在下则见大便干结，且每因情志郁结而加重。其疼痛性质为胀痛，兼见胸闷嗳气、呕恶、脉弦等，皆是肝郁气滞、横逆犯胃之表现。舌苔腻为胃纳不振、痰湿内阻之故。

【验案】樊某，男，40 岁，1971 年 1 月 20 日初诊。

胃脘部疼痛 2 年，加重 1 个月。患者 2 年前因精神受刺激而出现胃脘部钝痛及胀痛，每次均发生于进食后 1 小时左右，有时夜间发作。近 1 个月来进食后胀痛更甚，每因情志不畅而加重，嗳气频频，不思饮食，曾于某医院钡餐检查诊断为胃小弯溃疡，故求诊于刘老。就诊时患者呈慢性病容，胃脘胀痛，剑突下轻度压痛，胸闷嗳气，胃纳欠佳，时欲呕吐，夜寐欠佳，大便干结；舌淡暗，苔白腻，脉弦滑。大便隐血实验（＋），上消化道钡餐示：胃小弯处有黄豆大小壁龛3个，胃幽门区有痉挛现象。

西医诊断：胃溃疡。

中医诊断：胃脘痛。

中医辨证：肝气犯胃，湿浊中阻。

治法：疏肝和胃，兼化湿浊；药用柴胡疏肝散合金铃子散加减。

处方：柴胡9g，白芍9g，枳壳9g，金铃子9g，延胡索9g，香附9g，半夏9g，陈皮6g，砂仁3g。7剂，水煎服，每日1剂。

1月27日二诊：胃脘疼痛减而未除，面色萎黄，夜寐不安。舌淡暗，脉弦细。拟健脾和胃，佐以活血化瘀治疗。处方：香附9g，砂仁3g，陈皮3g，枳壳6g，白术9g，茯苓9g，赤芍9g，五灵脂9g，蒲黄6g，川芎6g，炙甘草3g。7剂。

上述验案中，患者初诊时未见明显化热之象，刘老治疗以疏理肝气为主，投以柴胡疏肝散疏肝行气、金铃子散理气止痛；加半夏、砂仁起化湿之功。二诊时患者面色萎黄，为脾胃虚弱之证，考虑到疼痛不除，与瘀血内停有关，气滞日久，必然会引起血瘀，继而出现钝痛。舌暗亦为瘀血之证，且凡久患胃脘痛者，多夹瘀血，如叶天士所云"病久痛久则入血络"，故改以健脾和胃、理气止痛，合失笑散并赤芍、川芎以活血化瘀。

〔刘如秀.刘志明医案精解［M］.北京：人民卫生出版社，2010，239-240〕

刘志明：甘草泻心汤合金铃子散、左金丸加减

【组成】生甘草15g，白芍12g，半夏9g，黄芩6g，太子参

12g，藿香梗 12g，金铃子 6g，延胡索 9g，当归 6g，黄连 6g，吴茱萸 1g。

【功效】理气和胃，清肝泄热。

【主治】胃溃疡，属肝火犯胃，胃气不和者。症见上腹胃脘灼痛，痛连两胁，痛势急迫，或伴心烦易怒、泛酸嘈杂、口干等，纳食较差，夜寐欠佳，小便偏黄，大便稍干；舌红、苔黄，脉弦数。

【用法】水煎服，每日 1 剂。

【经验】胃脘疼痛，起因繁多，但与饮食不节、不洁及情志不畅关系更为密切。肝失疏泄，郁而化火生热，邪热犯胃，伤及胃阴，故见胃脘灼痛、痛连两胁、泛酸嘈杂、口干等症。综合诸症，刘老认为，治疗本病当以理气和胃、清肝泄热为主，故投以甘草泻心汤益气和胃，金铃子散理气止痛，左金丸清肝和胃制酸。方中生甘草一味，量大力宏，和中缓急止痛；金铃子苦寒入肝，疏肝气、泄肝火；延胡索、当归行血中气滞，以达活血止痛之功；黄连配吴茱萸为左金丸，专治肝火犯胃之胃脘及胁肋疼痛；因其为"肝火胁痛"之症，故黄连、黄芩同用，直折上炎之火；吴茱萸辛热，于火同类相求，引热下行；藿香梗、半夏同用以理气开结；白芍、太子参滋阴柔肝，以制肝火。诸方合用，共奏理气和胃、清肝泄热之功，标本兼治，攻补兼施，疗效显著。

【验案】李某，女，43 岁，1991 年 4 月 13 日初诊。

胃脘痛反复发作 3 年，加重 1 周。患者 3 年来胃脘部灼痛反复发作，痛连两胁，痛势急迫，并伴心烦易怒、泛酸嘈杂、口干等。就诊于当地医院，胃镜示：胃溃疡。长期以抑酸药物控制，症状尚稳定。近 1 周来，胃脘灼痛突然加重，难以忍受，经药物治疗无效，故来就诊。就诊时见：精神差，面色无华，唇淡，双手护其腹前，呈屈身位，纳食较差，夜寐欠佳，小便偏黄，大便稍干；舌红、苔黄，脉弦数。

西医诊断：胃溃疡。

中医诊断：胃脘痛。

中医辨证：肝火犯胃，胃气不和。

治法：理气和胃，清肝泄热。

处方：甘草泻心汤合金铃子散、左金丸加减。生甘草15g，白芍12g，半夏9g，黄芩6g，太子参12g，藿香梗12g，金铃子6g，延胡索9g，当归6g，黄连6g，吴茱萸1g。7剂，水煎服，每日1剂。

4月20日二诊：患者服药7剂，胃脘痛明显缓解，继续服用原方5剂，以巩固疗效。后服香砂养胃丸以醒脾养胃。

〔刘如秀.刘志明医案精解［M］.北京：人民卫生出版社，2010，241-242〕

刘志明：越鞠丸合五苓散加减

【组成】川芎9g，香附10g，苍术10g，栀子8g，神曲10g，当归10g，泽泻15g，茯苓15g，杏仁10g，法半夏10g，益母草12g，生姜3片，桂枝6g，柴胡10g。

【功效】行气解郁，散寒解表。

【主治】慢性胃炎、十二指肠球部溃疡，属胃气郁滞，寒邪袭表者。症见上腹胃脘疼痛憋闷，或伴恶寒，头晕，头痛，纳呆；舌红、苔厚腻，脉弦滑。

【用法】水煎服，每日1剂。

【经验】脾胃亏虚、气机郁滞，故胃脘疼痛；寒湿之邪乘虚而入，故见恶寒、头晕、头痛等症；外邪干胃，故见纳呆。治宜行气解郁，散寒解表。投以越鞠丸行气解郁，五苓散温化寒湿，加柴胡解郁，且合桂枝解表散寒，加当归、益母草和血，加杏仁、半夏燥湿化痰。

【验案】张某，女，44 岁，1992 年 12 月 25 日初诊。

胃脘胀痛 5 年，加重 5 天。患者 5 年来反复出现胃脘痛，休息后可缓解，2 年前行胃镜检查，诊断为慢性胃炎及十二指肠球部溃疡。5 天前因考试精神紧张及洗凉水澡，胃脘疼痛憋闷加重，并伴双手痛，恶寒，头晕，头痛，鼻塞，恶心，纳呆，大便时干时稀，白带不多，月经正常；舌苔厚腻，黄白相间，右脉弦滑，左脉稍沉细。

西医诊断：慢性胃炎，十二指肠球部溃疡。

中医诊断：胃脘痛。

中医辨证：胃气郁滞，寒邪袭表。

治法：行气解郁，散寒解表。

处方：越鞠丸合五苓散加减。川芎 9g，香附 10g，苍术 10g，栀子 8g，神曲 10g，当归 10g，泽泻 15g，茯苓 15g，杏仁 10g，法半夏 10g，益母草 12g，生姜 3 片，桂枝 6g，柴胡 10g。5 剂，水煎服，每日 1 剂。

12 月 30 日二诊：服上方后，患者自觉症状缓解，憋闷、头晕、头痛减轻，但仍感恶心，口稍干，口苦，耳鸣，纳差，二便正常，夜寐安。以小柴胡汤加味。处方：柴胡 12g，黄芩 10g，半夏 10g，太子参 12g，生姜 4 片，大枣 10 枚，甘草 6g，荆芥穗 6g，防风 8g，川芎 6g，神曲 10g，桔梗 8g，枳壳 10g。5 剂。

1993 年 1 月 5 日三诊：服上方后余症均缓解，仍有头晕、耳鸣、口苦、多言、心中烦恼；舌苔黄腻，脉沉滑。改用龙胆泻肝汤合温胆汤加减。处方：龙胆草 6g，栀子 10g，黄芩 10g，柴胡 10g，半夏 10g，枳壳 10g，竹茹 8g，太子参 12g，茯苓 10g，白芍 15g，泽泻 10g，木通 6g，甘草 8g。7 剂。

1 月 13 日四诊：服药后烦闷好转，仍感恶心、作呕、上腹部胀痛，进食后尤甚，口苦，头晕，白带少；舌苔黄厚腻。予温胆汤加减。处方：半夏 12g，陈皮 8g，茯苓 12g，竹茹 8g，枳实 8g，瓜蒌皮 10g，黄连 5g，甘草 6g，生姜 3 片。7 剂。

〔刘如秀.刘志明医案精解［M］.北京：人民卫生出版社，2010，242-244〕

刘志明：一贯煎合左金丸加减

【组成】沙参 15g，麦冬 12g，生地黄 9g，芍药 9g，川楝子 9g，当归 9g，牡丹皮 9g，栀子 9g，黄连 9g，吴茱萸 3g，甘草 6g。

【功效】疏肝泄热。

【主治】十二指肠球部溃疡，属肝胃郁热者。症见上腹胃脘胀满疼痛，呕吐酸水，得食则痛减，向肩背部放射，口干口苦，嗳气，小便色黄，大便稀溏，夜寐安；舌红、苔黄，脉数。

【用法】水煎服，每日 1 剂。

【经验】本证刘老选用清肝热、养肝阴之一贯煎去枸杞子合左金丸治之，方中芍药、甘草柔肝止痛；牡丹皮、栀子清肝泄热；川楝子理气止痛；内热日久则易伤及阴液，故以沙参、麦冬、生地黄、当归滋阴养血润燥；左金丸辛开苦降以制上泛之酸水。全方共奏柔肝止痛、泄热养阴之功，使肝气得疏、肝阴得养，则胃气得复，诸症消失，疗效显著。

【验案】杜某，男，34岁，1981年7月18日初诊。

胃脘部疼痛1个月。患者1个月前，患者无明显诱因出现胃脘部胀满疼痛、呕吐酸水、烦躁，每次饭前2小时必发，得食则减，且向肩背放射，大便稀溏，口干，口苦；在某医院行钡餐造影示：十二指肠球部溃疡。就诊时见：精神抑郁，面色萎黄，嗳吐频频，剑突下压痛，小便色黄，大便稍干。舌红，苔黄，脉数。

西医诊断：十二指肠球部溃疡。

中医诊断：胃脘痛。

中医辨证：肝胃郁热。

治法：疏肝泄热。

处方：一贯煎合左金丸加减。沙参15g，麦冬12g，生地黄9g，芍药9g，川楝子9g，当归9g，牡丹皮9g，栀子9g，黄连9g，吴茱萸3g，甘草6g。3剂，水煎服，每日1剂。

7月22日二诊：服药3剂，疼痛已止，复加3剂巩固疗效，钡餐复查，消化道未见异常。

〔刘如秀.刘志明医案精解［M］.北京：人民卫生出版社，2010，244–245〕

刘志明：归脾汤加减

【组成】黄芪15g，党参9g，白术9g，当归9g，白芍9g，木香9g，陈皮6g，槐花9g，伏龙肝30g，炙甘草3g。

【功效】温中和胃，健脾止血。

【主治】十二指肠球部溃疡、上消化道出血，属脾胃阳虚，血失统摄者。症见胃脘疼痛，得食痛减，面色萎黄，纳谷不香，神疲乏力，四肢不温。舌淡、苔薄，脉细无力。

【用法】水煎服，每日 1 剂。

【经验】李东垣《脾胃论》载"人以脾胃中元气为本""内伤脾胃，百病由生"。脾胃元气受损，运化失职，精微物质不得生化，故见神疲乏力；久则伤及脾胃阳气，气虚失于统血，故可有呕血、便血、四肢不温。刘老以温中和胃、健脾止血为法，投以归脾汤加减。方中党参、白术、黄芪、甘草等健脾益气；伏龙肝温中止血；槐花止血，又防温药过燥而伤阴血；当归、白芍养阴补血，缓急止痛；木香、陈皮温中醒脾，理气和胃，使补而不滞。全方健运与统摄并进，故可获良效。

【验案】胡某，男，32 岁，1966 年 6 月 4 日初诊。

胃脘疼痛反复发作 3 年，加重 4 天。3 年前，患者出现胃脘部疼痛，之后反复发作，其痛隐隐，每因饮食不慎或劳累而发，且常于进食数小时后及深夜而作，得食缓解，发作期间常伴黑便，且伴呕血 1 次，于某医院住院治疗，诊断为"十二指肠球部溃疡"。4 天前无明显诱因胃脘部疼痛再次发作，随即呕吐咖啡样胃内容物约 250mL，并伴黑便，疲乏无力，畏寒肢冷，故来就诊。就诊时患者诉胃脘疼痛，得食痛减，观其形体消瘦，面色萎黄，纳谷不香，神疲乏力，四肢不温；舌淡、苔薄，脉细无力。心肺查体未见异常；右上腹部压痛，肝脾未触及；血红蛋白 105g/L，红细胞 3.44×10^{12}/L，白细胞 13.4×10^9/L，中性粒细胞比例 73%；大便隐血试验（++++）。

西医诊断：十二指肠球部溃疡，上消化道出血。

中医诊断：胃脘痛。

中医辨证：脾胃阳虚，血失统摄。

治法：温中和胃，健脾止血。

处方：归脾汤加减。黄芪 15g，党参 9g，白术 9g，当归 9g，白芍 9g，木香 9g，陈皮 6g，槐花 9g，伏龙肝 30g，炙甘草 3g。7 剂，水煎服，每日 1 剂。

6 月 12 日二诊：患者精神好转，胃脘疼痛、呕血未作，大便色黄。舌质淡，苔薄腻，脉弦细。原方加砂仁 9g，再进 7 剂。

6 月 18 日三诊：服上方后，诸症基本消失，大便隐血试验（－），唯食后胃脘胀闷不舒，夜寐欠安，再予健脾和胃、养血安神之剂而愈。

〔刘如秀.刘志明医案精解〔M〕.北京：人民卫生出版社，2010，250-251〕

刘志明：半夏泻心汤加减

【组成】太子参 15g，白芍 12g，半夏 9g，黄芩 9g，吴茱萸 6g，黄连 6g，藿香梗 12g，扁豆 12g，砂仁 6g，陈皮 6g，甘草 6g，生姜 3 片。

【功效】和胃降逆，燥湿健脾。

【主治】慢性萎缩性胃炎，属胃气不和，寒热错杂者。症见胃脘部疼痛，得热则减，呃逆，纳差，口干，口苦，喜热食。舌质红、苔黄，脉弦细。

【用法】水煎服，每日1剂。

【经验】叶天士曰："考《黄帝内经》诸痛，皆主寒客，但经年累月止痛，寒必化热。"刘老认为，胃病日久，伤及中阳之气，外邪乘虚而入，中焦气机不利而见寒热错杂：寒症者，畏寒、喜热食、疼痛遇寒加重，得热则减也；热症者，口干、口苦也。故刘老选用《伤寒论》之半夏泻心汤加减治疗，《医方考》载："泻心者，泻心下之邪也。姜、夏之辛，所以散痞气；芩、连之苦，所以泄痞热；已下之后，脾气必虚，人参、甘草、大枣所以补脾之虚。"再加砂仁、陈皮、藿香梗、扁豆以加强健脾之功；加吴茱萸温胃降逆止呃。全方共奏辛开苦降、燥湿健脾之功。

【验案】袁某，男，52岁，1994年10月18日初诊。

胃脘疼痛30余年，加重且频发3个月。患者胃脘部疼痛30余年，近3个月加重，得热则减，兼见呃逆，纳差，畏寒，口干，口苦，喜热食等。查其腹软，上腹部压之不适，呈隐痛；舌质红，苔黄，脉弦细。胃镜检查确诊为慢性萎缩性胃炎。

中医诊断：胃脘痛。

中医辨证：胃气不和，寒热错杂。

治法：和胃降逆，燥湿健脾。

处方：半夏泻心汤加减。太子参15g，白芍12g，半夏9g，黄芩9g，吴茱萸6g，黄连6g，藿香梗12g，扁豆12g，砂仁6g，陈皮6g，甘草6g，生姜3片。5剂，水煎服，每日1剂。

服用5剂后，胃中颇安，又进7剂，胀痛全除。后患者以上方为丸常服，巩固疗效。

〔刘如秀.刘志明医案精解［M］.北京：人民卫生出版社，2010，253-254〕

刘志明：厚朴生姜半夏甘草人参汤合厚朴三物汤加减

【组成】厚朴 15g，党参 18g，干姜 9g，半夏 9g，枳实 9g，焦大黄 9g，焦槟榔 9g，神曲 9g，山楂 9g，麦芽 9g，甘草 6g。

【功效】温运脾阳，行气导滞。

【主治】胃扭转、十二指肠球部溃疡，属脾虚兼有积滞者。症见脘腹胀满，胃痛阵作，好发于清晨及午后，食后更甚，喜暖拒按，呕吐泛酸，不思饮食。舌质红、苔薄白，脉弦细。

【用法】水煎服，每日 1 剂。

【经验】刘老认为，胃扭转可归属于中医学"胃脘痛"范畴，张仲景对此一症，辨证甚为详细：《伤寒论》厚朴生姜半夏甘草人参汤为"发汗后腹胀满"而设，主脾虚腹胀；《金匮要略》厚朴三物汤，主气机壅滞、腑气不通之腹胀；两方合用，既能补益脾气，又可行滞通腑，与脾虚兼有积滞之病机，颇为合拍，故刘老取仲景之意，有是证，投是方也。方中大黄炒焦以制其苦寒之性，免其更伤脾气；干姜易生姜重在温养脾阳；加神曲、山楂、麦芽、焦槟榔助其行滞消导之功。全方补虚而不滞实，通泄而不伤正，共奏温运脾阳、行气导滞之功。使用经方切忌生搬硬套，而应辨证准确，灵活运用，诚所谓"师古而不泥古"也。

【验案】殷某，女，22 岁，1980 年 1 月 7 日初诊。

胃脘部疼痛 8 个月。患者于 1979 年 4 月胃痛、腹胀始发，经当地医院钡餐检查确诊为"胃扭转"，治疗 3 个月，病情未见减轻，故从外地来京求诊于刘老。就诊时患者诉脘腹胀满，胃痛阵作，好发于清晨及午后，食后更甚，喜暖拒按，呕吐泛酸，不思饮食，每天仅能进食150g左右，大便秘结，2～3日一行，体重已经减少5kg余。诊见形体消瘦，精神萎靡，面色㿠白，四肢不温，舌质红，苔薄白，脉弦细。患者既往十二指肠球部溃疡5年，以中、西医治疗，症状稳定。

中医诊断：胃脘痛。

中医辨证：脾虚兼有积滞。

治法：温运脾阳，行气导滞。

处方：厚朴生姜半夏甘草人参汤合厚朴三物汤加减。厚朴15g，党参18g，干姜9g，半夏9g，枳实9g，焦大黄9g，焦槟榔9g，神曲9g，山楂9g，麦芽9g，甘草6g。10剂，水煎服，每日1剂。

1月17日二诊：服药10剂后，胃脘胀痛逐渐减轻，呕吐已除，每天能进食250g，唯有大便干燥仍存。药已中的，去焦槟榔，加莱菔子9g，守方再进14剂。

2月2日三诊：上方连续服用2周后，腹胀显著减轻，胃部偶感隐痛，患者要求带药回乡，仍宗原方出入。原方改焦大黄为12g，去莱菔子易以砂仁6g继服。

4月5日四诊：继续服用2个月后，胃脘胀痛完全消失，纳食恢复正常，日进食量可达500g左右，恢复正常工作。后经当地医院3次钡餐检查，均证实胃扭转已经痊愈，十二指肠也未见溃疡，故自行停药。

〔刘如秀.刘志明医案精解［M］.北京：人民卫生出版社，2010，254-255〕

刘志明：经验方 1

【组成】鸡内金 24g，陈皮 9g，厚朴 12g，枳实 12g，白芍 9g，槟榔 9g，大黄 5g，黄芪 15g，白术 12g，甘草 10g。

【功效】行气导滞，消积化石。

【主治】胃结石，属胃气阻滞，积结为石者。症见上腹胃脘疼痛不适，拒按，伴心下痞硬、吞酸、嘈杂，嗳气，食欲减退，形体消瘦；舌红、苔薄黄，脉细数。

【用法】水煎服，每日 1 剂。

【经验】《景岳全书·痢疾·论积垢》载："饮食之滞，留蓄于中，或结聚成块，或胀满硬痛，不化不行，有所阻隔，乃为之积。"食物积滞于胃肠，致胃气失降，阻滞不通，脾胃运化食物失常，不化不行，日久积而成石，故致胃脘痛。

【验案】钱某，男，38 岁，1989 年 11 月 10 初诊。

胃脘疼痛 1 年，心下痞硬疼痛并有包块 1 个月。患者 1 年前因过食柿子而觉上腹部不适，此后该症每每发作，尤以进食后明显。1 个月前，上腹部疼痛加剧，并伴随心下痞硬、吞酸嘈杂、嗳气，故来就诊。就诊时见上腹部疼痛，可触及一鸡蛋大小包块，按之疼痛，精神不振，倦怠乏力，嗳气频频，吞酸嘈杂，食欲减退，形体消瘦，小便色黄，大便干结；舌红、苔薄黄，脉细数。胃镜示：胃结石。

中医诊断：胃脘痛。

中医辨证：胃气阻滞，积结为石。

治法：行气导滞，消积化石。

处方：鸡内金24g，陈皮9g，厚朴12g，枳实12g，白芍9g，槟榔9g，大黄5g，黄芪15g，白术12g，甘草10g。3剂，水煎服，每日1剂。

11月13日二诊：服药2剂，疼痛减轻，大便已下，食欲增强，舌淡红、苔薄白，脉沉细。上方加焦山楂、焦神曲、焦麦芽各12g，生地黄9g，沙参9g，5剂后疼痛消失，包块变小。再进3剂，钡餐示：胃内结石消失。

上述验案患者病程较长，正气受损，故症见精神不振、倦怠乏力等，乃脾胃虚弱之证，实属本虚标实，而以标实为主。治疗宜驱邪为主，佐以扶正。初诊刘老授以行气导滞、消积化石为法，兼健脾和胃，重用鸡内金消积化石，加枳实、大黄、陈皮、厚朴、槟榔行气导滞通便；佐以黄芪、白术健脾益气，芍药、甘草缓急止痛。2剂后疼痛缓解，大便已通，说明积滞已除大半，为防导滞药物伤阴过度，故治以健脾和胃养阴为主，兼以导滞，原方加生地黄、沙参以加大养阴力度，加焦山楂、焦神曲、焦麦芽以助健脾之力。

〔刘如秀.刘志明医案精解［M］.北京：人民卫生出版社，2010，237–238〕

刘志明：经验方2

【组成】川楝子9g，延胡索9g，当归6g，杭白芍12g，佛手12g，海螵蛸9g，赤石脂9g，黄连3g，神曲12g，干姜4.5g，生甘草18g。

【功效】疏肝和胃，理气温脾。

【主治】十二指肠溃疡，属肝郁乘脾者。症见胃脘部胀痛，食后尤甚，肠鸣作痛，痛必腹痛，泻后痛减。舌质红、苔薄黄，脉弦。

【用法】水煎服，每日 1 剂。

【经验】刘老认为，脾胃素虚，木旺则犯中，以致清阳不升、浊阴不化，故出现痛必腹泻、泻后痛减等症。刘老治以疏肝和胃、理气温脾为法。方中川楝子入心及小肠，止上下部腹痛，为"心腹痛及疝气要药"；延胡索，李时珍言其"能行血中气滞，气中血滞，故专治一身上下诸痛"，二者合用以理气止痛；当归、白芍补阴血，柔肝以制木气；佛手疏肝解郁、理气和中；黄连量轻，泄浊以升清；神曲、干姜温胃健脾；海螵蛸敛酸止痛；赤石脂涩肠止泻。

【验案】冯某，男，35 岁，1956 年 7 月 6 日初诊。

胃脘胀痛 3 年，疼痛加重 5 天。患者胃脘胀痛 3 年，经医院检查，诊断为十二指肠溃疡。现患者经常胃脘部胀痛，食后尤甚，近 5 天来疼痛加重，肠鸣作痛，痛必腹泻，泻后痛减，食欲不佳，呃逆，胃脘灼热泛酸，面色萎黄，睡眠不佳（常因胃部不适，难以入睡），二便尚可；舌质红、苔薄黄，脉弦。

西医诊断：十二指肠溃疡。

中医诊断：胃脘痛。

中医辨证：肝郁乘脾。

治法：疏肝和胃，理气温脾。

处方：川楝子 9g，延胡索 9g，当归 6g，杭芍 12g，佛手 12g，海螵蛸 9g，赤石脂 9g，黄连 3g，神曲 12g，干姜 4.5g，生甘草 18g。7 剂，水煎服，每日 1 剂。

7 月 13 日二诊：患者肝脉已缓，脾阳得升，中州得运，故腹痛、腹泻均告痊愈，唯胃脘尚有不适，系中气尚弱，故前方加党参 30g。

继服 7 剂，煎服法同前。

7月20日三诊：进服前方之后，腹痛、腹泻未见复发，胃脘舒畅，饮食转佳，脉缓有神。虽然肝胃调和，为防复发，应以膏剂长期调理。处方：党参150g，川楝子90g，延胡索90g，当归须60g，白芍120g，黄连30g，佛手120g，干姜30g，神曲90g，麦芽90g，鸡内金60g，生甘草500g。加蜜熬膏。在1956年10月23日最后一次门诊前，患者于医院检查，溃疡已修复。

〔刘如秀.刘志明医案精解［M］.北京：人民卫生出版社，2010，248–250〕

刘志明：经验方 3

【组成】党参、茯苓各 12g，半夏、陈皮、苍术、厚朴各 9g，木香、砂仁、干姜、甘草各 6g。

【功效】益气温中，和胃降逆。

【主治】胃脘痛，属中阳不振，胃气失降者。症见胃脘隐痛，痛及后背，遇寒则甚，恶心呕逆，不泛酸水，纳少便稀，疲乏无力。苔薄，脉细弦。

【用法】水煎服，每日 1 剂。

【经验】刘老认为，中阳虚寒，病在气分，当以补气为主，兼以温药助阳。景岳论治胃痛曰："若气虚者必大用人参，阳衰者必佐以桂附干姜。"故方中重用党参益气，并少佐干姜温阳；胃腑以通为补，脾阳宜动方运，故又合香砂陈朴理气行滞，通补脾胃；苍术燥湿健脾主升，半夏化痰和胃主降，脾升胃降，运转复常，而痛止。

〔刘德麟.刘志明运用张景岳补法的经验［J］.辽宁中医杂志，1990（3）：10-13〕

刘尚义：小陷胸汤加减

【组成】瓜蒌壳 20g，法半夏 10g，黄连 6g，北沙参 20g，麦冬、天冬各 20g，五味子 10g，蒲公英 20g，紫花地丁 20g，升麻 10g。

【功效】养阴止痛，清热解毒。

【主治】胃痛，属阴虚胃热者。症见胃中隐痛，胃痛绵绵，纳呆；舌红、苔黄，脉细数。

【用法】水煎服，每日 1 剂。

【经验】刘老认为，胃为阳土，喜润恶燥，病程日久，损伤阴津，阴津匮乏，致胃阴不足，胃络失养则胃中隐痛、胃痛绵绵；胃病日久损及脾，胃主受纳，脾主运化，脾胃受损，纳运失调，故而纳呆。方中予北沙参、二冬、五味子养阴和胃；瓜蒌壳、法半夏、黄连清热理气止痛；蒲公英、紫花地丁、升麻清热解毒；全方共奏养阴止痛、清热解毒之功效。

【验案】蒋某，女，59 岁，2008 年 12 月 11 日初诊。

患者有慢性浅表性胃炎病史 5 年余，胃中隐痛，胃痛绵绵，纳呆；舌红、苔黄，脉细数。长期服用各种中西药，疗效不明显。

中医诊断：胃痛。

中医辨证：阴虚胃热。

治法：养阴止痛，清热解毒。

处方：小陷胸汤加减。瓜蒌壳 20g，法半夏 10g，黄连 6g，北沙参 20g，麦冬、天冬各 20g，五味子 10g，蒲公英 20g，紫花地丁 20g，升麻 10g。

半个月后复诊，胃痛明显减轻，纳增神旺。效不更方，原方服 1 个月余，诸症消失。

〔卫蓉，金荣，吴志秀.刘尚义教授经方运用的体会［J］.贵阳中医药学报，2011，33（2）：3-5〕

刘祖贻：解郁和胃汤加减

【组成】柴胡 10g，酒白芍 12g，八月札 30g，青木香 6g，乌药 10g，酒制川楝子 10g，薏苡仁 30g，炒麦芽 30g，甘草 10g。

【功效】疏肝解郁，理气和胃。

【主治】胃溃疡、慢性浅表性胃炎，属肝气犯胃者。症见胃脘部胀痛，或牵引两胁，嗳气后减轻，心情不好时加重，纳食减少，大便不爽；舌苔薄白，脉弦。

【用法】水煎服，每日 1 剂。

【经验】刘老认为，胃以通降为顺，胃痛的治疗以和、降为关键，故提出从和胃法论治胃痛。此为解郁和胃法，适应于肝气犯胃证。若泛吐酸水者，加海螵蛸或瓦楞子；脘中灼热者，加蒲公英。

【验案】周某，男，45 岁，1998 年 6 月 12 日初诊。

患者胃脘部胀痛反复发作 3 年。经胃镜检查诊断为胃溃疡、慢性浅表性胃炎。症见胃脘部胀痛，饥饿时明显，偶见夜间痛醒，稍有灼热感，时嗳气，纳差乏味，口不苦，大便偏干；舌质淡红、苔薄白，脉弦。

治法：疏肝解郁，理气和胃。

处方：柴胡 10g，酒白芍 12g，八月札 30g，海螵蛸 10g，蒲公英 30g，青木香 6g，乌药 10g，酒川楝子 10g，薏苡仁 30g，炒麦芽 30g，甘草 10g。

再诊：服药 7 剂后，胃痛及灼热感减轻。继续以上方调理巩固。前后服药 1 个月。半年后随访，胃痛未复发。

上述验案为肝郁与郁热相兼为病，故在解郁和胃汤的基础上加蒲公英清解郁热，海螵蛸制酸止痛。

〔周慎，刘芳．刘祖贻和胃五法治疗胃脘痛经验〔J〕．上海中医药杂志，2008，42（6）：4-5〕

刘祖贻：降逆和胃汤加减

【组成】旋覆花 10g，代赭石 30g，八月札 30g，法半夏 10g，竹茹 10g，石见穿 15g，鸡内金 10g，炒麦芽 30g，甘草 10g。

【功效】疏肝理气，降逆和胃。

【主治】反流性食管炎、浅表性胃炎、十二指肠球炎，属肝胃气逆者。症见胃脘胀痛，恶心呃逆，嗳气泛酸，纳食减少，大便干结；舌质暗红、苔薄白，脉弦。

【用法】水煎服，每日 1 剂。

【经验】此为降逆和胃法，适宜于肝胃气逆证。胃痛较甚者，加延胡索、九香虫；痞胀明显者，加大腹皮、乌药；泛吐酸水者，加海螵蛸；脘中灼热者，加蒲公英。

【验案】李某，女，69 岁，1998 年 10 月 16 日初诊。

患者胃脘部胀痛反复发作10年。经胃镜检查诊断为反流性食管炎、浅表性胃炎、十二指肠球炎。症见胃脘部隐痛、刺痛，胸骨后灼热，恶心欲呕，口干喜温饮，嗳气纳少，大便偏干；舌质暗红、苔薄白，脉弦细。

治法：疏肝理气，降逆和胃。

处方：旋覆花10g，代赭石30g，八月札30g，法半夏10g，竹茹10g，石见穿15g，九香虫10g，丹参30g，灵芝30g，鸡内金10g，炒麦芽30g，甘草10g。

再诊：服药7剂后，胃痛及胸骨后灼热感减轻，有泛酸感。上方加瓦楞子，再服7剂。药后症状已不明显，守方稍作调整以巩固疗效。

上述验案为肝郁与胃气上逆、血瘀相兼为病，故在降逆和胃汤的基础上加九香虫、丹参活血化瘀，加灵芝宁心安神。

〔周慎，刘芳．刘祖贻和胃五法治疗胃脘痛经验［J］．上海中医药杂志，2008，42（6）：4-5〕

刘祖贻：化痰和胃汤加减

【组成】柴胡10g，酒白芍12g，炒枳壳10g，法半夏10g，陈皮10g，竹茹10g，酒制川楝子10g，炙甘草6g。

【功效】疏肝解郁，化痰和胃。

【主治】慢性浅表性胃炎、多发性十二指肠球部溃疡，属肝郁痰滞者。症见胃脘痞满胀痛，嗳气频繁，进食后尤甚，有时泛酸，大便不畅；舌质淡红、苔腻，脉弦滑。

【用法】水煎服，每日1剂。

【经验】此为化痰和胃法，适用于肝郁痰滞证。痞胀明显者，加乌药、莱菔子；痰气上逆者，加旋覆花；痰郁化热者，加蒲公英；痛处固定、舌质偏暗者，加丹参、延胡索；纳食减少者，加鸡内金、麦芽；失眠多梦者，加酸枣仁、夜交藤。

【验案】刘某，男，30 岁，1998 年 3 月 13 日就诊。

患者胃脘疼痛反复 3 年，复作 2 个月。1 年前曾因十二指肠球部溃疡并出血而住院。胃镜检查诊断为慢性浅表性胃炎、多发性十二指肠球部溃疡。症见胃脘胀满疼痛，进食后尤甚，嗳气频繁，不吐酸，大便调；舌质红、苔黄厚，脉细滑略数。

治法：疏肝解郁，化痰和胃。

处方：柴胡 10g，炒枳壳 10g，白芍 12g，法半夏 10g，竹茹 10g，陈皮 10g，蒲公英 15g，制川楝子 10g，炒莱菔子 6g，炙甘草 6g。

再诊：服药 7 剂后，胃脘痛胀减轻，嗳气减少。上方加麦芽30g，继进 14 剂，诸症基本消失。

上述验案为肝郁与痰热相兼为病，故在化痰和胃汤的基础上加蒲公英清解郁热，加莱菔子理气降逆。

〔周慎，刘芳. 刘祖贻和胃五法治疗胃脘痛经验〔J〕. 上海中医药杂志，2008，42（6）：4-5〕

刘祖贻：养阴和胃汤加减

【组成】生地黄 15g，麦冬 10g，沙参 12g，石斛 10g，蒲公英15g，酒制川楝子 10g，佛手 10g，炙甘草 3g。

【功效】养阴和胃。

【主治】萎缩性胃炎，属阴虚气滞者。症见胃脘隐痛或灼痛，口干咽燥，饥不欲食，大便偏干；舌质红、苔少，脉细数。

【用法】水煎服，每日1剂。

【经验】此为养阴和胃法，适用于阴虚气滞证。痞胀明显者，加枳壳、大腹皮；纳少者，加砂仁、生谷芽、生麦芽；大便干结者，加玄参、火麻仁；泛酸者，加瓦楞子。

【验案】工某，女，50岁，1998年12月18日就诊。

患者胃脘隐痛反复发作2个月。胃镜检查诊断为萎缩性胃炎。症见胃脘隐痛，时有泛吐酸水，脘中有堵塞感，口咽干燥明显，纳食尚可，大便干；舌质红、苔少，脉细。

治法：养阴和胃。

处方：生地黄15g，麦冬12g，玄参10g，沙参12g，石斛10g，蒲公英15g，制川楝子10g，佛手10g，枳壳10g，瓦楞子15g，炙甘草3g。

再诊：服药7剂后，胃脘隐痛稍减，大便转软。上方加九香虫，继进14剂，诸症基本消失。

上述验案为阴虚与郁热、气滞相兼为病，故在养阴和胃汤的基础上加枳壳理气宽中，加玄参清热通便，加瓦楞子制酸止痛。

〔周慎，刘芳．刘祖贻和胃五法治疗胃脘痛经验［J］．上海中医药杂志，2008，42（6）：4-5〕

刘祖贻：温中和胃汤加减

【组成】黄芪30g，党参10g，八月札30g，乌药10g，高良姜

6g，薏苡仁 30g，鸡内金 10g，炒麦芽 30g，甘草 10g。

【功效】健脾益气，温中和胃。

【主治】慢性浅表性胃炎、十二指肠球炎，属脾虚寒滞者。症见胃脘隐痛或冷痛，腹胀不适，口干不欲饮，大便偏溏；舌质淡、苔白，脉细弦无力。

【用法】水煎服，每日 1 剂。

【经验】此为温中和胃法，适宜于脾虚寒滞证。方中用黄芪、党参、甘草健脾益气，乌药、高良姜温中散寒，八月札理气，鸡内金、麦芽消食助运，薏苡仁缓急利湿。全方共奏健脾益气、温中和胃之效。泛吐酸水者，加海螵蛸或瓦楞子；痛处固定者，加延胡索、生蒲黄、五灵脂；腹中冷者，加肉桂。

【验案】周某，男，54 岁，1998 年 6 月 17 日初诊。

患者胃痛反复发作 2 年。胃镜检查诊断为慢性浅表性胃炎、十二指肠球炎。症见胃脘隐痛，时腹胀且冷，口不干苦，纳食少，大便溏；舌质淡、苔白，脉沉细兼弦。

治法：健脾益气，温中和胃。

处方：黄芪 30g，党参 12g，八月札 30g，乌药 10g，高良姜 7g，瓦楞子 15g，薏苡仁 30g，鸡内金 10g，炒麦芽 30g，甘草 7g。

再诊：服药 7 剂，胃痛稍减，大便次数减少，精神转佳。上方去瓦楞子、鸡内金，加延胡索、海螵蛸。又服 7 剂后，胃痛已少，但腹中仍有冷感，上方加肉桂以巩固疗效。

〔周慎，刘芳．刘祖贻和胃五法治疗胃脘痛经验［J］．上海中医药杂志，2008，42（6）：4-5〕

阮士怡：经验方 1

【组成】沙参 15g，麦冬 15g，枸杞子 15g，赤芍 15g，丹参 15g，茯苓 15g，黄芪 10g，半夏 10g，陈皮 10g，延胡索 15g，甘草 10g，炒莱菔子 6g。

【功效】养阴益胃，活血化瘀。

【主治】萎缩性胃炎，属胃阴亏虚，瘀血停滞者。症见胃脘隐痛，空腹加重，伴泛酸、嗳气、纳呆；舌暗干红少苔，脉沉细。

【用法】水煎服，每日 1 剂。

【经验】体质虚弱，饮食不节，胃失濡养，故胃痛隐隐；脾胃运化失常，故食纳较差；肌肉筋脉失其温养，故面色不华；泛酸、嗳气乃胃失和降所致。治以滋养胃阴，化瘀降逆，配消食之品以助胃之消化功能。诸药合用，切中病机，病情得以好转。

【验案】宗某，男，54 岁，1997 年 12 月 6 日初诊。

患者因上腹部疼痛伴嗳气 2 月余，加重 2 天而就诊。患者无明显诱因出现上腹部疼痛，空腹加重，伴泛酸、嗳气、纳呆、大便尚调，无黑便史。检查：腹平软，肝脾未及肿大，上腹部有轻度压痛。1997 年 12 月行胃镜检查：胃窦黏膜皱襞粗糙，色泽红白相间，分泌物不多，幽门部无异常，诊断为慢性胃炎。病理结果：（胃窦部）中度萎缩性胃炎，中度肠化。现患者时而嗳气，体质较弱，面色不华。舌暗干红少苔，脉沉细。

西医诊断：萎缩性胃炎。

中医辨证：胃阴亏虚，瘀血停滞。

治法：养阴益胃，活血化瘀。

处方：沙参15g，麦冬15g，枸杞子15g，赤芍15g，丹参15g，茯苓15g，黄芪10g，半夏10g，陈皮10g，延胡索15g，甘草10g，炒莱菔子6g。水煎服，每日1剂。嘱患者注意饮食卫生，食后稍事休息以后再用脑力，戒烟酒、辛辣及不易消化食物。

上方随症加减服药4个月，1998年3月23日复查胃镜，病理检查结果示：慢性浅表性胃炎、轻度萎缩性胃炎，肠化消失。

〔张伯礼.阮士怡教授学术思想研究〔M〕.北京：中国中医药出版社，2012，148-149〕

阮士怡：经验方2

【组成】白芍，茯苓，延胡索，郁金，海螵蛸，浙贝母，煅牡蛎，半夏，厚朴，黄连。（原文无剂量）

【功效】调和肝胃，行气止痛。

【主治】慢性消化性溃疡，属肝胃不和者。症见慢性反复发作的上腹部疼痛，饥饿时尤甚，或纳后痛甚，或痛无定时，或伴胀满痞闷，或嗳气泛酸；大便或溏或结，甚或有便血；舌红、苔黄腻，脉弦数。

【用法】水煎服，每日1剂。

【经验】阮老认为，本病属中医学"胃脘痛"范畴，其病位在胃，而病理多在肝，常由情志不遂，郁怒伤肝，肝失疏泄条达，致胃失和降，滞涩而成。方中白芍性平味苦，入肝、脾二经，重用以调和营血，柔肝止痛；延胡索、郁金入气分以行气解郁，入血分以活血祛瘀，气血同治，郁开痛止；茯苓性平味甘，利水渗湿，健脾和中；海螵蛸、煅牡蛎二药，具有止血、制酸、收敛之功，配合浙贝母软坚散结，能吸附胃蛋白酶并中和胃酸，保护炎性组织及溃疡面；半夏辛温，化痰止呕，为脾、胃二经之要药；厚朴苦辛而温，性燥善散，功能燥湿除满以运脾，行气导滞以除胀；黄连性寒味苦，气味俱厚，入胃、肠二经，清热解毒，并有杀灭幽门螺杆菌的作用。诸药相合，既能抑制损害因素，又能增强防御机制，标本兼顾，故收良效。随证加减：肝胃不和，加柴胡、川楝子；脾胃虚弱，加黄芪、白术；脾胃湿热，加黄芩、炒栀子；胃络瘀阻，加丹参、当归；饮食停滞，加炒莱菔子、鸡内金。出血，加三七粉、仙鹤草。

【验案】朱某，女，28岁，1997年12月20日初诊。

周期性胃脘部疼痛，伴泛酸1年。患者1年之中病情反复发作多次，经某医院胃镜检查，确诊为"胃小弯部溃疡""十二指肠球部溃疡"，经常服甲氰米胍及和胃止痛中成药，疗效不佳。现胃脘胀痛，连及两胁，饥饿时尤甚，口苦泛酸，时恶心呕吐，夜寐不安，大便色黑呈柏油样。舌红，苔黄腻，脉弦数。

诊断：胃脘痛，肝胃不和证。

处方：上方加吴茱萸3g，川楝子10g，大腹皮15g，三七粉1.5g（冲），仙鹤草30g。水煎服，每日1剂。

连服3周，患者大便正常，疼痛大减。随症加减，继续服药3个月，复诊时诸症悉除，胃镜复查示原溃疡面均已愈合，黏膜正常。

〔吴妍.阮士怡教授治疗溃疡病40例报告［J］.天津中医学院学报，1998，17（4）：6-7〕

孙光荣：经验方

【组成】生晒参 15g，生黄芪 10g，炒白术 10g，炒神曲 15g，海螵蛸 12g，砂仁 4g，藿香叶 10g，苏梗 6g，山药 10g，延胡索 10g，葫芦壳 6g，高良姜 6g，广橘络 6g，鸡内金 6g。

【功效】温阳健脾，疏肝理气。

【主治】浅表性胃炎，属脾胃阳虚，升降失常者。症见胃脘痛，怕冷，腹泻；舌淡、苔少，脉细。

【用法】水煎服，每日 1 剂。

【经验】脾气虚弱，清气升发无力而下陷，导致腹泻；中焦肝脾气弱无权，则水谷运化壅滞，导致胃脘痛。方中用生晒参、炒白术、生黄芪补中气；砂仁、藿香、高良姜畅肝、疏肝、行气、温中、化湿并举，使肝气上达离火之位则脾升有途；用山药滋久病之阴耗且收涩久泻之气散；海螵蛸咸、涩、温，一物而三功，敛耗散之真元；苏梗辛温，理脾肺之气，使气肃而胃肺之逆气能降，则宽中而止痛；葫芦壳行水气之逆，使小水流通而大便亦可得实；延胡索行久病之血滞而除内外身之痛作；神曲、鸡内金消饮食之停聚；广橘络化有形之痰凝结滞，使邪去而正易复。如此可以使脾胃邪气消、正气复、升降平、吐纳常。孙老认为，在胃脘痛的辨证上，首要分清缓急、虚实、寒热及在气、在血。若同时合并吐血、便血等急性并发症，则为本病较严重的转归；若反复发作，甚至大量吐血或便血，病情更为严重，临床应该积极抢救；若气随血脱，当务之急则在于益气摄血而固脱。同时孙老提出，对于胃脘痛患者，除药物治疗外，饮食的宜忌与精神调摄也很重要。

【验案】刘某，女，38岁，2010年7月9日初诊。

患者胃脘胀痛，水泻，怕冷，反复发作。舌淡，苔少，脉细。

中医辨证：脾胃阳虚，升降失常。

治法：温阳健脾，理气和胃止痛。

处方：生晒参15g，生黄芪10g，炒白术10g，炒神曲15g，海螵蛸12g，砂仁4g，藿香叶10g，苏梗6g，山药10g，延胡索10g，葫芦壳6g，高良姜6g，广橘络6g，鸡内金6g。7剂，水煎服，每日1剂。

8月20日二诊：患者胃痛已止。现头晕、憋闷，大便略稀。舌淡、苔少，脉细。处方：西洋参10g，生黄芪10g，紫丹参5g，海螵蛸12g，砂仁4g，荜澄茄4g，炒神曲15g，藿香6g，苏梗6g，郁金10g，制何首乌15g，天麻10g，鸡内金6g，浮小麦15g，高良姜6g。7剂，水煎服，每日1剂。

8月27日三诊：患者诸症若失。舌淡、苔少，脉细。善后处方：西洋参15g，生黄芪10g，丹参7g，炒白术10g，炒神曲15g，海螵蛸12g，砂仁4g，高良姜6g，大腹皮10g，车前子10g，山药10g，煨诃子10g，葫芦壳5g。7剂。

〔杨建宇，李彦知，张文娟，等.中医大师孙光荣教授中和医派诊疗胃肠病学术经验点滴［J］.中国中医药现代远程教育,2011,9(14)：129-133〕

李士懋：乌梅丸加减

【组成】乌梅6g，炮附子10g（先煎），桂枝9g，干姜4g，花椒4g，细辛4g，党参12g，当归12g，黄连9g，吴茱萸6g，石菖蒲

8g，陈皮 9g，半夏 10g。

【功效】温补肝阳，和胃止痛。

【主治】胃脘痛，属肝阳虚馁，脾胃壅滞，气机不畅者。症见胃痛，进食后更甚，伴有嗳气，头顶痛，女性月经前小腹冷痛。舌暗红、苔白，脉弦按之无力。

【用法】水煎服，每日 1 剂。

【经验】乌梅丸乃寒热并用之方，方中乌梅味酸，敛其散越之气，以固本元，故为君药；附子、干姜、花椒、桂枝、细辛皆辛热或辛温，功能扶阳温肝以散寒，令肝舒启、敷和；当归补肝之体；人参益肝之气，皆助肝之生发疏泄；黄连、黄柏苦寒，泄相火郁伏所化之热。李老认为，脉弦按之无力，为肝阳虚馁之征。脾胃属土，肝阳虚馁，虚寒内生，木虚不能疏土，脾胃壅滞气机不畅则胃痛、进食后甚，胃气不降而上逆则嗳气；肝经寒邪循经脉上犯巅顶则头顶痛；肝经循行少腹，肝经虚寒，经脉不畅则月经前小腹冷痛、舌暗红。故治用乌梅丸去黄柏，加吴茱萸温肝阳而散寒；石菖蒲化湿和胃；陈皮理气和中而止痛；半夏降逆和胃止呃。诸药合用使肝阳振，阴寒除，脾胃和而胃痛止。

〔陈金鹏.李士懋运用乌梅丸举隅［J］.中医杂志，2007，48（5）：401-402〕

李士懋：葛根汤加减

【组成】葛根 15g，麻黄 8g，桂枝 12g，炙甘草 7g，生姜 10 片，白芍 12g。

【功效】温阳散寒止痛。

【主治】胃脘痛，属寒邪犯胃者。症见胃脘疼痛，饭前及饭后均痛，饮食不消化；舌红、苔白，脉沉弦拘紧而数。

【用法】水煎服，每3小时服一煎，温覆取汗，汗透停后服。

【经验】葛根汤来源于《伤寒论》，具有发汗解表、升津舒筋的功效，原主治"太阳病，项背强几几，无汗，恶风"及"太阳与阳明合病，必自下利"。李老不仅用葛根汤治疗太阳表实之经腧不利证，并将其应用于内科杂病，每获良效。试观葛根汤的组成，乃桂枝汤加麻黄、葛根。桂枝汤可调和营卫，燮理阴阳，里寒证用桂枝汤调其阴阳，通行营卫以驱寒外出，是完全可行的。麻黄虽能发汗、平喘、利水，表实者可用，但因麻黄有解寒凝、宣通发越阳气之功，可将在里之寒邪发散于外而解，故里寒者亦可用之。至于葛根，不但能解肌发汗治表证，又能鼓胃气上行，升清阳，疏达经腧。故虽为里寒，葛根汤亦可用之。李老认为，本证脉沉拘紧而数，乃寒邪凝泣，由于寒客阳明，胃受纳、腐熟异常，故出现胃脘疼痛，饭前及饭后均作，食不消化等。运用葛根汤温散寒邪，驱邪外出，使诸症缓解。

【验案】杨某，男，30岁，2008年11月17日诊。

患者诉胃脘疼痛，饭前及饭后均痛，食不消化，不能吃肉食已3个月。舌红、苔白，脉沉弦拘紧而数。

处方：葛根15g，麻黄8g，桂枝12g，炙甘草7g，生姜10片，白芍12g。2剂，水煎服，每3小时服一煎，温覆取汗，汗透停后服。

服药2剂，药后已汗，胃脘疼痛缓解，唯饥饿时胃略有不舒，又服中药7剂调理而诸症消。

〔吕淑静，王四平，吴中秋.李士懋应用葛根汤治疗杂病验案举

隔〔J〕.江苏中医药，2010，42（9）：41-42〕

李今庸：五味异功散加味

【组成】党参 10g，茯苓 10g，炒白术 10g，陈皮 10g，生姜 3g，炙甘草 10g，当归 10g，白芍 10g。

【功效】益气补中，活血行痹。

【主治】胃脘痛，属中气衰弱，胃脉瘀滞者。症见胃脘痛，每于饥饿时则发生隐痛，稍进饮食则痛止，易疲劳，多说话则感累，大便色黑、常有不尽感，小便色黄。苔薄白，脉虚。

【用法】水煎服，每日 1 剂，饮食配以糯米煮稀饭。

【经验】《素问·灵兰秘典论》载"脾胃者，仓廪之官，五味出焉"；《灵枢·胀论》载"胃者，太仓也"。李老认为，胃主受纳五谷，仓廪空虚，非佳兆也，饥饿将随之矣。中焦不足，胃气衰少，求救于食，故每于饥饿时发生胃痛，稍进饮食则痛止。中气虚少，不胜劳作，故肢体易于疲劳；中气虚少，不足以供言语之用，久语则伤气，故多说话则感累；少气不足以送便，故大便常有不尽感；气虚无力以运行血液，血液瘀滞，故大便色黑。气不化则小便黄，气亏损则脉虚。乃气虚夹瘀，以五味异功散加味治疗，其中党参、白术、茯苓、炙甘草为"四君子汤"，益气补中；生姜和胃；当归、白芍活血行痹；陈皮行气，一以防补药之壅，一以助活血之用。配以糯米稀饭，甘温益气，功补脾胃。共奏益气活血之效。

〔李今庸.经典理论指导下的临床治验（四）〔J〕.中医药通报，2013，12（5）：10-11〕

李今庸：橘皮竹茹汤加减

【组成】 竹茹 15g，陈皮 10g，生姜 6g，党参 10g，炙甘草 10g，白芍 10g，茯苓 10g，麦冬 10g，当归 10g，枇杷叶 10g（去毛，炙）。

【功效】 补中益胃，降逆行气。

【主治】 胃下垂、浅表性胃炎，属胃气虚弱，逆而上冲，导致呕胆伤津者。症见胃痛，饮食稍有不慎及进食稍多或稍硬或不易消化之物则胃痛立即发作，每发则胃部绞急胀痛，气逆上冲而时发嗳气，呕吐食物和黏涎，小便短少色黄，口干。苔薄，脉虚弱。

【用法】 水煎服，每日 1 剂。

【经验】《灵枢·玉版》载"谷之所注者，胃也"；《难经·三十五难》载"胃者，水谷之府也"。李老认为，胃主受纳和熟腐水谷，其气以下行为顺。胃气虚弱，经脉易伤，失其正常容纳和腐熟水谷之用，故饮食稍有不慎则胃伤呕吐而胃痛即发；胃气不降，逆于中则胃部胀痛，上逆则呕吐食物和黏涎，吐甚则夹胆气一并上逆而呕吐胆汁；胃气逆而上冲则见嗳气；血为肝所藏，而肝脉为厥阴，夹胃而行，《素问·至真要大论》载"厥阴之至为里急"，血气不合，经脉拘急，故其胃病之发则感绞急胀痛；呕吐津液，故上为口干而下为小便短小色黄；病乃胃虚气弱，故脉亦虚弱。以橘皮竹茹汤加减治疗，方用竹茹、枇杷叶、生姜降逆和胃；陈皮行气消胀；党参、茯苓、麦冬、炙甘草益气补中；当归、白芍调血和肝，以止胃之急痛，且炙甘草、白芍相合，为芍药甘草汤，擅治筋脉拘挛也。同时注意饮食调治。

〔李今庸，李琳.中国百年百名中医临床家丛书·李今庸［M］.北京：中国中医药出版社，2000，218–219〕

李今庸：经验方

【组成】生地黄 15g，山药 10g，薏苡仁 10g，石斛 10g，沙参 10g，麦冬 10g，玉竹 10g，芡实 10g，莲子肉 10g，生甘草 8g。

【功效】养阴清热。

【主治】慢性胃炎，属胃阴不足，虚热灼胃者。症见胃脘痛，于饥饿时发生疼痛，且有烧灼感，喜按，稍进饮食则缓解，大便干，小便黄，口咽干燥。苔薄黄，脉细数。

【用法】水煎服，每日 1 剂。

【经验】李老认为，胃阴不足，阳失所和，则生虚热。虚热灼胃，饥则转甚，故饥饿时则疼痛而感灼热；胃中无滞，故按之不痛；饮食有益于虚，故稍进饮食则疼痛即缓解；阴虚有热，故见大便干、小便黄，口咽干燥而舌苔薄黄、脉细数。方用生地黄、山药、石斛、玉竹、沙参、麦冬以养胃阴；芡实、薏苡仁补益脾胃；莲子肉、生甘草清解脾胃虚热。全方共奏养阴清热之效。

〔李今庸，李琳．中国百年百名中医临床家丛书·李今庸［M］．北京：中国中医药出版社，2000，223〕

段富津：苓桂术甘汤加减

【组成】茯苓 40g，桂枝 15g，焦白术 15g，炙甘草 15g，郁金 15g，半夏 15g，薤白 15g，木香 10g，砂仁 15g。

【功效】温化痰饮，理气止痛。

【主治】胃脘痛，属中焦阳虚、痰浊中阻者。症见阵发性胃脘痛连及背痛，颜面虚浮，背冷畏风。舌淡，脉缓滑。

【用法】水煎服，每日1剂。

【经验】段老认为，本病为中焦阳虚，脾失运化，湿聚成饮。饮阻气机，故胃脘痛连及背痛；饮阻于中，清阳不升，则颜面虚浮；阳气受阻，失于温煦，故背冷畏风；舌淡、脉缓滑为痰饮内停之象。遵从"痰饮当温化"之法，方用苓桂术甘汤加行气之品。方中以茯苓为君，健脾渗湿，祛痰化饮；以桂枝为臣，温阳化气，既能温阳化饮，又能化气以利水，且兼平冲降逆之效，与茯苓相伍，一利一温，发挥其温化渗利之妙用；湿源于脾，脾虚则生湿，故佐以白术健脾燥湿，助脾运化，脾阳健旺，水湿自除；使以甘草益气和中，共收饮去脾和、湿不复聚之功；因阳气被阻，故佐薤白通阳散结，行气止痛；同时加木香、半夏、砂仁等理气化痰，使气顺则饮自消。全方共奏温化痰饮、理气止痛之效。

〔李冀，闫忠红．段富津教授治疗胃脘痛的经验［J］．福建中医药，2007，38（2）：22〕

段富津：良附丸加减

【组成】高良姜15g，香附20g，干姜10g，草豆蔻15g，乌药15g，砂仁15g，炙甘草15g，木香10g，当归15g，川芎15g。

【功效】温中散寒，理气止痛。

【主治】胃脘痛，属寒凝气滞者。症见胃脘疼痛，女性可有痛经，遇冷尤甚；舌淡、苔白，脉弦有力。

【用法】水煎服，每日 1 剂。

【经验】段老认为，气滞寒凝，不通则痛，故胃脘疼痛；气为血之帅，气滞则血行不畅，故可见痛经；寒凝于里，故遇冷尤甚。寒凝宜温，气滞宜行，此证选用温中散寒、行气止痛之法，方药应以良附丸加减。方中高良姜温中暖胃，散寒止痛；香附疏肝开郁，行气止痛，两者共为君药；干姜助良姜之温中散寒止痛之效，草豆蔻、砂仁温中行气，增香附行气止痛之力，共为臣药；佐以木香行气止痛，乌药温经止痛，当归、川芎和血调经止痛；炙甘草调和诸药，为使。以上诸药同用，能温中散寒，行气止痛，不仅胃痛可止，同时具温经散寒之功，对女性痛经亦兼而治之。

〔李冀，段凤丽．中国现代百名中医临床家丛书·段富津［M］．北京：中国中医药出版社，2007，196–197〕

段富津：丹参饮加减

【组成】厚朴 15g，陈皮 15g，香附 20g，海螵蛸 15g，延胡索 15g，丹参 20g，川芎 15g，生五灵脂 15g，炙甘草 15g，当归 15g，砂仁 15g。

【功效】行气散瘀，和胃止痛。

【主治】胃及十二指肠球部溃疡，属气滞血瘀者。症见胃脘疼痛，痛如针刺，夜间为甚，泛酸；舌略淡、有瘀斑，脉弦。

【用法】水煎服，每日 1 剂。

【经验】段老认为，病情延误或治疗不当，使病情加重，由气波及血；气滞日久，导致瘀血内停，瘀停之处，络脉壅而不通，故痛如针刺；由于夜间阳气入脏，阴气用事，阴血凝滞更甚，所以疼痛加剧。舌有瘀斑，是瘀血常见之征。治以行血散瘀、和胃理气止痛，方用丹参饮加减。丹参一味功同四物，功能活血养血，与当归、川芎、生五灵脂、延胡索合用，活血化瘀止痛之力尤甚；厚朴、陈皮、香附、砂仁行气开郁而止痛，使气行则血行，并能疏肝和胃止痛；海螵蛸化瘀制酸止痛；炙甘草调和诸药。全方共奏活血化瘀、行气止痛之功。

〔李冀，段凤丽.中国现代百名中医临床家丛书·段富津［M］.北京：中国中医药出版社，2007，200-201〕

段富津：枳实消痞丸加减

【组成】白参10g，焦白术15g，茯苓20g，半夏15g，陈皮15g，枳实15g，郁金15g，丹参20g，砂仁15g，香附15g，延胡索15g，赤芍15g，炙甘草15g。

【功效】补气活血，疏肝止痛。

【主治】胃脘痛，属气虚血瘀者。症见胃脘疼痛，嗳气，微呕，两胁时痛，口唇暗，体瘦无力，食少难消，大便微溏。舌略暗，脉弦细。

【用法】水煎服，每日1剂。

【经验】段老认为，气为血之帅，脾胃气虚，运血无力，血行缓慢而瘀滞。瘀血停于胃脘则胃脘疼痛；脾虚日久，肝木乘脾，故两胁疼痛；肝胃气逆不降而嗳气；气虚血瘀而见舌唇色暗；四肢无力、

脉细，皆为气虚之象。治以补气活血，疏肝和胃止痛。方用枳实消
痞丸加减。方中香砂六君子汤补气健脾和胃，理气消积止痛；枳实
行气消痞止痛；延胡索、赤芍、郁金、丹参活血化瘀止痛；炙甘草
调和诸药。诸药配伍，共奏补气活血、疏肝止痛之功。

〔李冀，段凤丽．中国现代百名中医临床家丛书·段富津〔M〕．
北京：中国中医药出版社，2007，201–202〕

段富津：补中益气汤加减

【组成】人参 15g，黄芪 30g，焦白术 15g，陈皮 15g，茯苓
25g，干姜 10g，枳壳 15g，炙甘草 15g，升麻 10g，葛根 15g。

【功效】益气健脾，温胃止痛。

【主治】胃下垂、肥厚性胃炎，属脾胃虚寒以气虚为重者。症
见胃脘坠胀而痛，进食后加重，失眠，体瘦，乏力，头麻木，口黏，
时腹泻。舌质淡，脉细缓略迟。

【用法】水煎服，每日 1 剂。

【经验】段老认为，本病属于食伤劳倦，脾胃虚寒，脾运不健之
证。脾胃气虚，升举无力，故见胃下垂，胃脘胀闷而痛；脾主四肢、
肌肉，脾气不足，故见体瘦乏力；清阳不升，清空失养，故失眠、
头麻木；脾虚失于健运，湿从内生，故口黏、腹泻。方用补中益气
汤化裁。方中重用黄芪益气升阳为君；人参、焦白术、炙甘草补气
健脾为臣；陈皮理气，茯苓健脾除湿并能安神；枳壳行气宽中除胀，
与补气药同用，可使补而不滞；少佐干姜温中散寒，葛根升阳止泻。
全方共奏益气健脾、温胃止痛之功。

〔李冀，段凤丽. 中国现代百名中医临床家丛书·段富津 [M].
北京：中国中医药出版社，2007，204-205〕

段富津：小建中汤加减

【组成】桂枝 15g，白芍 20g，半夏 15g，厚朴 15g，砂仁 15g，
炙甘草 15g，海螵蛸 15g，生姜 15g，大枣 4 枚。

【功效】温阳健脾，理气止痛。

【主治】十二指肠球炎，属脾胃虚寒偏于阳虚者。症见胃脘痛，
以空腹痛为甚，得食痛稍减，痛时自觉腹中有气上攻，呕恶吞酸，
手足欠温；舌淡、苔白，脉略迟无力。

【用法】水煎服，每日 1 剂，每次服用时吃高粱饴糖 25g 左右。

【经验】段老认为，胃脘痛，以空腹为甚，痛时自觉气逆上攻，
似为脾胃虚寒、冲气上逆之证，可仿小建中汤之意，方用饴糖温中补
虚，缓急止痛；桂枝温中阳，降冲气；白芍柔肝缓急止痛；半夏、砂
仁、厚朴行气降逆，温中止呕；海螵蛸制酸止痛；生姜、大枣温中补
虚，降逆和胃止呕。服后痛止，脉仍无力者，可加人参补中益气。

〔李冀，段凤丽. 中国现代百名中医临床家丛书·段富津 [M].
北京：中国中医药出版社，2007，205〕

段富津：经验方 1

【组成】柴胡 15g，酒白芍 15g，川芎 15g，香附 20g，枳壳

15g，莱菔子 15g，青皮 15g，炙甘草 15g，郁金 5g，牡丹皮 20g。

【功效】疏肝理气，调和气血，和胃降逆。

【主治】慢性胃炎，属肝气郁滞，胃失和降者。症见胃脘疼痛，伴有右胁肋胀痛，每因情志变化而加重，大便秘。舌质略暗，脉沉弦。

【用法】水煎服，每日 1 剂。

【经验】段老认为，胃为多血多气之腑，不论因热、因郁、因寒、因湿、因虚、因实，均易导致气血运行不畅。本病为情志不舒，肝气郁结不得疏泄，横逆犯胃而导致的胃痛。胁肋为肝经循行之路，肝气郁滞，则右胁胀痛；气机郁滞，大肠传导失常，糟粕不得下行，因而大便秘；虽有血瘀，但由于病在气分而血瘀不甚，故舌质略暗；病在里而属肝，故见脉沉弦。所用方中柴胡条达肝气，疏肝解郁，为君药；香附疏肝解郁，行气止痛；枳壳长于宽中除胀；青皮疏肝理气，消积化滞；郁金既能活血，又能行气解郁，而达止痛之效；川芎行气活血，以上五者共为臣药，助柴胡之疏肝理气之功。白芍柔肝止痛，与柴胡相伍，补肝之体，助肝之用，疏肝而不劫阴，养血以利疏肝；牡丹皮活血散瘀；莱菔子辛能行散，消食除胀，与行气活血药为伍，导滞通腑，使大便通畅；炙甘草调和诸药，顾护胃气。

〔李冀，段凤丽．中国现代百名中医临床家丛书·段富津［M］．北京：中国中医药出版社，2007，194-195〕

段富津：经验方2

【组成】白参 15g，焦白术 15g，干姜 10g，半夏 15g，陈皮

15g，香附 15g，砂仁 15g，高良姜 10g，炙甘草 10g。

【功效】补气温中，散寒止痛。

【主治】浅表性胃炎、萎缩性胃炎，属中焦虚寒者。症见胃脘隐痛，喜温喜按，得食痛减。舌淡、苔白，脉弦无力。

【用法】水煎服，每日 1 剂。

【经验】段老认为，脾胃虚寒，病属正虚，故胃痛隐隐；寒得温而散，气得按而行，所以喜温喜按；胃虚得食，则助热抗邪，故进食痛减；脾主肌肉而健运四旁，中阳不振，则健运无权，肌肉筋脉皆失其温养，故手足不温；舌淡、脉弦无力，皆为脾胃虚寒之象。方以甘温之人参为君药，大补元气，健脾养胃；干姜、白术为臣，干姜辛热，温中散寒，白术苦温健脾燥湿；佐以半夏、陈皮降逆和胃止呕，香附、砂仁理气温中止痛，高良姜温中散寒；使以甘草健脾和中，调和诸药。全方配伍，共奏益气散寒之功。

【验案】陈某，女，39 岁，2004 年 4 月 19 日初诊。

患者近 2 年来反复胃痛，常在气候寒冷时发作，西医诊断为浅表性及萎缩性胃炎。症见胃脘痛，喜温喜按，得食痛稍减，晨起呕。舌淡，苔白，脉弦无力。

中医诊断：虚寒性胃痛。

治法：补气温中，散寒止痛。

处方：白参 15g，焦白术 15g，干姜 10g，半夏 15g，陈皮 15g，香附 15g，砂仁 15g，高良姜 10g，炙甘草 10g。7 剂。忌食生冷、油腻食物。

4 月 26 日二诊：服上方 7 剂后，疼痛症状减轻。效不更方，又投原方 7 剂。

5 月 3 日三诊：胃痛明显好转，已不呕，但大便微溏，上方加肉豆蔻 10g。7 剂。

5 月 10 日四诊：胃痛基本消失，大便正常，继用原方去高良姜，10 剂以善后。因其脾胃虚弱，故嘱其忌生冷、油腻食物。

〔李冀，段凤丽．中国现代百名中医临床家丛书·段富津〔M〕．北京：中国中医药出版社，2007，203-204〕

段富津：经验方 3

【组成】沙参 20g，当归 15g，生地黄 20g，麦冬 20g，川楝子 15g，枸杞子 15g，炒麦芽 20g，郁金 15g，陈皮 10g，姜黄 15g。

【功效】益胃养阴，理气止痛。

【主治】胃脘痛，属阴虚者。症见胃脘隐痛，两胁痛，后背痛甚，口干舌燥，大便略干；舌红、无苔，脉细数。

【用法】水煎服，每日 1 剂。

【经验】段老认为，久病伤阴，胃失濡养，故见胃痛隐隐；胃气失和，肝气犯胃，则两胁疼痛。方中沙参、生地黄、麦冬滋养胃阴，润燥生津；当归、枸杞子配合生地黄滋阴养血柔肝；川楝子疏肝理气止痛，遂肝木条达之性；郁金、姜黄能行气解郁，活血止痛；炒麦芽消食和中，且可疏肝，陈皮理气和胃，两者为佐使药，使诸药滋而不腻，又能顾护胃气。全方共奏滋阴益胃、理气止痛之功。

【验案】孙某，女，65 岁，2006 年 4 月 24 日初诊。

患者 5 年前曾患胰腺炎，并胃黏膜有出血点，常胃脘连及胁痛。3 天前胃脘异常不舒，隐痛，两胁痛，后背痛甚，口干舌燥，时时需以水润之，大便略干；舌红、无苔，脉细数。

中医诊断：阴虚胃痛。

治法：益胃养阴，理气止痛。

处方：沙参20g，当归15g，生地黄20g，麦冬20g，川楝子15g，枸杞子15g，炒麦芽20g，郁金15g，陈皮10g，姜黄15g。6剂。

5月8日二诊：服药6剂后，疼痛减轻，又自服上方5剂。现疼痛大减，口虽干但不需饮水。舌仍红，脉细略数，上方加石斛20g、玉竹20g。7剂。

5月15日三诊：胃痛已止，左胁微痛，口不渴，便不干，舌不红，脉已不数。上方去生地黄、姜黄，加赤芍15g以善后。

〔李冀，段凤丽.中国现代百名中医临床家丛书·段富津〔M〕.北京：中国中医药出版社，2007，206-207〕

洪广祥：乌梅丸加味

【组成】乌梅9g，细辛3g，桂枝6g，熟附子9g，蜀椒3g，干姜6g，党参9g，当归6g，黄连3g，黄柏3g。

【功效】温脏补虚，祛寒清热。

【主治】胃脘痛，属寒热虚实夹杂者。症见胃脘痛，疼痛与饮食无明显关系。胃痛发作时，饭水不能入，入则呕吐，喜热畏凉，大便不畅，晨起口苦，小便微黄。胃痛缓解后，继而腹胀，食后腹胀更甚。每次发病常胃痛与腹胀交替出现，痛则不胀，胀则不痛。但痛的次数较少，而腹胀则日日均有；舌淡红、苔白，脉弦细。

【用法】水煎服，每日1剂。

【经验】洪老认为，以腹胀为主症，发病时胃痛与腹胀交替出现，痛则不胀，胀则不痛，胃痛发作则饮入即吐，说明气机紊乱、升降失调是本病的基本病机。痛则不胀，实属"不通则痛"病理规律的具体反映。患者喜热畏凉，食后腹胀甚，苔白脉细，显然为"脏寒"，即脾胃虚寒所致；阳虚内寒，寒滞气机，气机郁滞，升降失调，故出现腹胀、胃痛、呕吐等症；口苦尿黄、大便不畅为内有郁热。上述诸症完全与乌梅丸"里虚而寒热错杂"的病机吻合，故用乌梅丸温脏补虚、寒热并调而获卓效。

【验案】胡某，男，52岁，1986年11月8日初诊。

患者去年3月首次发胃痛，疼痛与饮食无明显关系。胃痛发作时，饭水不能入，入则呕吐，喜热畏凉，大便不畅，晨起口苦，小便微黄。胃痛缓解后，继而腹胀，食后腹胀更甚。每次发病常胃痛与腹胀交替出现，痛则不胀，胀则不痛。但痛的次数，每月仅3～5次，而腹胀则日日均有。舌质淡红、舌苔白，脉象弦细。初诊疑为"肝胃不和，脾失健运"，施疏肝和胃健脾之剂，症状反而加剧。

复诊细思其症，患者胃痛与腹胀交替出现、喜热畏凉、食入即呕、大便不畅、口苦尿黄等，显然是由于脾胃虚寒，中阳不运，胃失通降，枢机不利，郁而化热所致，故症见寒热虚实夹杂，以乌梅丸温脏补虚，祛寒清热。

处方：乌梅9g，细辛3g，桂枝6g，熟附子9g，蜀椒3g，干姜6g，党参9g，当归6g，黄连3g，黄柏3g。

上方连服3剂，复诊时腹胀明显减轻，且胃痛亦未发作。先后连服本方15剂，诸症消除，随访半年，胃痛、腹胀未再发作。

〔洪广祥.乌梅丸的临床活用经验〔J〕.中医药通报,2008,7（5）:5-7〕

洪广祥：黄连温胆汤加减

【组成】黄连6g，半夏10g，陈皮10g，茯苓15g，竹茹10g，生甘草10g，生姜3片，大枣6枚，旋覆花30g，代赭石20g，煅瓦楞30g，川楝子30g，麦冬30g。

【功效】清化痰热，利胆和胃。

【主治】胆汁反流性胃炎，属痰热内郁，胆胃失和者。症见胃脘胀痛，进食后明显不适，伴胃脘嘈杂、灼热、嗳气，口苦口干，烦躁难寐；舌质红暗、苔黄腻，脉弦细滑数。

【用法】水煎服，每日1剂。

【经验】洪老认为，肝与胆互为表里。肝为刚脏，性喜条达，若疏泄失常，则影响胆汁的分泌与排泄，肝气挟胆汁横逆犯胃。本方在黄连温胆汤清化痰热的基础上，又配旋覆花、代赭石降逆以平冲，解除胆汁反流、横逆犯胃之苦；重用川楝子苦寒泄热，治肝气横逆，胆火炽盛之证；其与瓦楞子同用，有较好的止痛、制酸及消除胃脘嘈杂的作用。热郁日久，易伤胃阴，阴液不足，胃失濡养，进一步影响胃气和降，故重用麦冬清胃热，滋养胃阴，以助胆胃通降功能之正常调节。

【验案】杨某，女，46岁，2001年5月16日初诊。

患者胃脘疼痛多年，以胀痛为主，进食后明显不适，伴胃脘灼热、嘈杂、嗳气，口苦口干，烦躁难寐。胃镜检查提示胆汁反流性胃炎。舌质红暗而嫩、舌苔黄腻，中间偏厚，脉象弦细滑近数，两关脉弦。

中医辨证：痰热内郁，胆胃失和。

治法：清化痰热，利胆和胃。

处方：黄连温胆汤加减。黄连 6g，半夏 10g，陈皮 10g，茯苓 15g，竹茹 10g，生甘草 10g，生姜 3 片，大枣 6 枚，旋覆花 30g，代赭石 20g，煅瓦楞 30g，川楝子 30g，麦冬 30g。7 剂，每天 1 剂。

二诊：患者服药后胃脘胀痛缓解，诸症有不同程度改善，两关脉弦也见缓和，原方续服 14 剂，每天 1 剂。

三诊：上述诸症已基本消除，睡眠亦安，厚腻苔已去，仍以黄连温胆汤加减继续调理。

〔洪广祥，洪葵，朱焱. 中国现代百名中医临床家丛书·洪广祥〔M〕. 北京：中国中医药出版社，2007，288-289〕

徐经世：加味苍白二陈汤加减

【组成】苍术 15g，白术 15g，茯苓 20g，枳壳 15g，陈皮 10g，半夏 12g，厚朴 10g，桂枝 6g，葛根 15g，海螵蛸 15g，竹茹 10g，煨姜 5g。

【功效】化湿健脾，行气和胃。

【主治】胃脘痛，属脾失健运，胃失和降者。症见胃脘胀痛，呕逆频作，食后饱胀，口干渴而不欲饮，便溏；舌淡红、苔薄滑，脉濡滑。

【用法】水煎服，每日 1 剂。

【经验】徐老认为，胃脘作胀，食后尤甚，呕逆，便溏，实为脾虚运化不及而生胀；清阳不升，浊阴不降，升降失调，则呕逆、泄泻随之出现；脾虚不能为胃行其津液，失其所布则口干渴，胃中水饮不化，停留其中，故渴而不欲饮。证析如此，当按"脾宜升则健，胃宜降则和"的原则予以施治。用加味苍白二陈汤投之。药以苍、白术，茯苓健脾祛湿；枳壳、陈皮、川厚朴行气而不伤阴，为治脾胃病的要药；配用枳壳宽中和胃，调节气机，起到提升胃力的作用；竹茹、半夏降逆和胃，清化浊邪；取葛根以生阳布津，激发脾机；佐以桂枝、煨姜温热中州，消除虚满。

【验案】赵某，36岁，2002年4月26日初诊。

患者胃脘作胀，呕逆频作月余。食后饱胀，口干渴而不欲饮，便溏，有溃疡性结肠炎病史。上消化道钡餐检查示胃下垂10cm。舌淡红，苔薄滑，脉濡滑。证属脾失健运，水湿内停，胃失和降，气机不调。拟用化湿健脾、行气和胃之剂。以加味苍白二陈汤为治。

处方：苍术10g，白术15g，茯苓20g，枳壳15g，陈皮10g，半夏12g，厚朴10g，桂枝6g，葛根15g，海螵蛸15g，竹茹10g，煨姜5g。10剂。

6月14日二诊：药后症状大减，遂自行停药月余，症状复现，腰腿酸软，并有热感，舌淡苔薄，脉弦。予以扶土和中，调和营卫法。药用：竹茹10g，陈皮10g，半夏10g，茯苓20g，枳壳15g，苍术15g，白术15g，川黄连3g，桂枝5g，白芍20g，煅龙骨20g，煅牡蛎20g，粉甘草5g。10剂。药尽好转，热感已经除去，其他无变，守首诊方药以健脾和胃。

上述验案为胃下垂患者，需同时考虑胃下垂乃本虚标实、虚实夹杂之候，可谓实邪易祛，虚邪难补，如药进10剂症状难消，脾虚之本未除，治当善后，以消补兼施，方盖补中益气之意，当不会有旋起之势。

〔徐经世.徐经世内科临证精华［M］.合肥:安徽科学技术出版社,2011，158-159〕

徐经世：温胆汤加减

【组成】竹茹 10g，枳壳 12g，苍术 15g，橘络 20g，绿梅花 20g，川朴花 10g，桃仁 10g，杏仁 10g，马齿苋 15g，三七粉 6g（冲服），丹参 15g，檀香 6g。

【功效】行气和络，化湿导滞。

【主治】胃脘痛，属气滞血瘀，湿热阻滞者。症见胃胀刺痛，食后或夜间加重，见黑色大便夹有黏液，睡眠、饮食均差，小便短黄；舌质暗淡、苔黄滑腻，脉细弦滑。

【用法】水煎服，每日 1 剂。

【经验】徐老认为，胃脘胀痛，时有黑色大便，此是久病入络，瘀血阻络，血不归经之候；脾胃伤之既久，水湿不化，郁而作热而呈湿热之象。故出现纳差、大便夹有黏液、小溲黄。苔滑根黄腻、脉弦滑为之佐证。方拟杏仁、桃仁导热祛瘀；丹参、檀香为丹参饮化裁，主治血瘀气滞，心胃诸痛；配以三七活血通络，祛瘀生新；苍术、枳壳、川朴花以行气燥湿；并用马齿苋清热解毒，调和胃肠。

【验案】袁某，32 岁，2006 年 10 月 12 日初诊。

患者胃脘胀痛，纳谷不振，时好时坏已经 7～8 年。2006 年胃镜检查示慢性浅表性胃炎伴糜烂。症见胃胀刺痛，食后或夜间加重，见黑色大便夹有黏液，隔日一更，睡眠、饮食均差，小便短黄；舌质暗淡、苔黄滑腻，脉细弦滑。此乃气滞血瘀、湿热阻滞之象。拟行气和络、化湿导滞为先。

处方：竹茹 10g，枳壳 12g，苍术 15g，橘络 20g，绿梅花 20g，川朴花 10g，桃仁 10g，杏仁 10g，马齿苋 15g，三七粉 6g（冲服），丹参 15g，檀香 6g。10 剂。

11 月 14 日二诊：药进两旬，胃痛已经解除，纳谷增加，睡眠转佳，大便成形，唯偶有呕逆，舌红、苔薄，脉细弦。拟镇逆和胃、抑土扶木法，方用黄连温胆汤合丹参饮加减，以调中善后。药用：竹茹 10g，枳壳 12g，半夏 10g，陈皮 10g，绿梅花 20g，苍术 15g，石斛 15g，代赭石 12g，炒诃子 15g，丹参 15g，檀香 6g。10 剂。

〔徐经世.徐经世内科临证精华［M］.合肥:安徽科学技术出版社，2011，159-160〕

徐经世：附子理中汤加减

【组成】熟附子 9g，白术 15g，陈皮 10g，枳壳 15g，川厚朴 10g，藿香梗 10g，砂仁 10g，沉香 9g，姜半夏 12g，煨姜 5 片，焦大枣 3 枚。

【功效】温中健脾，缓急止痛。

【主治】胃脘痛，属脾胃虚寒，气机失利者。症见胃脘冷痛，局部热敷痛势可减，遇寒则痛势加剧，多食或饮服凉水则胃感不适；舌淡暗、苔白，脉缓。

【用法】水煎服，每日 1 剂。

【经验】素体亏虚，过食寒凉，或久病不愈，累及脾胃而致脾胃阳气受损，中寒内生，胃失温煦而痛作。其痛势缠绵，空腹痛甚，得食则缓；其他如纳差、神疲乏力、手足不温、时泛清水等症皆可兼之。方中以附子为君，取其辛温驱寒以止痛；陈皮、姜半夏以健脾燥湿；枳朴合二香升降脾胃气机，和胃止痛；煨姜、焦枣合用一以调和脾胃阴阳，二以温中健脾。全方辛温以散寒，辛散苦降以转枢中焦气机，中焦虚寒得散，气机得运，痛当自止。本方验于临床，对于中焦虚寒、寒湿中阻较甚者，加减施用，效如桴鼓。但因个体差异，若服此药后出现胃脘部嘈杂不适者，应仿附子粳米汤意，原方加入粳米，甚者加石斛、白芍等柔润胃阴之品。

【验案】王某，男，34 岁，2009 年 12 月 20 日初诊。

患者素有慢性胃炎史 5 年余，面黄形瘦，畏寒怕冷，常觉胃脘隐痛不休，近来症状逐渐加重。症见胃脘冷痛不适，局部热敷痛势可减，遇寒则痛势加剧，不思饮食，多食或饮服凉水则胃感不适；舌淡暗、苔白，脉缓。考之乃系脾胃虚寒、气机失利之象。拟仿附子理中汤加减。

处方：熟附子 9g，白术 15g，陈皮 10g，枳壳 15g，川厚朴 10g，藿香梗 10g，砂仁 10g，沉香 9g，姜半夏 12g，煨姜 5 片，焦红枣 3 枚。水煎，每天 1 剂。

服用 10 剂后，胃脘疼痛已缓解，余症亦有改善。二诊时，原方去附子、藿香梗，加党参 15g、谷芽 25g。调治月余诸症渐平，胃脘疼痛未发，饮食渐增。

〔郑勇飞，张国梁．徐经世治疗胃脘痛证治五法［J］.江苏中医药，2003，45（9）：27-28〕

徐经世：四逆散合温胆汤加减

【组成】姜竹茹 10g，枳壳 15g，陈皮 10g，姜半夏 12g，绿梅花 20g，杭白芍 20g，郁金 15g，炒川黄连 3g，石斛 15g，代赭石 15g，谷芽 25g。

【功效】疏肝和胃，通降止痛。

【主治】胃脘痛，属肝郁气滞，胃失和降者。症见胃脘胀满作痛，痛连两胁，常兼有胸胁胀满、嗳气不舒、时有泛酸等症，大便不畅，口干苦；舌质暗红、苔薄微黄，脉弦细。

【用法】水煎服，每日1剂。

【经验】情志不遂、恼怒气郁致肝气不舒，疏泄无权，木郁土壅，胃腑纳腐功能障碍；或因肝气过盛，疏泄太过，横逆犯胃，胃腑通降不能而致胃痛猝作，痛连两胁，常兼有胸胁胀满、嗳气不舒、时有泛酸等症。徐老擅以四逆散合温胆汤加减治之。方中绿梅花、郁金、枳壳疏肝解郁、行气止痛，不用柴胡者，因嗳气频发，用之则嫌其升散，而绿梅花既可芳香开郁，又有和胃降逆之功，故取以代之；陈皮、姜半夏、代赭石、竹茹理气和胃，降逆止呕。前贤云"气有余便是火"，口干苦，舌红苔黄，已有郁久化热之势，故用川黄连、白芍酸苦涌泻以清泻肝火，而白芍又为平肝缓急止痛之要药，凡肝气犯胃之疼痛皆可加量用之。若泛酸为重，可酌加红豆蔻，此与黄连相伍，功具苦通辛降，不但取效快捷，且较之左金丸中之吴茱萸，少了辛热伤阴之弊，徐老称之为"假左金"。此外，临床上另有肝阴不足，肝失所养，肝郁不舒而致气结者，此方辛香行气、疏肝开郁之法又不甚相宜，可另选一贯煎合芍药甘草汤加绿梅花、郁金，养阴行气而解郁止痛。

【验案】袁某，女，38 岁，2010 年 4 月 8 日初诊。

患者胃脘胀满作痛反复发作 2 年余，常因工作劳累、情绪波动而痛发，嗳气频作，饮食少进，多食则胃胀不适，大便不畅，口干苦；舌质暗红、苔薄微黄，脉弦细。此乃肝郁气滞、横逆犯胃、胃失和降之象。治拟疏肝和胃，通降止痛。

处方：姜竹茹 10g，枳壳 15g，陈皮 10g，姜半夏 12g，绿梅花 20g，杭白芍 20g，郁金 15g，炒川黄连 3g，石斛 15g，代赭石 15g，谷芽 25g。水煎服，每日 1 剂。

服用 10 剂，患者胃痛减缓，嗳气泛酸亦见减轻。上方加入红豆蔻 10g，又进服 15 剂，胃痛基本解除，其他症状亦明显改善。嘱其调畅情志，停药观察。

〔郑勇飞，张国梁 . 徐经世治疗胃脘痛证治五法［J］. 江苏中医药，2003，45（9）：27–28〕

徐经世：逍遥散加减

【组成】柴胡 10g，杭白芍 20g，炒白术 15g，茯苓 20g，陈皮 10g，姜半夏 12g，姜竹茹 10g，绿梅花 20g，炒薏苡仁 40g，丹参 15g，檀香 6g，煨姜 5g。

【功效】调肝健脾，转枢止痛。

【主治】胃脘痛，属肝强脾弱，肝胃不和者。症见脘腹胀满疼痛，纳呆便溏，肠鸣矢气，腹痛欲泻，泻后痛减；舌淡白、边有齿痕，脉弦或弦缓。

【用法】水煎服，每日1剂。

【经验】肝性喜条达，恶抑郁，若情志不畅，肝木不能条达则肝气郁结，肝强必犯脾土，脾土受遏则脾气不升，脾气不升则胃气不降，中焦气机不能转枢，故致脘腹胀满疼痛，纳呆便溏，肠鸣矢气，腹痛欲泻，泻后痛减，舌淡白、边有齿痕，脉弦或弦缓。徐老根据临床实际，拟仿逍遥散、痛泻要方、丹参饮等，灵活组方施治，师古而不泥古。方中柴胡、白芍、绿梅花疏肝解郁，条达肝气；茯苓、白术、薏苡仁健脾化湿；陈皮、姜半夏、煨姜理气和胃，健脾除湿；丹参、檀香合用名为丹参饮，用之以理气和络止痛。徐老认为，腹泻日久，经年不愈，脾虚湿滞，粪质既出现溏薄，又兼有黏液、滞下的现象，对此其治疗不能单纯予以健脾利湿，固涩止泻，须兼以宽肠导滞，推陈出新，方可补偏纠弊，一举获胜。

【验案】周某，女，52岁，2010年3月9日初诊。

患者脘腹作痛2年余，时有腹泻，情志不遂或稍进油脂食物则作痛泻，泻后痛减，肠鸣漉漉，嗳气，食欲不佳，眠可；舌暗淡、苔薄白微腻，脉弦缓。考之乃系肝强脾弱，肝胃不和。治以调肝健脾、转枢止痛为先。

处方：柴胡10g，杭白芍20g，炒白术15g，茯苓20g，陈皮10g，姜半夏12g，姜竹茹10g，绿梅花20g，炒薏苡仁40g，丹参15g，檀香6g，煨姜5g。水煎服，每日1剂。

服药10剂后，脘腹胀痛得减，食欲改善，仍有痛泻，原方去煨姜、茯苓，易白术为苍术，加杏仁、桃仁各10g，马齿苋15g。再进10剂。经诊2次，诸症皆减，大便转常。嘱其畅情志，节饮食，停药观察。

〔郑勇飞，张国梁. 徐经世治疗胃脘痛证治五法 [J]. 江苏中医药，2003，45（9）：27-28〕

徐经世：丹七和络饮

【组成】炒丹参 15g，炒白术 15g，姜竹茹 10g，陈皮 10g，姜半夏 12g，五灵脂 10g，蒲黄炭 10g，海螵蛸 15g，川厚朴 10g，田三七 6g，檀香 6g，枳壳 12g。

【功效】燥湿理气，通络止痛。

【主治】胃脘痛，属脾虚湿滞，胃络瘀阻者。症见胃脘痛，痛势持久，状如针刺，或伴有食欲不振，食后腹胀，消瘦乏力，甚则呕血、黑便；舌暗、苔腻，脉弦而涩。

【用法】水煎服，每日 1 剂。

【经验】胃痛久不愈，病势缠绵，脾胃功能受损而致湿邪阻滞，气血运行不畅，胃络瘀阻；若湿郁化热，久则脉络损伤而血溢。临床常见有胃脘痛，痛势持久，状如针刺，或伴有食欲不振，食后腹胀，消瘦乏力，甚则呕血、黑便；舌暗、苔腻，脉弦而涩。徐老常以自拟丹七和络饮出入治之。方中五灵脂、蒲黄活血散瘀，而和用炭者，取其黑者入血之意，增强其止血之功，配以三七、海螵蛸以和络止血，消瘀止痛；丹参活血养血，檀香行气止痛，合而用之名为丹参饮，此虽主治胸痹心痛，但徐老根据其多年临床经验认为，凡胁痛入络累及胃肠者，其疗效亦宏；炒白术、姜半夏、陈皮、厚朴、枳壳健脾燥湿，理气止痛。全方集健脾、燥湿、通络、理气、止痛为一炉，症虽兼杂而得效若速，功皆在此。若大便见有隐血者加地榆炭；若湿热内蕴而见口苦、苔黄者，加蒲公英、薏苡仁、川黄连等清热利湿之品，其中蒲公英与薏苡仁相配，缘于《金匮要略》薏苡附子败酱散，徐老仿其意，将其施用于各类消化道溃疡，疗效颇佳。

【验案】赵某，男，36岁，2010年6月5日初诊。

患者自诉胃痛反复发作，时轻时重，饥饿时即感胃脘胀痛，痛有定处，得食则减，多食即胀，嗳气吞酸，眠可，贫血貌；舌淡红、苔白微腻，脉弦细。胃镜示：胃十二指肠球部溃疡。病属脾虚湿滞，胃络瘀阻。治宜燥湿理气，通络止痛。

处方：炒丹参15g，炒白术15g，姜竹茹10g，陈皮10g，姜半夏12g，五灵脂10g，蒲黄炭10g，海螵蛸15g，川厚朴10g，田三七6g，檀香6g，枳壳12g。常法煎服。10剂。

服药后诸症得减，唯近日见有黑便，原方加用地榆炭20g。5剂后黑便即消。经治月余，而病见痊愈。

〔郑勇飞，张国梁. 徐经世治疗胃脘痛证治五法［J］. 江苏中医药，2003，45（9）：27-28〕

徐经世：经验方

【组成】姜竹茹10g，生苍术15g，陈枳壳12g，广橘络20g，姜半夏10g，绿梅花20g，川朴花10g，海螵蛸15g，蒲公英20g，代赭石12g，炒丹参15g，白檀香6g。

【功效】扶土抑木，降逆和胃。

【主治】胃脘痛，属土虚木贼，胃失和降，痛久络伤者。症见脾胃受损，气机失调，胃脘疼痛不适，嗳气吞酸，纳食减少，大便干结，夜寐安，面容暗黑有泽；舌红、苔黄，脉细弦。

【用法】水煎服，每日 1 剂。

【经验】徐老认为，胃脘痛之机因，病初在气，进而则出现气滞血瘀，病虽在胃，或由肝所及，或脾失健运、湿邪阻滞等所致。治宜理气活络、和胃调中。但要注意理气而不破气、燥湿而不伤阴、活血而不动气、调经而不伤络的治疗原则，故提出"解痛"、"调节"的两步法施于临床，收效良多。而胃病易于复发，多缘于精神因素、饮食不节或药物使用不当等各种原因。实验证明幽门螺杆菌（Hp）难以杀灭，因为它能分解尿素酶，把胃液中的尿素分解成氨，造成局部有利其生长繁殖的碱性环境，使许多药物对其"鞭长莫及"和无能为力，故即是 Hp 被消灭，不过周年半载又可"死灰复燃"，旧病复起。对此，徐老临证分析其乃有脾虚内湿，湿邪阻滞，胃气不合，木郁侮之所致。治宜健脾燥湿、清化湿热、降逆和胃，使脾升胃降，和煦肝木则可灭菌，绝其复燃。

【验案】戴某，男，34 岁，2007 年 2 月 1 日初诊。

患者从事体力劳动，不避寒暑，饮食冷热不均，日久脾胃受损，气机失调，胃脘痛胀，嗳气吞酸，纳食减少，大便干燥。检查后拟诊为出血性糜烂性胃窦炎伴 Hp 感染。视其面容暗黑有泽；舌红、苔黄，脉细弦。综合辨证乃属土虚木贼，胃失和降，痛久络伤。治以扶土抑木、降逆和胃为先。

处方：姜竹茹 10g，生苍术 15g，陈枳壳 12g，广橘络 20g，姜半夏 10g，绿梅花 20g，川朴花 10g，海螵蛸 15g，蒲公英 20g，代赭石 12g，炒丹参 15g，白檀香 6g。10 剂，水煎服，每日 1 剂。

二诊：药进旬日，症状悉减，余无不适，故不更弦为宜，吩咐连服 20 剂再诊。

三诊：经诊 2 次，投药 30 剂，诸症均减，胃镜复查示：胃窦黏膜皱襞光滑，红白相间，蠕动柔顺，幽门圆形、开闭好，Hp（－）。病已好转，继以和胃调中之剂再服半个月。若无不适之感，即可停药观察。时隔年余，带亲属前来看病，并说自己胃病已好，生活复常。

上述验案证属脾胃不和，湿邪阻滞，肝气横逆之候。脾病善胀，首当理气，故取苍术二陈以理之；而配丹参、檀香、海螵蛸理气活血、活络止痛；药用代赭石以降逆和胃，此理在"降"，因胃痛以"降"为和，所以代赭石质重性降，主治病势上逆，用于肝气犯胃最为适宜，同时还可使胆汁不得反流入胃，可使胃中酸碱平衡，另外，对胃黏膜屏障还起到保护作用，灵活运用，虚实皆可。

〔陶永，卓思源，王化猛，等．徐经世教授治疗脾胃病验案举隅［J］．中医药通报，2008，7（6）：162-163〕

郭诚杰：丹栀逍遥散加减

【组成】柴胡 12g，白术 12g，白芍 12g，当归 10g，茯苓 10g，炙甘草 5g，薄荷 10g，生姜 6g，牡丹皮 10g，栀子 10g，郁金 12g，木香 12g，沉香 10g，延胡索 10g。

【功效】疏肝理气，和胃止痛。

【主治】慢性胃炎，属肝气犯胃者。症见胃脘胀痛，嘈杂，纳差，胸胁胀满，嗳气，烦躁易怒；舌质红、舌苔薄黄，脉象弦数。

【用法】水煎服，每日1剂。

【经验】郭老认为，由于精神压力过大导致胃脘痛，肝气不得疏泄，故伴见胸胁胀满、嗳气、烦躁易怒。本证在药物治疗的同时应配以情志的调节，开导患者调理情志，疏肝解郁，使肝气条达，气行血行，通则不痛，体现了"木郁则达之"的治疗原则。

【验案】张某，男，38岁。

患者因情志不遂，2年来胃脘部时时胀痛，食后加重，嘈杂不宁。曾于当地医院胃镜检查诊断为慢性胃炎，服用西药后，症状时轻时重。近3天来胃脘部胀痛加重，自服多酶片等药病情不减。症见胃脘胀痛，嘈杂，纳差，胸胁胀满，嗳气，烦躁易怒，大便先干后稀。查其身体偏瘦，精神稍差；舌质红、舌苔薄黄，脉象弦数。此因精神压力过大，情志不畅日久，肝气郁结不得疏泄，横逆犯胃，胃气阻滞，升降失常而成肝气犯胃证胃脘痛。

治法：疏肝理气，和胃止痛。

治疗：针刺结合方药治疗。针刺穴位取中脘、梁门、梁丘、足三里、太冲、行间、内庭；足三里针刺补法，余穴平补平泻法。留针30分钟，每天1次。方用丹栀逍遥散加味。

处方：柴胡12g，白术12g，白芍12g，当归10g，茯苓10g，炙甘草5g，薄荷10g，生姜6g，牡丹皮10g，栀子10g，郁金12g，木香12g，沉香10g，延胡索10g。3剂，水煎服，每日1剂。

二诊：经一诊治疗后患者胃脘胀痛、胸胁胀满、嗳气、纳差均有所减轻，现仍烦躁易怒，胃中嘈杂，大便如故；舌质红、舌苔薄黄，脉象弦数。由于注重调理情志，穴药对证，继续按初诊方法施治。

三诊：经上诊治疗后，胃脘胀痛、胸胁胀满消失，嗳气、纳差均明显减轻，烦躁易怒，胃中嘈杂好转，大便已恢复正常；舌质淡红、舌苔薄白，脉象稍弦。据症针刺取穴去梁丘、梁门。方药去延胡索、牡丹皮、栀子，加大木香用量至15g。

四诊：经治疗，患者嗳气、烦躁、胃中嘈杂均消失，纳食正常；舌质淡红、舌苔薄白，脉象细数，临床治愈。为巩固疗效，以中成药逍遥丸调理善后。

〔张卫华.著名针灸学家郭诚杰教授临床经验精粹〔M〕.西安：西安交通大学出版社，2013，272-273〕

附：嘈　杂

嘈杂，是指胃中饥嘈，胸膈懊憹而不可名状。《景岳全书·嘈杂》中载："其为病也，则腹中空空，若无一物，似饥非饥，似辣非辣，似痛非痛，而胸膈懊憹，莫可名状，或得食而暂止，或食已而复嘈，或兼恶心，而渐见胃脘作痛。"临证常有胃热、胃虚、血虚之别。胃热嘈杂多由饮食所伤，见舌红、苔黄，脉滑数；胃虚嘈杂多因素体虚弱、劳倦所致，可有胃气虚及胃阴虚之不同；血虚嘈杂兼见气血两亏之表现。嘈杂可出现于现代医学多种疾病之中，如胃及十二指肠溃疡、慢性胃炎和消化不良等。

　　本部分收录了李士懋、洪广祥等国医大师治疗本病的验方 2 首。李士懋予散寒发汗法治寒邪袭胃之嘈杂；洪广祥运用疏肝和胃法治肝热犯胃之嘈杂。

李士懋：五积散加减

　　【组成】麻黄 7g，杏仁 9g，桂枝 12g，苍术 10g，厚朴 9g，半夏 10g，炮附子 15g，干姜 6g。

　　【功效】温阳散寒。

　　【主治】胃中嘈杂，属寒袭肺胃者。症见食后嘈杂，入夜口干，舌如锉，干醒饮水，便秘；舌可、苔薄白，脉沉紧滞。

　　【用法】水煎服，每日 1 剂，加辅汗三法，取汗。

　　【经验】李老认为，本病并无寒热身热之表证，仍予散寒发汗者，是以其脉沉滞。沉主里，滞乃寒凝之象。寒凝于肺，津液不布而口干，上窍不利而便秘，寒犯于胃而嘈杂。予五积散加附子，温阳散寒和胃。药后得汗，诸症皆减。如汗后胃胀已弱，可减厚朴，加生晒参、茯苓补气扶正。

　　〔李士懋，田淑霄．论汗法·李士懋田淑霄医学全集［M］．北京：中国中医药出版社，2015，132-133〕

洪广祥：左金丸合温胆汤加味

【组成】川黄连 5g，吴茱萸、法半夏、陈皮、香附、淡竹茹、炒枳实各 10g，蒲公英 20g，芦根 30g，茯苓 15g，生甘草 6g。

【功效】疏肝和胃，清化痰浊。

【主治】慢性浅表性胃炎，属肝胃不和，痰热郁遏者。症见胃中嘈杂，伴晨间口微苦，口干不欲饮，心烦易怒，大小便正常；舌红、苔腻，脉弦滑。

【用法】水煎服，每日 1 剂。

【经验】洪老认为，嘈杂一证，原因颇多，本证由肝热犯胃所致，故以左金丸合温胆汤加味治疗。痰浊阻滞气机，肝失疏泄，横逆犯胃乘脾，以致肝胃或肝脾不和。方中半夏降逆和胃，燥湿化痰，消痞散结；陈皮理气化痰，茯苓健脾利湿，使湿去痰消；枳实行气消痰，使痰随气下；竹茹清热化痰，止呕除烦；甘草调和诸药。

【验案】患者，男，28 岁，1994 年 12 月 5 日初诊。

有慢性浅表性胃炎病史 1 年，近因工作繁忙，自觉胃脘部胀闷不适半个月余，曾在单位医务室就诊，服仲景胃灵片后，胃脘胀闷减轻，但突觉中脘嘈杂似饥，难受异常，以致半夜醒来索食，持续 3～4 天。来诊时诉嘈杂之象时有出现，伴晨间口微苦，口干不欲饮，心烦易怒，大小便正常；舌红、苔腻黄白相间，脉弦滑。

中医辨证：肝胃不和，痰热郁遏。

治法：疏肝和胃，清化痰浊。

处方：川黄连 5g，吴茱萸、法半夏、陈皮、香附、淡竹茹、炒枳实各 10g，蒲公英 20g，芦根 30g，茯苓 15g，生甘草 6g。5 剂，水煎服，每日 1 剂。

药后胃脘部嘈杂似饥消失，余症明显改善，守方再进 5 剂，嘱其隔日 1 剂以善后。

〔万文蓉 . 洪广祥运用温胆汤验案举隅［J］. 新中医,1996(9):2-3〕

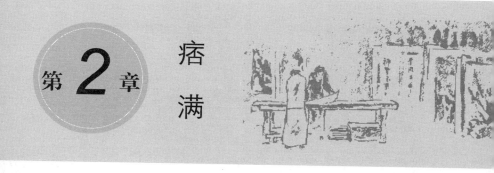

第 **2** 章　痞满

痞满是由于中焦气机阻滞，升降失常，出现以胸腹痞闷、胀满不舒为主症的病症。一般望之无胀大之形，触之无块，按之柔软，压之不痛。本病起病缓慢，时轻时重，呈反复发作的慢性过程。按部位可划分为胸痞、心下痞等。心下即胃脘部，故心下痞又可称为胃痞。本病首见于《内经》，称为痞、满、痞满、痞塞等，其病位主要在胃脘，但与肝、脾密切相关。其致病原因，有表邪入里、饮食不化、情志失调、脾胃虚弱等，但病机关键在于脾胃功能障碍，致中焦气机阻滞，升降失常而发。凡现代医学中的慢性胃炎、胃神经官能症、胃下垂、消化不良等疾病，当出现以胃脘部痞塞、满闷不舒为主要表现时，可参考本章辨证论治。

本章收录了刘志明、李士懋、李今庸、段富津、晁恩祥、徐经世等国医大师治疗本病的验方15首。刘志明承仲景辛开苦降之治痞大法，以泻心汤类方辛开苦降、和胃消痞；李士懋用连苏饮治胃中郁热、肺胃不和之痞满；李今庸用苓桂术甘汤治痰饮积聚之痞满；段富津认为，饮食不节，易致湿热、食积阻滞于脾胃，而致胃脘痞

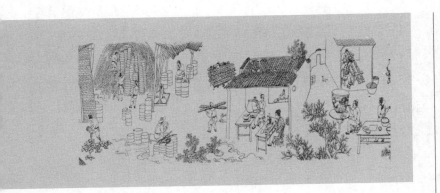

满，治宜清化湿热、消食行气导滞；晁恩祥主张顺应脾胃喜恶，因势利导，恢复脾胃功能，脾得运化，胃能受纳，气机条畅，诸症皆除；徐经世强调治胃脘痞满应顺应脾胃升降通调的生理功能，并辨明虚实寒热、气血经络。

刘志明：甘草泻心汤加减

【组成】生甘草 9g，半夏 9g，黄芩 9g，党参 9g，黄连 3g，吴茱萸 3g，白芍 9g，生姜 3 片，大枣 12 枚。

【功效】和胃降逆，开结散痞。

【主治】十二指肠球部溃疡，属寒热互结者。症见时有胃脘部痞闷、疼痛，进食后略有缓解，夜间疼痛明显，伴口干、口苦，时有恶心、欲呕、呃逆、吐酸；舌淡红、苔微黄，脉沉细。

【用法】水煎服，每日 1 剂。

【经验】刘老认为，胃痞成因多端，然与饮食关系最为密切。无形水火之气留滞于胸膈，则成痞，为虚痞。从外表看来，没有膨隆高起，用手按去，也是濡软而不坚硬，疼痛不明显，但患者自觉痞硬满闷。然而临床上虽云"虚痞"，实则乃本虚标实，而非无邪无滞。胃痞的治疗，仲景根据《内经》之"辛以散之，苦以泄之"之理论，首创辛开苦降之法。刘老承辛开苦降之治痞大法，以泻心汤类方辛开苦降、和胃消痞。方中生姜、半夏辛燥化湿、降逆除痞；黄芩、黄连苦寒泄热开痞；佐人参、大枣、甘草、白芍和胃健脾；再增吴茱萸行气解郁引热下行并制酸。诸药共奏辛开苦降、和胃消痞之功。

【验案】金某，女，60 岁，1993 年 11 月 18 日初诊。

间断胃脘部痞闷、疼痛 3 年，加重 1 周。患者时有胃脘部痞闷、疼痛感 3 年余，进食后略有缓解，夜间疼痛明显，伴口干、口苦，时有恶心、欲呕、呃逆、吐酸，大便 2 日一行。近日因进食萝卜，上述症状加重，服用三九胃泰疗效不佳，故求诊。就诊时见胃脘部无明显压痛，食欲减退，眠差。舌淡红，苔微黄，脉沉细。

西医诊断：十二指肠球部溃疡。

中医诊断：痞证，辨证属寒热互结。

治法：和胃降逆，开结散痞。

处方：甘草泻心汤加减。生甘草 9g，半夏 9g，黄芩 9g，党参9g，黄连 3g，吴茱萸 3g，白芍 9g，生姜 3 片，大枣 12 枚。5 剂，水煎服，每日 1 剂。

11 月 23 日二诊：上方服用 5 剂后，胃脘痛明显减轻，但仍觉胀闷不舒，食后有加重趋势。在原方的基础上加焦三仙、陈皮。服用 10 剂后患者觉症状明显好转。嘱坚持治疗，直到查胃镜溃疡愈合为止。

上述医案中患者胃病日久，正气已亏，胃阴不足，故见胃脘部疼痛；进食萝卜后发病，寒热错杂于心下成痞，故见欲呕、呃逆、吐酸，属于本虚标实共存且并重之痞证。服甘草泻心汤加减方后症状明显减轻，二诊时患者胀闷明显，原方加焦神曲、焦山楂、焦麦芽消食导滞，加陈皮行气除痞。

〔刘如秀．刘志明医案精解［M］.北京：人民卫生出版社，2010，232-233〕

刘志明：香砂六君子汤加减

【组成】党参 15g，白术 9g，茯苓 12g，半夏 9g，木香 6g，砂仁 6g，甘草 6g，陈皮 9g，生姜 3 片，大枣 3 枚。

【功效】益气健脾，降气消痞。

【主治】慢性萎缩性胃炎，属脾胃气虚者。症见上腹部痞满胀痛，嗳气食少，食后加重，喜温喜按，神疲乏力，少气懒言；舌淡、舌白，脉沉细弱。

【用法】水煎服，每日 1 剂。

【经验】《伤寒论》载："脉浮而紧，而复下之，紧反入里，则作痞，按之自濡，但气痞耳。"可见痞证最主要的特点是心下按之软，与心下硬之结胸证有明显区别。脾胃乃后天之本，为气血生化之源，脾胃虚弱、中气不足，可见神疲乏力、少气懒言、腹胀等诸症。刘老非常重视脾胃在许多急慢性疾病中的作用，认为人之一身，以胃气为本，胃气旺，则五脏受荫；胃气伤，则百病丛生。故凡病久不愈，诸药不效者，唯有益胃补肾两途。故投四君子汤以健后天之本，参、苓、术、草甘温益胃，有健运之功，具冲和之德；合之二陈汤，则补中稍有消导之意；加木香行三焦之滞气；砂仁以通脾肾之元气，四君得辅，补力倍增；生姜调中开胃；大枣补益气血。诸药合用，培中达气也。

【验案】田某，男，48 岁，1986 年 3 月 12 日初诊。

上腹部痞闷不舒半个月余。患者半个月来自觉上腹部痞满，轻微胀痛，嗳气食少，食后加重，喜温喜按，神疲乏力，少气懒言；舌质淡、舌苔薄白稍腻，脉沉细弱。半个月前在某医院查胃镜示：慢性萎缩性胃炎。

中医诊断：痞证（虚痞），辨证属脾胃气虚。

治法：益气健脾，降气消痞。

处方：香砂六君子汤加减。党参 15g，白术 9g，茯苓 12g，半夏 9g，木香 6g，砂仁 6g，甘草 6g，陈皮 9g，生姜 3 片，大枣 3 枚。

7剂，水煎服，每日1剂。

3月19日二诊：服药4剂后，腹胀明显减轻，食欲较前增加，精神状态明显好转。

守原方，共服药30余剂，同时嘱患者忌生冷辛辣肥甘之品，随访1年未见复发。

〔刘如秀．刘志明医案精解〔M〕．北京：人民卫生出版社，2010，233-234〕

刘志明：厚朴生姜半夏甘草人参汤合厚朴三物汤加减

【组成】厚朴15g，党参18g，干姜9g，半夏9g，甘草6g，枳实9g，焦大黄9g，焦槟榔9g，神曲9g，山楂9g，麦芽9g。

【功效】健脾消滞，消补兼施。

【主治】痞满，属脾虚兼有积滞者。症见脘腹胀满，胃痛阵作，好发于清晨及午后，食后更甚；喜暖拒按，呕吐泛酸，不思纳食，面色㿠白。舌苔薄白，脉弦细。

【用法】水煎服，每日1剂。

【经验】《伤寒论》厚朴生姜半夏甘草人参汤为"发汗后、腹胀满"而设，主脾虚腹胀；《金匮要略》厚朴三物汤，主气机壅滞、腑气不通之腹胀。两方合用，既能补益脾气，又可行滞通腑，与脾虚兼有积滞之病机颇为合拍。其中大黄一味，用焦而不用生者，制其苦寒之气，以免更伤脾气；以干姜易生姜，重在温养脾阳；酌加焦槟榔、神曲、山楂、麦芽等品，助其行滞消导之功。如此则补虚而不滞实，通泄而不伤正，共奏温运脾阳、行气导滞之功。

【验案】殷某，女，22 岁，1980 年 1 月 7 日初诊。

胃脘胀痛持续 8 个月余。患者自诉 1975 年曾患十二指肠球部溃疡，经中西药治疗已好转。1979 年 4 月胃痛腹胀骤作，经当地医院确诊为胃扭转，经用中西药多方施治，其间曾住院 3 个月余，病势不减，故从外地来京诊治。症见脘腹胀满，胃痛阵作，好发于清晨及午后，食后更甚；喜暖拒按，呕吐泛酸，不思纳食，每日仅能进食 150g 左右；形体消瘦，体重已减轻 5kg 余；精神萎顿，面色㿠白，四肢不温；大便秘结，2～3 日一行。舌苔薄白，脉象弦细。辨证属脾虚兼有积滞，治宜消补兼施，方用仲景厚朴生姜半夏甘草人参汤合厚朴三物汤化裁。

处方：厚朴 15g，党参 18g，干姜 9g，半夏 9g，甘草 6g，枳实 9g，焦大黄 9g，焦槟榔 9g，神曲 9g，山楂 9g，麦芽 9g。

1 月 17 日二诊：服上方 10 剂后，胃脘胀痛渐减，呕吐已除，纳食稍增，每日已能进食 250g，唯大便仍偏干。药已中的，前方去焦槟榔，加莱菔子 9g，守方再进。

2 月 1 日三诊：上方药连续服 2 周后，腹胀显著减轻，胃脘偶感隐痛。以上共服药 25 剂，症情日趋稳定。患者来京已久，要求带药返回。仍宗原方出入。处方：厚朴 12g，党参 18g，干姜 12g，半夏 9g，甘草 6g，枳实 9g，焦大黄 12g，砂仁 6g，神曲 9g，山楂 9g，麦芽 9g。

患者回去坚持服用上方药。后来京告知：服药后于 3 月初胃脘胀痛完全消失，纳食恢复正常，进食量已达 500g 左右，恢复工作。经当地医院 3 次钡餐检测，均证实胃扭转已痊愈，十二指肠亦未见异常，故自行停药。

上述验案中患者素有胃病史，加之此次发病历时多月不减，脾胃之气耗伤已甚，以致脾阳不振，运化无权，升降失常。脾失运化，则清气不升，胃失和顺，则浊气不降，气机不畅，腑气不通，壅而胀满，而诸证变作矣。辨此证乃属于脾虚胀满，服上方30余剂，胃扭转即恢复正常，而竟全功。可见使用经方切忌生搬硬套，全在辨证确切，灵活运用，诚所谓"师古而不泥古"者也！

〔刘志明，孙学东，虞胜清.功能性水肿与胃扭转治验［J］.中医杂志，1981（4）：19-21〕

刘志明：小陷胸汤合栀子豉汤加味

【组成】瓜蒌20g，半夏12g，黄连9g，栀子9g，豆豉10g（后下），贝母9g。

【功效】宽胸除痞，清热化痰。

【主治】食道炎，属痰热互结者。症见上腹部痞满胀痛，或自觉食道阻塞，或伴灼热疼痛，恶心欲吐，胸中痞闷、懊恼；舌红、苔黄腻，脉弦滑。

【用法】水煎服，每日1剂。

【经验】刘老认为，素有痰饮内停，食入热辣饮食，热灼津液，导致痰热互结，结于胸膈，故见胸中痞闷而灼热疼痛；痰热内阻，扰心，故见胸中懊恼。《伤寒论》载："小结胸病，正在心下，按之则痛，脉浮滑者，小陷胸汤主之。""发汗、若下之而烦热，胸中窒者，栀子豉汤主之。"可见小陷胸汤者擅涤荡胸中积热痰阻，栀子豉汤者擅宣热除胸膈之烦，与此，正中病所。全方组成简单，但有的放矢，直中病处，疗效显著。

【验案】董某，男，36 岁，1974 年 11 月 13 日初诊。

胸中痞闷伴灼热疼痛 3 天。患者平日嗜好烟酒，3 天前因食热辣食物，即自觉食道阻塞，或伴灼热疼痛，恶心欲吐，胸中痞闷、懊侬，坐卧不安，咳痰黄稠，口黏腻，食欲欠佳，睡眠差，小便可，大便不爽；舌红、苔黄腻，脉弦滑。于某医院诊断为食道炎。

中医诊断：痞证。

中医辨证：痰热互结。

治法：宽胸除痞，清热化痰。

处方：小陷胸汤合栀子豉汤加味。瓜蒌 20g，半夏 12g，黄连 9g，栀子 9g，豆豉 10g（后下），贝母 9g。7 剂，水煎服，每日 1 剂。

11 月 20 日二诊：服药 7 剂，胸中痞闷灼热减轻，食欲佳，夜寐能安，呕恶不作，情绪好转。

原方继续服用，胸中痞闷灼热疼痛基本消失后停药，饮食如常，诸症消失。

〔刘如秀.刘志明医案精解［M］.北京：人民卫生出版社，2010，231-232〕

李士懋：连苏饮

【组成】黄连 3g，紫苏叶 2g。

【功效】宣散胃热。

【主治】痞满，属胃中郁热，肺胃不和者。症见胸脘痞满，嗳气吞酸，烦躁不眠；舌红、苔黄，脉数。

【用法】开水冲服。

【经验】李老认为，连苏饮主治胃中郁热之呕吐，若不吐，而见胸脘满闷、嗳气吞酸、烦躁不眠等症，属胃中郁热，肺胃不和者，亦皆可用之。肺胃气机壅塞，故见胸脘痞满；有热故见舌红、苔黄，脉数；热扰心神则烦躁不寐。

【验案】王某，女，67岁。

胃炎，脘痞不欲食，身倦乏力，舌红、苔中黄，脉弦濡数。以半夏泻心汤加减治之，服20余剂病减但未瘥。适他医至其家，撺掇与诊，予大剂黄芪建中汤合温中理气等药，服2剂病重。现症见胸脘痞塞，嗳气频频，恶心欲吐，心中烦乱，夜不能寐，鼻干无涕，口唇干红；舌红、苔中黄，脉数。

予芦根30g煎汤，冲泡黄连3g、苏叶2g，服3剂，药后呕恶止而脘舒，但身倦乏力、气短较著，食欲尚差。此胃气虚，余热未清。上方加西洋参粉，每剂冲入3g，5剂而愈。

上述验案中患者夹津亏，以芦根煎汤代沸水冲泡，助轻宣生津之功；后又加西洋参粉，增益气生津之功。

〔李士懋，冯瑞雪，王四平，等.连苏饮应用与析义〔J〕.中医杂志，1996，37（5）：313〕

李今庸：苓桂术甘汤加减

【组成】白茯苓15g，桂枝9g，生白术15g，甘草9g，炒枳实9g，厚朴9g，广陈皮9g，法半夏9g，黄连6g，干姜9g，生姜5片。

【功效】化痰散结。

【主治】痞满，属痰饮结聚者。症见胸脘饱闷胀痛，连及腹部，精神萎靡，形体消瘦。舌质淡嫩，舌苔厚白而滞，苔中有淡黄色覆盖，脉弦缓而结。

【用法】水煎服，隔日 1 剂，分 3 次温服。

【经验】《丹溪心法》载："凡痞块积聚在中则为痰饮。痰饮为患，有随气机升降，变动不居，见证复杂；亦有痰饮瘀积，聚于一处，形证显然，固定不移，结而不散者，变动者，痰也，结聚者，亦痰也。"治变动之痰，当温化健运，畅通气机；治结聚之痰，应温化散结，消之削之也。苓桂术甘汤是主治脾阳式微、寒湿内聚而成痰饮的著名经方，药仅四味，然配伍有度，选药精良，用之得当，疗效确切。方中茯苓淡渗利水，宁心益气；桂枝调和营卫，化气通阳；白术健脾燥湿，温运中阳；甘草补中益气，调和诸药。方中苓桂相助，温阳利水之力更强，又与白术相伍，则培土制水，相得益彰；白术虽偏燥，得甘草之缓，祛湿而不伤阴，此乃刚柔相济，冲和氤氲之方。此方治本无壅滞，治标不燥烈，实是标本兼治之方。因此，临床若遇咳嗽、眩晕、水肿、痞证、胃脘痛、鼓胀、偏瘫、痿躄、脑积水、食道憩室、心包积液、肠腔积液、食道炎、胃下垂、横结肠下垂、乙状结肠冗长证、肥胖、月经不调以及慢性湿证等病，以此方随诊增损，多能获效。

【验案】蒋某，男，45 岁。

患者自觉胸脘饱闷胀痛 2 年，连及腹部、中脘高凸，坚硬拒按，纳食日少，精神萎靡，形体日瘦。有作肝硬化诊疗，有作胃病医治，有作胆囊炎投药，更有疑为肿瘤者，诸如此类，疗效杳然。时见舌质淡嫩，舌苔厚白而滞，苔中有淡黄色覆盖，脉弦缓而结。此为痰饮结聚，幸喜胃气未绝，尚能轻微劳作。治以化痰散结之法，方用苓桂术甘汤与生姜泻心汤合方。

处方：白茯苓15g，桂枝9g，生白术15g，甘草9g，炒枳实9g，厚朴9g，广陈皮9g，法半夏9g，黄连6g，干姜9g，生姜5片。隔日1剂，水煎，分3次温服。

连服2个月余，诸症悉除，虑其旧病复发，故又守前方10剂。后患者来告，饮食如常，精神爽朗，身心康健，体无所苦。

上述医案取苓桂术甘汤与生姜泻心汤合方，再伍枳实破结下气，治痰饮而致心痞硬者，尤为合拍。

〔黄祥武.苓桂术甘汤的临床应用——李今庸老师的临床经验拾零〔J〕.湖北中医学院学报，2004，6（4）：84-85〕

段富津：补中益气汤加减

【组成】黄芪30g，人参15g，炙甘草15g，焦白术15g，茯苓20g，当归15g，酒白芍15g，半夏15g，陈皮15g，炒酸枣仁20g，柏子仁20g，枸杞子20g，炒麦芽20g，枳壳15g。

【功效】补中益气，升阳举陷。

【主治】痞满，属脾胃虚弱，气机不畅者。症见脘痛且胀，嗳气，面色无华，体瘦，乏力，寐差，便秘；舌淡、苔白，脉沉无力。

【用法】水煎服，每日1剂。

【经验】段老认为，元气耗伤太过，脾胃虚弱，健运失职，气机不畅，而生痞满，故胃脘胀痛；脾胃虚弱，腐熟无力，食滞胃中，

76

则嗳气纳呆；脾为气血生化之源，脾虚化源不足，不能充达肢体、肌肉，故形体消瘦；气血不能上荣于面，故面色无华；气血不能上奉于心，心失所养，故寐差难安。补中益气汤功可补中益气，升阳举陷，方中用黄芪补气升阳，人参大补元气，炙甘草补气和中，三药相伍，补一身内外之气；白术补气健脾；当归养血和营，使气有所附，补而不失；陈皮理气和胃，使诸药补而不滞；茯苓健脾安神；酒白芍合当归养血益脾；半夏降逆消痞；炒酸枣仁、柏子仁养心安神；枸杞子补益精气；枳壳行气宽中除胀，合炒麦芽健胃消食。

【验案】李某，女，46 岁，2010 年 11 月 21 日初诊。

患者于 2010 年 8 月 28 日因胃癌行胃部分切除手术，后化疗 2 个疗程。现进食后脘痛且胀，嗳气，面色无华，体瘦，乏力，寐差，便秘，月经正常。既往有"乙肝大三阳"病史。舌淡、苔白，脉沉无力。诊为脾胃虚弱，方用补中益气汤加减。

处方：黄芪 30g，人参 15g，炙甘草 15g，焦白术 15g，茯苓 20g，当归 15g，酒白芍 15g，半夏 15g，陈皮 15g，炒酸枣仁 20g，柏子仁 20g，枸杞子 20g，炒麦芽 20g，枳壳 15g。7 剂。

11 月 28 日二诊：便不秘，胀大减。上方加熟地黄 25g 补精益髓，补先天之本。14 剂。

12 月 12 日三诊：略乏力，气色好转。上方加山茱萸 15g、山药 25g。14 剂。山茱萸既补益肝肾，又可养血；山药健脾补虚，滋精固肾；二者合用以培补先后天之本。

12 月 26 日四诊：胀全消，乏力无。继服上方 14 剂。

〔徐惠馨，刘丹丹，贾海龙，等.段富津教授运用补中益气汤辨治胃癌术后验案举隅〔J〕.中医药信息，2014，31（1）：59-60〕

段富津：柴平汤加减

【组成】苍术20g，川厚朴15g，陈皮15g，黄芩15g，枳实15g，柴胡15g，郁金15g，半夏15g，延胡索15g，白芍15g，黄连10g，炙甘草15g。

【功效】清热化湿，理气止痛。

【主治】痞满，属脾胃湿热，湿重而热轻者。症见胃脘胀痛，伴厌食、口干口苦，四肢沉重无力。舌苔白厚腻，脉略滑数。

【用法】水煎服，每日1剂。

【经验】段老认为，饮食不节致湿热阻滞于脾胃，故见胃脘胀痛；湿热阻遏气机，脾胃运化失常，故厌食；湿热熏蒸，故口干口苦；湿性重着黏腻，注于肢体，则四肢沉重无力；此系脾胃湿热之证，湿重而热轻者，选用柴平汤加减。方中苍术为君药，以其味苦性燥，擅除湿运脾；厚朴为臣，行气化湿，消胀除满；佐以陈皮、枳实理气化滞；黄连、黄芩清热燥湿；半夏燥湿降逆和胃；延胡索理气活血止痛；柴胡疏肝解郁；白芍柔肝止痛；与枳实、甘草配伍乃四逆散之意。全方共奏清热化湿、理气止痛之功。

【验案】谭某，女，59岁，2002年7月25日初诊。

患者胃脘胀痛半年余，经CT诊断为慢性胰腺炎；胃镜诊断为浅表性胃炎，食道憩室。伴厌食，口干口苦，四肢沉重无力；舌苔白厚腻，脉略滑数。此系脾胃湿热之证，治以清热化湿、理气和胃；方用柴平汤加减。

处方：苍术20g，川厚朴15g，陈皮15g，黄芩15g，枳实15g，柴胡 15g，郁金 15g，半夏 15g，延胡索 15g，白芍 15g，黄连 10g，炙甘草 15g。

7月2日二诊：胀痛减轻，苔仍厚，脉已不数，泛酸。上方去黄连，加海螵蛸 15g、砂仁 15g。

7月29日三诊：诸症大减，舌苔转薄，上方去苍术，调理月余，症状消失。

〔李冀，闫忠红.段富津教授治疗胃脘痛的经验［J］.福建中医药，2007，38（2）：22〕

段富津：木香槟榔丸与保和丸加减

【组成】木香 10g，槟榔片 10g，枳壳 15g，青皮 15g，焦山楂 20g，半夏 15g，炒麦芽 20g，莱菔子 15g，炙甘草 15g，砂仁 15g。

【功效】消食行气导滞。

【主治】痞满，属积滞内停，气机壅塞者。症见脘腹胀痛，有堵塞感，嗳腐吞酸，恶心呕吐，大便干燥。舌苔厚腻，脉滑实。

【用法】水煎服，每日 1 剂。

【经验】段老认为，饮食不节，致积滞内停、气机壅塞之痞满，当用木香槟榔丸与保和丸加减治疗。方中以木香、槟榔行气化滞，消脘腹之胀满；青皮、枳壳、砂仁行气化积，助木香、槟榔之力；山楂、麦芽、莱菔子消食积下气；炙甘草和胃，并调和诸药。全方共奏行气消食导滞之功。同时应注意饮食调养。

〔李冀，段凤丽.中国现代百名中医临床家丛书·段富津［M］.北京：中国中医药出版社，2007，202-203〕

晁恩祥：平胃散加减

【组成】苍术 10g，陈皮 10g，厚朴 10g，木香 10g，玫瑰花 12g，炙甘草 6g。

【功效】燥湿健脾，理气和胃。

【主治】痞满，属湿邪困脾者。症见胃脘胀满，进食后加重，伴恶心，纳差。

【用法】水煎服，每日 1 剂。

【经验】晁老运用平胃散治疗脾胃病，主要依据的是脾为阴湿之土，喜燥恶湿；胃为阳燥之土，喜润恶燥；以及《金匮要略》"五脏病各有所得者愈，五脏病各有所恶，各随其不喜者为病"的理论。

【验案】张某，女，32 岁，2008 年 3 月 18 日初诊。

胃脘胀满 1 个月余。患者近 1 个月胃脘胀满，进食后加重，伴恶心，纳差，大便正常。胃镜检查诊断为：浅表性胃炎。先后口服吗丁啉、气滞胃痛冲剂、香砂养胃丸等药，症状未见减轻。现用平胃散加味治疗。

处方：苍术 10g，陈皮 10g，厚朴 10g，木香 10g，玫瑰花 12g，炙甘草 6g。7 剂，每天 1 剂，水煎服。

复诊：服药后胃脘胀痛明显减轻，仍有恶心，并感口干；苔薄白而干。上方再加麦冬 15g、竹茹 10g。又服 6 剂而愈。

上述验案中患者从症状表现结合舌苔脉象，并无湿邪困脾之候，何以用平胃散加减治疗？因"五脏病各有所恶，各随其不喜者为病"，而脾不喜正是湿邪，上述症状虽无湿象可寻，但湿邪作祟可推。治疗就是要顺其所喜（燥），远其所恶（湿），达到"所得者愈"。平胃散燥湿虽是脾之所喜，却是胃之所恶，服用后出现口干，苔薄白而干，表明胃燥之候已显，此时必须考虑胃土之恶，加麦冬旨在"顾此不失彼"。

〔韩桂玲，韩春生 . 晁恩祥教授运用平胃散治疗脾胃病经验介绍［J］. 新中医，2009，41（7）：7-8〕

晁恩祥：半夏泻心汤加减

【组成】人参 8g，白术 10g，干姜 6g，半夏 6g，黄连 6g，黄芩 6g，大枣 5g，炙甘草 6g，砂仁 10g，茯苓 10g，旋覆花 10g。

【功效】健脾和胃，开结除痞。

【主治】痞满，属脾胃虚弱，寒热错杂，升降失常者。症见胃脘胀满，连及两胁，压之不痛，伴呃逆、泛酸、嘈杂，口臭，大便不畅；舌淡红、苔薄白，脉弦。

【用法】水煎服，每日 1 剂。

【经验】晁老认为，痞满虚证的基础是脾胃虚弱，同时在发作时还夹杂有其他的因素，有寒热错杂的一面。半夏泻心汤辛开苦降，补中焦之虚，降中焦之逆，解中焦之壅，清中焦之热，温中焦之寒，推中焦之滞，从而缓解胃之痞满。

【验案】宋某，男，39 岁，2002 年 11 月就诊。

胃脘胀满 10 年余。患者为司机职业，长年饮食不规律，近 10 年经常胃脘胀满，连及两胁，压之不痛，但是呃逆不断，严重时泛酸，胃脘嘈杂不适，无饥饿感，口臭，大便不畅。间断用香砂养胃丸、附子理中丸等中成药治疗，初始均有效，逐渐效果不明显。舌淡红、苔薄白，脉弦。辨证属脾胃虚弱，寒热错杂，升降失常。治以健脾和胃，开结除痞；方用半夏泻心汤加减。

处方：人参8g，白术10g，干姜6g，半夏6g，黄连6g，黄芩6g，大枣5g，炙甘草6g，砂仁10g，茯苓10g，旋覆花10g。5剂，水煎服。

患者服药后自觉胃脘轻松，裤腰带缩减3cm，食欲好转，继续服药5剂后，症状痊愈。

〔晁恩祥.晁恩祥临证方药心得［M］.北京：科学出版社，2012，158〕

晁恩祥：经验方

【组成】苍术、白术各10g，厚朴10g，木香10g，枳实10g，砂仁10g，焦神曲、焦山楂、焦麦芽各10g，玫瑰花10g，鸡内金10g，香橼10g，半夏10g，青皮、陈皮各10g，川黄连8g，干姜8g，瓦楞子10g，藿香10g。

【功效】健脾和胃，降气疏肝。

【主治】痞满，属脾胃失和，肝气上逆者。症见脘腹胀痛，伴呃逆、泛酸，口干口苦，便溏，畏寒；舌尖红、苔白厚腻，脉弦细。

【用法】水煎服，每日1剂。

【经验】晁老认为，脾喜燥恶湿，胃喜润恶燥，治疗脾胃病应从调理脾胃入手，顺应脾胃喜恶，因势利导，意在恢复脾胃功能。脾得运化，胃能受纳，气机条畅，诸症皆除。慢性病治疗贵在守方，药不贵奇，法不贵新，贵在谨守病机，理法方药一致。中医辨证准确，每收意想不到之效。

【验案】宁某，男，40 岁，2006 年 3 月 21 日初诊。

间断发作不欲饮食，食后腹胀 20 余年。患者 20 年来食后脘腹胀痛间断发作，伴呃逆，轻泛酸，口干口苦。胃镜示：① Barrett 食管；②食管裂孔疝；③反流性食管炎；④萎缩性胃炎。症见脘腹胀，呃逆，口干苦，大便不成形，畏寒凉，无恶心，纳可，眠可，舌尖红，苔白厚腻，脉弦细。辨证属脾胃失和，肝气上逆；治以健脾和胃，降气疏肝。

处方：苍术、白术各 10g，厚朴 10g，木香 10g，枳实 10g，砂仁 10g，焦神曲、焦山楂、焦麦芽各 10g，玫瑰花 10g，鸡内金 10g，香橼 10g，半夏 10g，青皮、陈皮各 10g，川黄连 8g，干姜 8g，瓦楞子 10g，藿香 10g。

用药后未复诊。2009 年 3 月 17 日患者以"胃中嘈杂、头晕乏力 1 个月"来诊。诉 2006 年在我处用中药治疗后，症状减轻，其后反复服用上方治疗 1 年，胃胀消失。

近 1 个月来患者胃中嘈杂明显，伴头晕、乏力，目涩，恶心、干呕，无泛酸，无食欲，胃中凉，畏寒食，因饮黄酒加重，眠差，大便不成形，日行 2～3 次。舌淡红、苔白腻，脉弦小数。查胃镜示：①反流性食管炎；②浅表性胃炎；③十二指肠息肉。查幽门螺杆菌示阴性。辨证属脾胃失和，胃气上逆。治以健脾和胃，降气益气。处方：苍术、白术各 10g，半夏 10g，厚朴 10g，陈皮 10g，太子参 15g，草果 10g，焦神曲、焦山楂、焦麦芽各 10g，瓦楞子 10g，干姜 10g，川黄连 10g，佩兰 10g，旋覆花 10g，枳实 10g，砂仁 10g，党参 10g。服 7 剂而愈。

〔晁恩祥.中国现代百名中医临床家丛书·晁恩祥〔M〕.北京：中国中医药出版社，2011，157-158〕

徐经世：补中益气汤加减

【组成】生黄芪25g，党参12g，白术15g，茯苓15g，茯神15g，陈皮10g，柴胡梗6g，升麻5g，枳壳12g，佛手柑15g，木瓜15g，谷芽25g，生姜3片，大枣3枚。

【功效】清热燥湿，活血化瘀。

【主治】痞满，属脾胃虚弱，升降失常者。症见胃脘作胀，触之无形，大便不规律，小便为常；舌淡、苔厚，脉虚缓。

【用法】水煎服，每日1剂。

【经验】徐老认为，痞满多因起居失调，饮食不化，气郁痰凝，脾胃虚弱，导致脾失健运，升降失调而成。虚实夹错，以虚为主，主以补之，方用补中益气汤。方中黄芪、党参、白术鼓舞脾胃清阳之气；陈皮理气化滞；升麻、柴胡协同党参、黄芪升举清阳，适用于脾胃不足、中气久虚而致气机失畅，升降失宜所致的痞满。若夹积滞，可在补虚中加莱菔子、沉香（曲）、丹参以行气活血，化滞消积，并取鲜荷叶以助升养脾胃清气之力，使升降得宜，脾胃调和，则痞满自除。

【验案】雷某，60岁，2008年6月3日初诊。

胃脘胀满，时轻时重2年。患者饮食少进，无嗳气、吞酸现象，胃镜检查示慢性浅表性胃炎，使用抗炎、行气消胀中西药物均未收效，今在此请求中药治疗。症见胃脘作胀，触之无形，大便不规律，小便为常，形体一般；舌淡、苔厚，脉虚缓。此系脾胃虚弱，失其健运，升降失常所致之痞满（虚证）。当塞因塞用，方投补中益气汤。

处方：生黄芪 25g，党参 12g，白术 15g，茯苓 15g，茯神 15g，陈皮 10g，柴胡梗 6g，升麻 5g，枳壳 12g，佛手柑 15g，木瓜 15g，谷芽 25g，生姜 3 片，大枣 3 枚。7 剂。

6 月 20 日二诊：药后脘胀减轻，饮食有增，余无他变，故遵原方继以调服。药尽病除，停药观察。

〔徐经世.徐经世内科临证精华〔M〕.合肥:安徽科学技术出版社，2011，164-165〕

徐经世：经验方 1

【组成】北沙参 20g，石斛 15g，竹茹 10g，炒川黄连 3g，绿梅花 20g，枳壳 15g，川朴花 20g，杏仁 10g，桃仁 10g，杭白芍 30g，灯心草 3g，熟女贞子 15g，甘草 5g。

【功效】养阴益胃，调畅气机。

【主治】痞满，属胃阴不足，运化不力，气机失调者。症见胃脘胀满不适，食后胀满加重，唇干舌燥，口渴喜饮，大便干；舌红、苔薄黄，脉弦有力。

【用法】水煎服，每日 1 剂。

【经验】徐老认为，胃脘胀满不适，且唇干舌燥、口渴喜饮、大便干结，皆系胃汁受损，燥热内生之象，若仍守辛通苦降之法治之，恐徒伤胃液而致九窍壅塞，痞满之候更甚，故本证痞满之治宜遵叶氏养胃阴之法。叶氏《临证指南医案》载："脾喜干燥，胃喜柔润，凡遇禀质木火之体，患燥热之证，或病后热伤脾胃津液以致虚痞不食，舌绛咽干……非用辛开苦降，亦非苦寒下夺，以损胃气，不过甘平或甘凉濡润以养胃阴，则津液来复使之通降而已矣。"此论甚是精辟。故处以沙参、石斛、白芍、熟女贞子诸甘寒凉润之品以益胃生津、清热润燥；桃仁、杏仁辛润苦降、润腑通窍以和中；竹茹、川黄连清泻肝火；更以枳壳、绿梅花、川朴花行气开痞。全方凉润以养胃，辛润以通降，芳香行气以开痞，诸法并投，可获良效。

【验案】王某，女，67岁，2010年7月6日初诊。

患者时有胃脘胀满不适，食后胀满加重。唇红燥裂，晨起口干苦，喜饮，纳食尚可，大便较干，日2～3次，夜寐安。2010年6月18日胃镜示：十二指肠球部溃疡，慢性胃炎，Hp（-）。舌质红、苔薄黄，脉弦有力。此乃胃阴不足、运化不力、气机失调之征，予养阴益胃、调节气机为治。

处方：北沙参20g，石斛15g，竹茹10g，炒川黄连3g，绿梅花20g，枳壳15g，川朴花20g，杏仁10g，桃仁10g，杭白芍30g，灯心草3g，熟女贞子15g，甘草5g。7剂，水煎服，每日1剂。

二诊：服前药毕，胀满稍定，口干喜饮减轻，大便较前通畅；舌红、苔薄，脉弦数，遂依前法续进。处方：北沙参20g，石斛15g，竹茹10g，炒川黄连3g，熟女贞子15g，绿梅花20g，川朴花10g，枳壳12g，芦荟2g，甘草5g。10剂，水煎服，每日1剂。

三诊：经诊2次，胃脘胀满、口干喜饮等症大减，二便通畅。嘱其原方再进，以巩固疗效，并忌食辛辣刺激之品。

〔徐经世.杏林拾穗——徐经世临证经验集萃〔M〕.北京：中国中医药出版社，2013，77-78〕

徐经世：经验方 2

【组成】姜竹茹 10g，枳壳 15g，陈皮 10g，姜半夏 12g，川厚朴 10g，酸枣仁 25g，绿梅花 20g，杭白芍 30g，炒川黄连 3g，石斛 15g，谷芽 25g。

【功效】利胆和胃，调畅气机。

【主治】痞满，属胃胆不和，升降失司，气机不调者。症见胃脘胀满不适，食后胀满加重，不易消化，晨起口干苦，喜饮；舌质暗、苔腻微黄，脉弦。

【用法】水煎服，每日 1 剂。

【经验】徐老认为，本病以虚实互见为多，所以消补兼施当为常用。

【验案】李某，女，54 岁，2010 年 4 月 27 日初诊。

患者胃脘胀满不适，食后加重，空腹时亦感不适，晨起口干苦，喜饮，下午有烧心感，纳食尚可，食后不易消化，二便调，夜寐欠佳，多梦，月事已绝。自 2004 年开始，因胆总管结石曾行 3 次手术，今行 CT 检查未见结石病灶。胃镜检查示：胆汁反流性胃炎。舌质暗淡、苔腻微黄，脉弦。考之此系胃胆不和、升降失司、气机不调之象，拟予利胆和胃、调畅气机为治。

处方：姜竹茹 10g，枳壳 15g，陈皮 10g，姜半夏 12g，川厚朴 10g，酸枣仁 25g，绿梅花 20g，杭白芍 30g，炒川黄连 3g，石斛 15g，谷芽 25g。10 剂，水煎服，每日 1 剂。

二诊：服前药，诸症悉减，胃脘胀满明显减轻，饮食增进，二便调，睡眠亦有所改善。舌质暗、苔薄黄，脉弦缓。效不更方，守前方加减继服，嘱其忌食生冷油腻之物。处方：姜竹茹10g，枳壳12g，陈皮10g，姜半夏12g，川厚朴10g，酸枣仁25g，绿梅花20g，合欢皮20g，炒川黄连3g，石斛15g，谷芽25g。15剂。

上述验案中患者虽见有胃脘胀满不适、食后不易消化等脾胃虚弱、气行不畅之征，然其晨起口中干苦、时有烧心、脉来弦数，显是郁热伤阴之象，若徒予辛开苦降之法，恐伤津耗液，疗效不佳，遂仿叶氏治痞之例，于黄连温胆汤辛开苦降之中佐以白芍、石斛等甘酸养阴之品，以助其阴、补其偏，药后诸症显减。故临床用药须灵机应变，若泥于成法，则无病可医。

〔徐经世.杏林拾穗——徐经世临证经验集萃［M］.北京：中国中医药出版社，2013，79-80〕

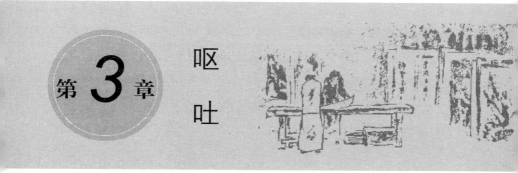

第3章 呕吐

　　呕吐是胃内容物反入食管，经口吐出的一种反射动作。可分为3个阶段，即恶心、干呕和呕吐，但有些呕吐可无恶心或干呕的先兆。呕吐可将咽入胃内的有害物质吐出，是机体的一种防御反射，有一定的保护作用，但频繁而剧烈的呕吐可引起脱水、电解质紊乱等并发症。呕吐病名可追溯至《内经》,《素问·至真要大论》《灵枢·经脉》中称"呕""呕逆"。汉代张仲景最早提出"呕吐"之名，其《金匮要略》中有《呕吐哕下利病脉证治》专篇论述，并首次提出"干呕"之名。金代李东垣认为"声物皆出谓之呕，物出而无声谓之吐，声出而无物谓之干呕"。临床多"呕"与"吐"同时发生，故一般并称为呕吐。呕吐见于西医学的多种疾病，其中以胃肠道疾患最为常见，如急性胃肠炎、贲门痉挛、幽门痉挛或梗阻、慢性胃炎、胃黏膜脱垂、食管癌、十二指肠壅滞证等，凡上述疾病出现以呕吐为主要临床表现时可参考本章辨证治疗。

　　本章收录了李士懋、李今庸、段富津、徐经世、唐祖宣等国医大师治疗本病的验方8首。李士懋擅用小剂量连苏饮并用开水冲服

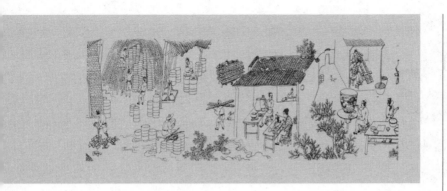

治疗胃中郁热之呕吐，取"治上焦如羽，非轻不举"之意；李今庸采用补中益胃降逆治胃气虚弱之呕吐；段富津运用六君子汤为主方健脾益气治疗小儿厌食呕吐；徐经世认为呕吐一证，有客邪与内伤之别，临证需明辨虚实寒热，以"反出"为寒，以"不入"为火，同时重视对肝胆的调治，认为除调理脾胃本身功能之外，疏利肝气、镇肝降逆之法亦在所必用；唐祖宣运用吴茱萸汤温阳散寒，降逆止呕。

李士懋：小柴胡汤

【组成】柴胡 6g，黄芩 6g，党参 6g，半夏 5g，炙甘草 3g，生姜 2 片，大枣 3 枚。

【功效】和解少阳，降逆止呕。

【主治】呕吐，属邪陷少阳，郁而化火犯胃，胃失和降者。症见呕吐，活动即吐；舌红、苔薄白，脉略数。

【用法】水煎服，每日 1 剂。

【经验】《伤寒论》论少阳证有七大证，即口苦、咽干、目眩、往来寒热、胸胁苦满、默默不欲饮食、心烦喜呕；七大或然证，即或胸中烦而不呕，或渴，或腹中痛，或胁下痞硬，或心下悸、小便不利，或不渴、身有微热，或咳者；并明言"有柴胡证，但见一证便是，不必悉具"。

【验案】某男，8 岁，2010 年 5 月 9 日初诊。

患儿从 2 岁开始，一活动即吐，不能跑跳、不能运动。曾经某医院全面检查，未发现异常。中西医药治疗 6 年未见效果，家长万分焦急。舌红、苔薄白，脉略数。诊为少阳证，少阳郁火犯胃，胃失和降。遂处以小柴胡汤治疗。

处方：柴胡、黄芩、党参各 6g，半夏 5g，炙甘草 3g，生姜 2 片，大枣 3 枚。每天 1 剂，水煎服。

患儿服药 5 剂，呕吐即止，活动自如，舌质转淡，脉象和缓。

李老认为，上述验案中患儿 6 年未愈，说明前医辨证不准，治不对证。患儿可能 2 岁时外感风寒，治未及时而邪陷少阳，郁而化火犯胃，导致胃失和降；阳气者，烦劳则张，活动后少阳郁火更加旺盛，故一活动即吐。患儿仅呕吐一症，但查其舌红、脉数，知其有热，可辨为少阳证。用对经方，确实效如桴鼓。

〔王朝晖，李士懋.学经典拜名师一得〔J〕.新中医,2011,43（4）:155-156〕

李士懋：连苏饮加减

【组成】黄连 3g，紫苏叶 2g。

【功效】降气止呕，宣散胃热。

【主治】呕吐，属胃中郁热者。症见呕吐，胸脘痞满，口苦咽干，烦躁不寐；舌红、苔黄，脉沉而数。

【用法】开水冲服。

【经验】连苏饮出自薛生白《湿热病篇·十七条》："湿热证，呕吐不止，昼夜不差，欲死者，肺胃不和，胃热移肺，肺不受邪也，宜用川黄连三四分，苏叶二三分，两味煎汤，呷下即止。"原文无方名，后人命名为连苏饮。连苏饮的使用，原文中只明确了一个症状——呕吐。李老认为，呕吐原因甚多，非皆连苏饮所宜，连苏饮所治之呕吐乃胃中郁热所致者。根据病机推断，当有脉沉而数、舌红、苔黄、胸痞脘满、烦躁不寐等症。有热故脉数、舌红、苔黄；热扰心神则烦躁不寐；肺胃气机窒塞，故见胸痞脘满、脉沉；夹湿浊，则苔黄腻，脉沉数而濡，伴头沉身困等症。临床见呕吐而兼此等舌脉症者，即可断为胃中郁热，以连苏饮主之。方中黄连苦寒，清热泻火为君；紫苏叶辛温而芳香，开胸膈之结气，行气宽中，使气机畅达，郁火得以透达为臣；紫苏叶之辛散与黄连之苦降，共同组成辛开苦降之方。李老强调，采用开水冲泡之法，乃取"治上焦如羽，非轻不举"之意。

【验案】刘某，男，10 岁，2002 年 6 月 18 日初诊。

发热伴呕吐 3 天。患儿因天气酷热，饮食不当致呕吐。症见微热汗出，呕吐频频；舌苔薄腻微黄，脉弦滑数。诊为湿热呕吐，予连苏饮。

处方：黄连 2g，紫苏叶 3g。共捣碎，开水冲泡代茶饮。

6 月 19 日复诊：回家即频服连苏饮，当夜安睡，晨起已不吐。尚无力，纳差；苔白，脉弦软。证属：脾胃虚弱，运化失常。治以健胃消食。处方：党参、茯苓、玉竹、焦神曲、焦山楂、焦麦芽各 10g，枳壳、焦槟榔、陈皮各 6g，鸡内金、法半夏各 7g。4 剂，水煎服，每日 1 剂。药毕而愈。

上述验案中患者证属湿热蕴阻中焦，郁而化火，胃气上逆而致呕吐。连苏饮辛开苦降，辛以开郁，苦以降火，加以黄连清热燥湿，使湿热去，郁火清，则呕吐止。服连苏饮之后，虽呕吐已止，但纳差，乏力，脉弦软，此为邪气已去，但脾胃功能未复，故以健胃消食善后。

〔吕淑静，王四平，吴中秋，等.李士懋应用连苏饮治疗呕吐经验简介［J］.新中医，2010，42（6）：126-127〕

李今庸：干姜黄连黄芩人参汤加减

【组成】生姜汁 1 杯，黄连 9g，黄芩 9g，党参 12g，当归 12g。

【功效】和胃降逆，清热益气。

【主治】呕吐，属胃热气逆，血脉损伤者。症见呕吐物有酸味，或可见呕吐淡红色血水，口舌干燥；舌红、苔黄，脉数。

【用法】水煎服，每日1剂。

【经验】《素问·至真要大论》载："诸呕吐酸……皆属于热。"胃热气逆，则呕吐而有酸味，呕吐不已，胃中血脉损伤，致少量血液渗入胃液之中，故可兼见吐出淡红色血水。津液因呕吐而伤，则口舌干燥。干姜黄连黄芩人参汤方，去干姜之大温，易之以生姜汁和胃止吐；黄连、黄芩泄热、坚胃；党参益气、生津液；当归养血活血以防血脉之渗漏。

〔李今庸. 经典理论指导下的临床治验（四）〔J〕. 中医药通报，2013，12（5）：10-11〕

李今庸：橘皮竹茹汤加减

【组成】竹茹15g，陈皮10g，生姜6g，党参10g，炙甘草10g，白芍10g，茯苓10g，麦冬10g，当归10g，枇杷叶10g（去毛炙）。

【功效】补中益胃，降逆行气。

【主治】呕吐，属胃气虚弱，逆而上冲，导致呕胆伤津者。症见胃脘部绞急胀痛，呕吐胃内容物，甚者呕出青黄色苦汁，噫气，小便短少色黄，口干；舌红、苔薄，脉虚弱。

【用法】水煎服，每日1剂。

【经验】《灵枢·玉版》载"谷之所注者，胃也"；《难经·三十五难》载"胃者，水谷之府也"。胃主受纳和腐熟水谷，其气以下行为顺。胃气虚弱，经脉易伤，失其正常容受和腐熟水谷之用，故饮食稍有不慎则胃伤而胃痛即发。胃气不降，逆于中则胃部胀痛，上逆则呕吐食物与黏涎，吐甚则挟胆气一并上逆而呕出胆汁。胃气逆而上冲则症见嗳气。血为肝所藏，而肝脉为足厥阴，挟胃而行，《素问·至真要大论》载"厥阴之至为里急"，血气不和，经脉拘急，故其胃病之发感绞急胀痛。吐伤津液，故上为口干，而下为小便短少色黄。病乃胃虚气弱，故脉亦为之虚弱。橘皮竹茹汤加减方，用竹茹、枇杷叶、生姜降逆和胃；陈皮行气消胀；党参、茯苓、麦冬、炙甘草益气补中，养胃润肝；当归、白芍调血和肝，以止胃之急痛；且炙甘草、白芍相合，为芍药甘草汤，擅治经脉拘挛也。

〔李今庸.经典理论指导下的临床治验（七）——辨治失眠、胃痛验案〔J〕.中医药通报，2015，14（1）：12-13〕

段富津：六君子汤加减

【组成】党参 4g，焦白术 5g，茯苓 6g，半夏 5g，陈皮 5g，砂仁 5g，郁金 5g，竹茹 5g，炒麦芽 6g，炙甘草 4g。

【功效】健脾益气，降逆和胃。

【主治】呕吐，属胃不受纳，脾失健运者。症见呕吐，饮食少进，兼见形体稍弱；舌淡红、苔薄白，脉浮数。

【用法】水煎服，每日 1 剂。

【经验】段老认为，小儿脾脏常有不足，运化能力弱，胃腑小而薄弱，若喂养不当可使食物蓄积，以致胃不受纳，脾失健运。脾主升清，以升为健，胃主通降，以降为和，若脾不升清，胃失和降，气机升降失调，则可发生呕吐。六君子汤益脾胃之气以固本，兼以降逆和胃；麦芽消食健胃，兼可疏肝，配白术、陈皮以增健脾消食之效；竹茹清胃止呕，配半夏以增其功；砂仁化湿行气，可使补而不滞，酌加郁金活血行气以利胆。

【验案】王某，男，4岁，2011年8月23日初诊。

患儿近1年食少，偶有呕吐，家长述患儿有轻微胆囊炎病史，舌淡、尖红、苔白，脉浮数。

诊断：胃不受纳，脾失健运之呕吐。

处方：予以六君子汤加减。党参4g，焦白术5g，茯苓6g，半夏5g，陈皮5g，砂仁5g，郁金5g，竹茹5g，炒麦芽6g，炙甘草4g。7剂，水煎服，每天1次。

8月30日二诊：诸症好转，食量增加，未有呕逆。效不更方，继服上方7剂。

〔徐慧馨，段富津，赵雪莹，等.段富津教授运用六君子汤辨治小儿厌食验案举隅［J］.中医药信息，2013，30（1）：46-47〕

徐经世：六君子合代赭石加减

【组成】炒潞党参12g，焦白术15g，云茯神20g，广陈皮10g，姜半夏12g，绿梅花20g，老蔻仁6g，香谷芽25g，代赭石12g，煨姜6g，炙甘草5g。

【功效】健脾温中，降逆和胃。

【主治】呕吐，属脾胃虚寒，肝气横逆者。症见水谷难入，入食后往往返出，饮食少进，兼见形体虚弱，情绪不遂，抑郁多虑；舌淡、苔薄，脉虚而微弦。

【用法】水煎服，每日 1 剂。

【经验】徐老认为，呕吐一证，有客邪与内伤之别，客为卒然，内伤则由饮食、情志、脾胃虚寒等因所致。如《素问·至真要大论》所载："太阴之复，湿变乃举，……饮食不化……唾吐清液。"《金匮要略》对呕吐脉证治疗更详，不仅提出一些现在仍行之有效的方剂，而且指出虚则应止，实不止呕，如《呕吐哕下利病篇》中记载"夫呕家痈脓，不可治呕，脓尽自愈"，说明有时人体排出有害物质是保护性反应，故此时治疗不应止呕。可见治呕，亦需明辨虚实寒热，以"反出"为寒，以"不入"为火，简短之言，确为诊断提供依据。此脾胃虚寒、肝气横逆之证，治用六君子合代赭石加减方，以暖中和胃，镇逆止呕。因挟有肝气，故取用代赭石，并以煨姜以佐之，以防其苦寒之性有伤于脾胃而恰到好处。可谓全方合力，一举而起沉疴。

【验案】童某，女，72 岁，2007 年 8 月 13 日初诊。

患者年逾七旬，形体虚弱，饮食少进，情绪不遂，抑郁多虑，遇寒则胃脘不适，大便偏干，小便时黄。近 1 年来，患者食后往往返出，曾做检查胃无病理性变化，特来门诊求治。诊其脉来虚而微弦，舌淡红、苔薄，按其脉症考之乃系脾胃虚寒，肝气横逆之象，拟予健脾温中、降逆和胃法为治，予以六君子合代赭石加减。

处方：炒潞党参 12g，焦白术 15g，云茯神 20g，广陈皮 10g，姜半夏 12g，绿梅花 20g，老蔻仁 6g，香谷芽 25g，代赭石 12g，煨姜 6g，炙甘草 5g。每天 1 剂，水煎服。药进 5 剂，药尽而未见呕吐，二便转为正常，其他无不适之感，故守原方再进数贴，后来反馈颇好，呕吐再未出现。

〔陶永，卓思源，王化猛，等.徐经世教授治疗脾胃病验案举隅［J］. 中医药通报，2008，7（6）：162-163〕

徐经世：经验方

【**组成**】姜竹茹10g，枳壳12g，姜半夏12g，陈皮10g，苏梗10g，炒川黄连3g，大沉香10g，伏龙肝30g（另包），苍术15g，合欢皮20g，谷芽25g。

【**功效**】化浊和胃，降逆止呕。

【**主治**】呕吐，属术后脾胃功能未修复，胃失和降者。症见恶心欲吐，口淡乏味，口中微苦，纳呆，食多则胃脘胀满不适，大便稀溏，含有不消化物，乏力，消瘦，手足不温；舌质暗淡、苔白腻，脉虚弦。

【**用法**】水煎服，每日1剂。

【**经验**】徐老认为，呕吐一证，虽系胃气不降，却与其他脏腑息息相关，其中又以肝胆为甚。《灵枢·经脉》载"足厥阴肝所生病者，胸满、呕逆""善呕，呕有苦，长太息，邪在胆，逆在胃"，历代医家治疗呕吐皆极为重视对肝胆的调治。除调理脾胃本身功能之外，疏理肝气、镇肝降逆之法亦在所必用，如连苏饮、合欢皮、绿梅花、竹茹、代赭石皆由此而设，故胃病治肝乃不争之理。下述验案中患者因胃癌术后，脾胃受损，中气耗伤，脾失健运，浊邪内生；又忧愁多虑，以致肝气郁结，肝气携浊邪上干，胃失和降，故时见恶心欲吐之症。治须疏肝理脾、调补中州、降逆和胃，故撷六君、温胆、连苏诸汤合而为用，共奏扶土泻木、化浊和胃、降逆止呕之功。方中苏梗、川黄连相伍，名为连苏饮，且苏梗专入中焦脾胃而下气止呕。另方中合欢皮擅解肝郁，为悦脾安神要药，用之悦心开郁、条达肝气，促进脾胃气机升降有序，以达呕止身复之目的。

【验案】王某，男，80 岁，2009 年 6 月 20 日初诊。

患者因胃癌行胃部分切除术，已化疗 6 个疗程，现幽门水肿、胃潴留，时有恶心欲吐，口淡乏味，口中微苦，纳呆，食多则胃脘胀满不适，大便稀溏，含有不消化物，乏力，消瘦，手足不温；舌质暗淡、苔白腻，脉虚弦。此乃术后脾胃功能未修复、胃失和降之象，拟予调和中州为治。

处方：姜竹茹 10g，枳壳 12g，姜半夏 12g，陈皮 10g，苏梗 10g，炒川黄连 3g，大沉香 10g，伏龙肝 30g（另包），苍术 15g，合欢皮 20g，谷芽 25g。10 剂，水煎服，每日 1 剂。

二诊：前进中药，恶心欲吐显减，纳食有增，大便仍稀溏，乏力，手足不温；舌暗淡、苔白微腻，脉虚缓。守原法加减为宜。处方：太子参 25g，白术 15g，枳壳 12g，姜半夏 12g，陈皮 10g，川厚朴 10g，绿梅花 20g，炒薏苡仁 30g，灵芝 10g，炒白芍 20g，谷芽 25g。10 剂，水煎服，每日 1 剂。

三诊：二进中药，诸症减轻，大便转常，精神有振，纳食增加，唯手足欠温，继守原法再进。处方：太子参 25g，炒白术 15g，桂枝 9g，炒白芍 20g，枳壳 12g，陈皮 10g，姜半夏 12g，绿梅花 20g，灵芝 10g，无花果 15g，谷芽 25g。10 剂。

〔徐经世.杏林拾穗——徐经世临证经验集萃［M］.北京：中国中医药出版社，2013，73-74〕

唐祖宣：吴茱萸汤加减

【组成】吴茱萸9g，红参9g，生姜30g，半夏15g，川黄连4.5g，大枣12枚。

【功效】温阳散寒，降逆止呕。

【主治】呕吐，属阳气耗伤，浊阴上逆者。症见食谷欲吐，或干呕吐涎沫，兼见面色㿠白，倦怠乏力，喜暖恶寒；舌淡、苔白，脉象虚弱。

【用法】水煎服，每日1剂。

【经验】唐老认为，阳明经统管胃肠，病多属里热实证，但也有由于胃家虚寒所致之食谷欲吐。盖脾胃相表里，"实在阳明，虚在太阴"，脾胃虚寒，健运失职，气逆不降，致恶心呕吐；胃主纳谷以通降为顺，胃虚则不能纳谷，寒则胃气亦上逆；少阴吐利责在阳衰，厥阴受寒，肝木横逆，胃失和降，清淡冷沫随上逆之气而吐出。综观诸症，皆阴寒为患。吴茱萸汤温肝和胃，补中降浊，故而能治。本方中吴茱萸气燥烈，其用量以4.5～9g为宜；生姜可用15～45g，取其温胃降逆之功；根据仲景之旨，参照后世医家之阐发，如《丹溪心法》取吴茱萸一味，加黄连名左金丸，治呕吐吞酸，可收卓效；王孟英选此方治寒霍乱。因此，临证时应视病情而灵活变通。

【验案】王某，女，35岁，1969年4月30日出诊。

患者由于情志不舒，饮食不节，诱发右胁下攻窜作痛，寒热往来，恶心呕吐，上级医院诊为"胆结石"，服大剂排石汤无效，呕吐甚，饮食不下。症见面色淡白，神态困惫，舌淡白，满口涎水，胸满胀闷，呕吐不食，吐多痰涎，右胁疼痛，四肢厥冷，但无表证，头痛隐隐，位在巅顶，脉沉细无力。此乃阳气耗伤，浊阴上逆所致，予吴茱萸汤、小半夏汤、左金丸合方。

处方：吴茱萸、红参各 9g，生姜 30g，半夏 15g，川黄连 4.5g，大枣 12 枚（擘）。

服后呕吐减轻，第 2 天能进食，四肢转温，继续加减调治而愈。

〔唐祖宣 . 吴茱萸汤的临床辨证运用〔J〕. 新中医，1982，13（1）：20-22〕

附：吐　酸

吐酸是指胃中酸水上泛，又称泛酸。可单独出现，但常与胃痛兼见。中医学认为本病多因肝气犯胃，肝郁化火或脾胃虚寒、脾胃虚弱，肝气以强凌弱犯胃而致。西医学中的反流性食道炎、胆汁反流性胃炎等疾病，以吐酸为主要临床表现时，可参照本病辨证论治。

本部分收录了徐经世治疗本病的验方 3 首。徐经世认为，泛酸主要因寒致阳气不舒，气不舒则郁而发热，热则为酸，所以酸者尽是木气郁甚，熏蒸湿土而成；由此可知其机正是胃失通降，胆随胃降的功能失权，随之出现胆汁反流；治疗常采用镇逆和胃、转顺气机之剂。

徐经世：温胆汤合丹参饮加减

【组成】竹茹10g，枳壳12g，苍术15g，陈皮10g，半夏10g，川朴花10g，海螵蛸15g，蒲公英20g，薏苡仁30g，丹参15g，檀香6g。

【功效】舒肝解郁，和胃化湿。

【主治】反流性食管炎，属肝胃不和、气机逆乱者。症见上腹及胸骨隐痛不适，伴泛酸、嗳气，每因受凉诱发或加重，口干口苦，食眠一般，二便调；舌质红、苔滑，脉弦细。

【用法】水煎服，每日1剂。

【经验】徐老认为，反流性食管炎属于中医学"反酸"的范畴，是因情志不适，或因刺激性食物、烟酒过度，或因郁热内蕴，以及长期胃气上逆等，使食管受损，脉络瘀滞，以致胸骨后灼热感与泛酸、疼痛、嘈杂等为主要表现的内脏瘅（热）类疾病。七情内伤、肝气郁结是其发病和复发的重要原因。因肝主疏泄，性喜条达，若肝气不舒，则横逆犯胃，胃失和降，浊气上逆则导致本病发生。病位虽在食管，但与肝、脾、胃等脏腑密切相关。病机以肝胃不和，脾胃升降失调，胃气上逆，痰、气、食、火、瘀互结于食管为关键，故治疗的基础原则为和胃降逆，常以疏肝和胃、化痰开郁、泻火降逆、行气活血、清胃益阴、益气健脾等为主要治法。本方中竹茹滋阴和胃、枳壳下气破结；二陈理气开郁、和胃降痰；海螵蛸降逆制酸止痛；丹参、檀香活血化瘀、理气止痛；川朴花疏肝理气。诸药合用，使逆气得降、肝气俱舒，从而使痰热得清、胃气得和、疼痛得消、呕逆得止。

【验案】王某，男，35 岁，2007 年 12 月 20 日初诊。

上腹及胸骨隐痛不适伴泛酸、嗳气 4 个月余。患者每因受凉诱发或加重，口干口苦，曾做胃镜提示"反流性食管炎"，服用西药治疗效果不显，食眠一般，二便调；舌质红、苔滑，脉弦细。此乃肝胃不和、气机逆乱之象。拟予扶土抑木、和胃调中法为治。

处方：竹茹 10g，枳壳 12g，苍术 15g，陈皮 10g，半夏 10g，川朴花 10g，海螵蛸 15g，蒲公英 20g，薏苡仁 30g，丹参 15g，檀香 6g。10 剂。

2008 年 1 月 10 日二诊：病史同前，药后症减，停药后诸症再发。症见上腹隐痛，拒按，嗳气，肠鸣辘辘，无腹泻，大小便正常；舌红、苔薄黄，脉弦数。拟仿黄连温胆汤合丹参饮加减为用。竹茹 10g，枳壳 12g，苍术 15g，陈皮 10g，半夏 10g，绿梅花 10g，延胡索 12g，炒诃子 15g，谷芽 25g，丹参 15g，檀香 6g。15 剂。

2 月 14 日三诊：服上方后腹部隐痛消失，嗳气、泛酸亦减少，春节期间停药 1 周，诸症亦未有反复，嘱其原方继服 15 剂以资善后。

〔徐经世 . 徐经世内科临证精华［M］. 合肥：安徽科学技术出版社，2011，156-157〕

徐经世：黄连温胆汤加减

【组成】竹茹 10g，枳壳 12g，茯苓 20g，陈皮 10g，半夏 12g，川黄连 3g，红豆蔻 10g，代赭石 15g，天麻 15g，丹参 15g，檀香 6g。

【功效】舒肝解郁，和胃化湿。

【主治】胆汁反流性胃炎，属木乘土位，气机横逆者。症见嗳气、吞酸，形体虚弱；舌暗、苔黄，脉细。

【用法】水煎服，每日 1 剂。

【经验】徐老认为，吞酸一症，昔者河间主热，东垣主寒，虽一言其因，一言其化，但主要仍因寒则阳气不疏，气不疏则郁而发热，热则为酸，所以酸者尽是木气郁甚，熏蒸湿土而成。由此可知其机正是胃失通降，胆随胃降的功能失权，随之出现胆汁反流。所以治疗吞酸拟用镇逆和胃、转顺气机之剂较为贴切。方取黄连温胆汤以清热化痰，并以红豆蔻散寒燥湿，醒脾和胃，佐黄连以辛通苦降，抑制肝木，而代赭石与檀香同伍则可行气降逆，使胆胃和谐而收功。

【验案】周某，女，68 岁，2005 年 8 月 9 日初诊。

患者嗳气、吞酸已有十多年，时轻时重。曾经检查拟诊胆汁反流性胃炎，选用多方治疗，病情不稳，有冠心病和脂肪肝病史，形体虚弱，诊脉细弦而右大于左；舌暗淡、苔黄。以脉症分析乃木乘土位、气机横逆之象，治以降逆和胃、转顺气机为宜。

处方：竹茹 10g，枳壳 12g，茯苓 20g，陈皮 10g，半夏 12g，川黄连 3g，红豆蔻 10g，代赭石 15g，天麻 15g，丹参 15g，檀香 6g。10 剂。

2007 年 7 月 23 日患者来为孙子治病，告知 2 年前给其开方 10 剂就治好了她的吞酸病，至今未发。

〔陶永，卓思源，王化猛，等.徐经世教授治疗脾胃病验案举隅［J］.中医药通报，2008，7（6）：51-52〕

徐经世：经验方

【**组成**】北沙参 20g，石斛 15g，杭白芍 30g，川黄连 3g，乌梅 10g，代赭石 12g，绿梅花 20g，清半夏 12g，橘络 20g，蒲公英 15g，竹茹 10g，甘草 5g。

【**功效**】泻肝和胃，以酸制酸。

【**主治**】吐酸，属肝胃不和、胃气失降者。症见胃脘嘈杂、泛酸反复发作，咽部不适，似有痰阻，偶见嗳气；舌质红、苔薄黄，脉弦细。

【**用法**】水煎服，每日 1 剂。

【**经验**】徐老认为，当今社会，人们生活水平日益提高，膏粱厚味已成为平常，人无节制者，每每化湿、生热、伤阴，且渴求欲壑而所愿不遂者甚多，因郁而病，因病而郁，病患多郁，久则五志过极皆化为火，故临床见之多以肝胆郁热、脾胃虚寒为患，其治总以辛开苦降、泻肝和胃为主。

【**验案**】李某，女，60 岁，2010 年 1 月 20 日初诊。

患者胃脘嘈杂、泛酸反复发作，咽部不适，似有痰阻，纳食一般，偶见嗳气，大便干结，小便可，夜寐安。2009 年 10 月 18 日胃镜示：慢性浅表性胃炎（活动期）；2009 年 10 月 25 日 B 超示：肝囊肿，胆囊息肉；2009 年 12 月 10 日呼气试验：幽门螺杆菌（++）。舌质红、苔薄黄，脉弦细。考之乃系肝胃不和、胃气失降之象，拟予泻肝和胃法为先。

处方：北沙参 20g，石斛 15g，竹茹 10g，橘络 20g，绿梅花

20g，炒川黄连3g，清半夏12g，蒲公英20g，炒诃子15g，杏仁10g，桃仁10g，红豆蔻10g。10剂，水煎服，每日1剂。

二诊：服药后大便较前通畅，嘈杂不适亦减，但泛酸仍作，偶有嗳气，舌红，苔薄黄，脉弦细。此乃胃病延久、阴液受损之象，拟予"以酸制酸"之法，可望获效。处方：北沙参20g，石斛15g，杭白芍30g，川黄连3g，乌梅10g，代赭石12g，绿梅花20g，清半夏12g，橘络20g，蒲公英15g，竹茹10g，甘草5g。10剂，水煎服，每日1剂。

三诊：药后泛酸、嘈杂等症大减，大便通畅，饮食有增，嘱其再进旬日，诸症可平。

上述验案屡用辛开苦降之法却收效甚微，因其病久日延，肝阴受损，仍以辛开苦降之法只会徒伤阴液，转而借用"以酸制酸"之法，药后旋安。故临证之要，在于详审病机，虽古今制方之理法一也，然其具体应用，则应知以权变。

〔徐经世.杏林拾穗——徐经世临证经验集萃［M］.北京：中国中医药出版社，2013，68-70〕

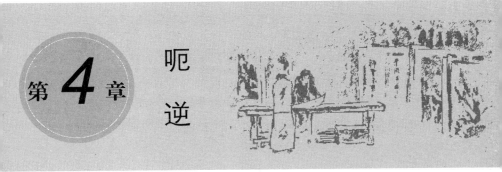

第**4**章　呃逆

呃逆是以气逆上冲，喉间呃声连连，声短而频，连续或间断发作，令人不能自止为主症。本证古称"哕"，又称"哕逆"；呃逆可偶然单独发生，亦可为其他疾病的兼有症状。如偶然发作者，大都轻微而自愈，如持续不断，则需通过治疗始能渐平。若在急食饱餐、风冷之气入口之后，而出现一时性呃逆，症状轻微，且不治自愈者，一般不视为病态。若在一些急、慢性疾病中或大病后期突然出现呃逆，多为病趋危重的预兆。本病多因饮食不节、暴饮暴食，导致中焦阻滞不通，胃气不得下降；或情志不畅、肝气郁滞，肝气犯胃所致；或胃中受寒，过食生冷及寒凉药物，寒气留于中焦，胃阳被遏，气不顺行，胃气亡逆而致。现代医学的胃肠神经官能症、胃炎、胃扩张、肝硬化晚期、脑血管疾病、尿毒症及其他胃、肠、腹膜、纵隔、食管的疾病，引起膈肌痉挛发生呃逆者，均可参照本章辨证治疗。

本章收录了刘志明、阮士怡、李士懋、陈可冀、洪广祥、徐经世等国医大师治疗本病的验方7首。刘志明认为，呃逆总由胃气上

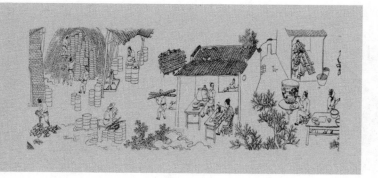

逆动膈而成，临证采用和胃降逆法为主治疗；阮士怡认为，老年人脑动脉硬化，供血不足，引起膈神经的变化，使膈肌抽动是重要的发病因素，故在治疗中除益气和胃降逆外，常加温肾补脑、健脑活血之药；李士懋采用乌梅丸加减治疗肝阳虚馁，厥阴寒气犯胃，胃失和降之呃逆；陈可冀认为，无病而呃逆者，可不治而愈，若因病而呃逆者，需辨别虚实寒热以治之，老人、虚人、妇人产后有呃逆者，皆病深之候，临证自拟经验方治疗；洪广祥活用治奔豚的桂枝加桂汤治阳虚兼气机不利的呃逆，清补并行治高热损伤、气阴两虚之呃逆；徐经世从肝强脾弱、气郁湿蕴入手，自拟消化复宁汤治疗本病。

刘志明：丁香柿蒂汤合旋覆代赭汤加减

【组成】丁香 9g，柿蒂 6g，竹茹 6g，旋覆花 9g（包煎），代赭石 30g（先煎），半夏 9g，黄连 6g，陈皮 6g。

【功效】理气化痰，和胃降逆。

【主治】呃逆，属痰热互阻，胃失和降者。症见持续性呃逆，或伴有胃脘胀闷隐痛，泛酸，口干苦，甚则口臭；舌质淡胖、苔青，脉细滑。

【用法】水煎服，每日 1 剂。

【经验】刘老认为，呃逆多由饮食不节、生冷伤胃，或过食辛热，加之胃有燥热，以及情志不舒、肝逆反胃、气失和降所致，但总由胃气上逆动膈而成。刘老认为，胸中者，清阳之位也；脾胃者，升降之司也。脾胃受损，升降失司，清阳不升，浊阴不降，阳位阴乘，故膈肌不爽；浊阴上泛，故嗳气不除。

【验案】顾某，女，33 岁，1984 年 3 月 8 日初诊。

呃逆 20 天。患者自今年 2 月中旬始，因生气而出现呃逆一症，且逐渐加剧，除睡眠外，无片刻休止，经中、西医治疗，未见效果。就诊时见患者呃逆频频，即使在聊天说话之时，亦未见停止，伴胃脘胀闷隐痛，向两侧放射，纳食减少，泛吐酸水，口苦而干，头痛、头胀，口中有臭气；舌质淡胖、苔青，脉细滑。

西医诊断：膈肌痉挛。

中医诊断：呃逆。

中医辨证：痰热互阻，胃失和降。

治法：理气化痰，和胃降逆。

处方：方用丁香柿蒂汤合旋覆代赭汤加减。丁香9g，柿蒂6g，竹茹6g，旋覆花9g（包煎），代赭石30g（先煎），半夏9g，黄连6g，陈皮6g。7剂，水煎服，每日1剂。

3月15日二诊：服用上方7剂，呃逆停止，未再发作；仍觉胃脘胀闷，余症略减，舌脉如前。原方化裁调理半个月，诸症悉除。

上述验案中患者由于情志抑郁而起，肝气不疏，横逆犯胃，影响中焦之枢，寒热错杂，以热为主，久之痰热内阻，逆阻中焦，致胃气上逆、胃失和降，故症见呃逆、泛酸；胃脘胀闷隐痛，口干口苦，头胀痛，为肝经郁热，故投以丁香柿蒂汤合旋覆代赭汤加减治疗。方中丁香、柿蒂温中降逆；旋覆花、代赭石、陈皮降气和胃、滑利气机；黄连、半夏、竹茹辛开苦降、清热化痰、除烦以制酸；原方去人参，缘于该患者纯属肝气犯胃而无虚证矣。

〔刘如秀.刘志明医案精解［M］.北京：人民卫生出版社，2010，234-235〕

阮士怡：经验方

【组成】党参10g，白术12g，丁香10g，吴茱萸6g，柿蒂10g，丹参15g，沉香10g，旋覆花10g，代赭石30g，炙甘草10g。

【功效】益气和胃降逆。

【主治】呃逆，属胃虚气逆者。症见持续性呃逆，饮食减少，夜寐欠佳，伴言语低沉，呃声低弱，二便正常；舌红、苔薄白，脉弦细。

【用法】水煎服，每日 1 剂。

【经验】古人称本病为"哕"，至《景岳全书》始定哕为呃逆之症，是由胃气上逆动膈而成。阮老认为，脾胃虚弱，胃失和降，又病深及肾，肾气失于摄纳，引起冲气上乘，故而呃逆不止，呃声低微无力，手足不温，舌淡、苔白，脉象细弱。此外，对老年人应考虑到脑动脉硬化，供血不足，而引起膈神经的变化，使膈肌抽动，故在治疗中除益气和胃降逆外，又加温肾补脑、健脑活血之剂。

【验案】裴某，男，83 岁，2005 年 12 月 8 日初诊。

呃逆频作 8 个月。患者于 8 个月前突发呃逆不止，无论白天黑夜均发作，与饮食、情绪等均无关系。但因经常呃逆，患者饮食减少，夜寐欠佳，多方求治无效。望诊未见异常，情绪尚稳定，一般情况尚可，但患者不喜言语，言语低沉，呃声低弱，纳少，大便正常；舌红、苔白，脉弦细。既往无胃痛及其他病史。

西医诊断：膈肌痉挛。

中医诊断：呃逆。

中医辨证：胃虚气逆。

治法：益气和胃降逆。

处方：党参 10g，白术 12g，丁香 10g，吴茱萸 6g，柿蒂 10g，丹参 15g，沉香 10g，旋覆花 10g，代赭石 30g，炙甘草 10g。4 剂，每天 1 剂。

二诊：诉服药后呃逆时断时止。原方加黄芪 10g，石菖蒲 15g，川芎 10g。4 剂。

三诊：呃逆基本停止，但仍间断发作，持续时间较前短暂。原方加淫羊藿 10g，巴戟天 10g，服药 3 个月后呃逆痊愈。

〔张柏礼，张军平.阮士怡教授学术思想研究［M］.北京：中国

中医药出版社，2012，149-150〕

李士懋：乌梅丸加减

【组成】乌梅 6g，桂枝 15g，炮附子 12g（先煎），干姜 5g，花椒 5g，细辛 5g，黄连 8g，当归 10g，党参 12g，吴茱萸 6g，黄芪 12g，白芍 12g，炙甘草 7g，鸡血藤 18g，穿山龙 30g，沉香 10g。

【功效】温阳益肝，降逆通络。

【主治】呃逆，属肝阳虚馁，厥阴寒气犯胃，胃失和降者。症见呃逆，呃后则舒，伴有胸胁胀痛，手指肿胀麻木，关节僵硬，周身疼痛，腹胀，大便稀薄；舌淡、苔薄白，脉弦缓按之无力。

【用法】水煎服，每日 1 剂。

【经验】肝阳虚馁，厥阴寒气犯胃，胃失和降则呃逆；阳虚气机不畅，十二经脉气机壅滞，按压身体任何部位气机流窜而为呃，呃后气机暂通则舒；肝经布于胸胁，肝阳虚馁，疏泄不利，则胸胁胀痛；厥寒凝滞经脉，营卫不行，则手麻肿胀、关节僵硬、全身痹痛；肝寒土虚，运化失常，而腹胀、大便稀薄。脉弦缓按之无力，舌淡、苔薄白均为肝阳虚馁之征。方用乌梅丸加吴茱萸温阳益肝，加黄芪、炙甘草增其补益中气之力；沉香行气降逆调中；白芍酸甘敛阴柔肝；鸡血藤、穿山龙通经活络止痛。肝阳复，胃气和，则诸症均除。

【验案】赵某，女，56 岁，2005 年 7 月 26 日初诊。

患者呃逆 3 年余，按压身体任何部位皆呃，呃后则舒，伴有胸胁胀痛，手指肿胀麻木，关节僵硬，周身疼痛，腹胀，大便稀薄，每日 3 次；舌淡、苔薄白，脉弦缓按之无力。此为肝阳虚馁，厥阴寒气犯胃，胃失和降之呃逆证。治宜温阳益肝，降逆通络。

处方：乌梅丸加减。乌梅 6g，桂枝 15g，炮附子 12g（先煎），干姜 5g，花椒 5g，细辛 5g，黄连 8g，当归 10g，党参 12g，吴茱萸 6g，黄芪 12g，白芍 12g，炙甘草 7g，鸡血藤 18g，穿山龙 30g，沉香 10g。3 剂，每天 1 剂，水煎服。

7 剂后诸症减轻，上方加减连服 21 剂，诸症消失。随访 1 年未复发。

〔陈金鹏.李士懋运用乌梅丸举隅［J］.中医杂志，2007，48（5）：401-402〕

陈可冀：经验方

【组成】旋覆花 9g，柿蒂 6g，枇杷叶 12g，桔梗 8g，升麻 3g，橘皮 9g，竹茹 9g，黄芪 15g，豆蔻 5g，生姜 4 片，西洋参 6g。

【功效】健脾升阳，和胃益气。

【主治】呃逆，属脾胃虚弱，气机逆乱者。症见持续性呃逆，大便稍干，小便色黄；舌红、苔黄腻，脉弦缓。

【用法】水煎服，每日 1 剂。

【经验】中、西医学都认为呃逆可能是轻微短暂症状，也可能是重病危重的并发症或手术后危重的并发症。对高度敏感患者，突然因温度变化，受凉、冷浴或过热食物等均可诱发呃逆。无病而呃者，不必治也。即治不过用《内经》刺鼻取嚏，或闭息不令出入，或惊之之法，皆可立已（《医碥》）。若因病而呃逆者，辨别虚实寒热以治之。老人、虚人、妇人产后有呃逆者，皆病深之候。脉促者可治，脉代者难治（《证治汇补》）。

【验案】李某，男，69 岁，1978 年 7 月 13 日初诊。

呃逆不止 1 天。患者 1974～1976 年曾 3 次患 "急性阑尾炎"，均经保守治疗缓解。此次因右下腹不适伴低热 1 天，于 1978 年 7 月 10 日入院，检查白细胞 $19.1 \times 10^9/L$，中性粒细胞比例 84%。经抗生素治疗无进步，次日做阑尾切除术，手术及术后过程顺利。12 日进流质，食后开始有呃逆，持续至 13 日。患者感口干，腹微胀满，心烦易怒。体温正常。曾用针刺治疗呃逆未止。乃请中医会诊。

1959 年起患高血压病，血压最高达 200/100mmHg；1963 年诊断为冠状动脉供血不足；1966 年患肝炎；1974 年患脑供血不足；患慢性支气管炎及肺气肿已 20 多年。吸烟 40 多年，每日吸烟 40 余支。舌淡红、苔薄白，脉沉弦细。查体除外科情况外，未见异常。血压 130/70mmHg。血色素 13.5g，白细胞 $8.5 \times 10^9/L$，二便常规正常。胸部 X 线片示：两肺纹理重，主动脉屈曲，心脏不大。心电图示窦性心脉过缓，冠状动脉供血不足。

西医诊断：呃逆，慢性阑尾炎急性发作术后。

中医诊断：呃逆，胃气上逆。

治法：温胃降逆。

处方：旋覆代赭汤合丁香柿蒂散加减。旋覆花 9g，代赭石 12g，丁香 5g，柿蒂 9g，太子参 12g，刀豆 9g，厚朴 6g，木香 6g，枳壳 9g。2 剂，水煎服（13 日，14 日）。

7 月 15 日二诊：术后第 4 天，呃逆连声未已，仍进流食，矢气腹胀已缓。舌苔厚腻微黄，脉弦缓。辨证属术后气分升降失调，苔虽厚腻，然腑浊未实，无滞可下，仍步前法，以缓和降逆之剂治之。

处方：旋覆花 9g，代赭石 15g，姜半夏 12g，橘皮 12g，竹茹 9g，白芍 15g，厚朴 9g，生姜 4 片，砂仁 5g，西洋参 6g。水煎服，1 剂（15 日）。

7 月 16 日三诊：食欲转佳，饮蛋汁半杯，大便已 5 日未行。曾用安定及 Hoffman 氏合剂等治疗，呃逆未减。舌诊苔白厚腻，脉细弦、右关部不扬。以中气不足，升降失调，呃逆未止。予橘皮竹茹汤扶胃气为主，若能大便自通，腑浊下越，哕逆自止。以胃气已馁，故未敢冒昧下之。处方：橘皮 12g，竹茹 9g，生姜 5 片，大枣 10 枚，甘草 3g，柿蒂 3g，西洋参 6g。水煎服，2 剂（16 日，17 日）。

7 月 18 日四诊：手术伤口愈合良好，已拆线，进普食，昨日大便 2 次，睡眠时呃逆略为减少。手术切除标本病理诊断为慢性阑尾炎，急性发作。舌诊苔厚腻，脉弦细缓。手术之后，难免伤气瘀血。前方少加活血化瘀药续投之。处方：橘皮 9g，竹茹 9g，姜半夏 12g，甘草 3g，大枣 10 枚，柿蒂 8g，紫苏叶 6g，厚朴 9g，桃仁 16g，红花 3g，丹参 15g，西洋参 9g。水煎服，2 剂（18 日，19 日）。

7 月 20 日五诊：连日呃逆虽有小效，但迄未停止。舌诊苔厚腻，脉细缓。逆者降之，是为正治，正治并不应手。试少佐升清之品，以调节脾胃之升降功能，脾之清气得升，胃之浊气乃降；并加黄芪益气，助其升降。处方：旋覆花 9g，柿蒂 6g，枇杷叶 12g，桔梗 8g，升麻 3g，橘皮 9g，竹茹 9g，黄芪 15g，豆蔻 5g，生姜 4 片，西洋参 6g。水煎服，2 剂（20 日，21 日）。

7 月 22 日六诊：服前方昨日呃逆渐止，自觉良好。舌诊腻苔已化，脉细缓。原方续服 4 剂，以巩固疗效。以后呃逆未作。患者出院，情况良好。

〔陈可冀．中医药学临床验案范例［M］．北京：新世界出版社，

1994，101–104〕

洪广祥：桂枝加桂汤

【组成】桂枝 30g，白芍 15g，生姜 15g，炙甘草 10g，大枣 12 枚。

【功效】调气机，顺营卫，降逆气。

【主治】呃逆，属气机不利，升降失调者。症见呃声频作，断续不止，甚者呕吐，伴纳食不振，精神不振，四肢不温；舌红、苔白腻，脉沉迟无力。

【用法】水煎服，每日 1 剂。

【经验】洪老认为，桂枝加桂汤治奔豚，擅调气机，平顺营卫，而降逆气，故投之即效。此即所谓异病同治。

【验案】蓝某，男，40 岁。

素体健壮，因工作需要，经常昼行夜出，废寝忘食，每每以糕点充饥，嗜食冷面，喜烟不饮酒。1991 年 4 月间，因公务出车省城，宿于宾馆。晨起自觉脐下有气，腹部不适，以为饥饿所致，故吞食蛋糕 2 块，饮温水少许。而后自觉腹气犹在，用手按揉不散，亦不排出，反而冲击于上。少顷，呃声频作，断续不止，迁延而不愈。因其职业系司机，呃声阵阵，神不专一，影响极大，故四方求医，急于求治。某部队医院诊断膈肌痉挛，给予西药，且针灸治疗14 天，呃声不减。又诊于中医，服中药 30 余剂亦无效。病症间断发作，晨起尤甚，叫苦不迭。1992 年春节偶遇洪老，尽述上情，言谈间，从怀中找出 5～6 个中药方，细看之，大部分为温中散寒之品，寓有理中汤、丁香散等成分，服之皆无效。洪老细问，患者自诉有风湿病，自膝关节以下至手足不温，诊见舌苔白厚，脉沉迟无力。

拟桂枝加桂汤 3 剂，处方：桂枝 30g，白芍 15g，生姜 15g，炙甘草 10g，大枣 12 枚。嘱其每天 1 剂。早晚 2 次，水煎服，同时停用他药。

10 天后，仍呃声不断，心烦不安。问知上方只服 1 剂，因事忙，后 2 剂弃之，此次复诊，脉症同前。再以桂枝加桂汤 3 剂，剂量服法同前。

3 天后，患者复来，诉呃逆稍有缓解，晨起仍持续呃逆 30 分钟。饭后减轻，每于饭前 1 小时左右加重。再投原方 3 剂。

1 周后，患者急寻于洪老，自诉呃逆等症明显减轻，甚喜，当即索方而去，又服 3 剂，呃逆等症已无，唯感肢端不温，嘱再服 2 剂，以巩固疗效。洪老考虑患者服汤剂不便，遂投附子理中丸 20 丸，每天 1 丸，温开水送服，以善其后。并嘱其忌食生冷，注意饮食起居。

上述验案中患者病呃逆近 1 年，久治不愈，证情较重，临床实属少见。究其原因，根于气机不利，升降失调。

〔洪广祥. 奇病奇治〔M〕. 上海：上海中医药大学出版社，1995，75–76〕

洪广祥：竹叶石膏汤加减

【组成】生石膏 30g，麦冬 15g，太子参 20g，法半夏 10g，怀山药 15g，枇杷叶 10g，竹茹 10g，柿蒂 6g，生甘草 6g。

【功效】清热养阴，益气和胃，降逆止呕。

【主治】呃逆，属高热损伤，气阴两虚者。症见发热，持续性呃逆，甚者呕吐，伴神疲乏力，纳食不佳，大便干结，小便黄；舌红、苔少，脉虚弦。

【用法】水煎服，每日 1 剂。

【经验】洪老认为，高热损伤，气阴亏损，其呃逆频繁，为胃虚气逆而引发。故用竹叶石膏汤加减，以清热养阴，益气和胃，降逆止呕。竹叶石膏汤乃仲景为热病后期，余热未清而气液两伤之证而设。舌红、苔少，脉象虚数是临床应用本方的必具指征。热病后期形体羸瘦，虚烦少气，身热多汗，气逆欲吐等症是本方的适应证。热病后期，余热未清，此时只清热而不益气生津，则气阴难于恢复；若只益气生津而不清热，又恐邪热复炽，死灰复燃。叶天士所谓"炉烟虽熄，灰中有火"，唯有清补并行，方为两全治法。诸药合用，清热而兼和胃，补虚而不恋邪，实为一首清补结合之良方。在竹叶石膏汤基础上，加用枇杷叶、竹茹、柿蒂以弥补该方和胃降逆之不足，从而提高了降逆止呃的疗效。

【验案】龚某，男，22 岁，1983 年 2 月 9 日入院。

患者于 4 天前早起锻炼身体后，始感身体不适，乏力，纳差，至 2 月 8 日自觉身热，测体温 39.5℃，午后 6 时达到 40℃，急去医院就诊，经用抗炎、解热、输液诸措施，体温降至 38.5℃。回家后体温复升，复去医院，重复上述措施效果不显，下午以"发热待查"入院治疗。入院后先后应用麻黄汤、柴胡桂枝汤加减治疗，高热下挫，但低热不退，并出现持续呃逆症状，经中西药治疗效果不佳。

2 月 15 日余诊视，患者仍有低热（37.2℃～38℃之间），呃逆频繁，甚者呕吐，大便干结；舌质偏红而苔少，脉虚弦数。

证属高热伤阴，胃气虚弱，气机逆乱。宜清热养阴，益气和胃，降逆止呕。

处方：竹叶石膏汤加减。生石膏 30g，麦冬 15g，太子参 20g，法半夏 10g，怀山药 15g，枇杷叶 10g，竹茹 10g，柿蒂 6g，生甘草 6g。

服药 1 剂低热全退，呃逆停止，胃纳增进，感觉良好，于 2 月 23 日痊愈出院。

〔洪广祥.论中医药治疗外感发热〔J〕.中医药通报，2007，6（5）：12-15〕

徐经世：消化复宁汤

【组成】姜竹茹 10g，焦苍术 15g，柴胡 10g，炒黄芩 9g，陈枳壳 12g，广郁金 12g，延胡索 12g，杭白芍 20g，大沉香 10g，焦山楂 15g，车前草 15g，谷芽 15g，麦芽 15g。

【功效】疏肝利胆，健脾化湿。

【主治】慢性胆囊炎、慢性胃炎、口腔溃疡等，属肝强脾弱，气郁湿热内蕴者。症见呃逆泛酸，纳食不振，少气懒言，胁肋疼痛，胸闷不舒，小便黄；舌红、苔黄腻，脉细弦。

【用法】水煎服，每日 1 剂。

【经验】徐老认为，西医学有关"慢性胆囊炎"的知识与中医学传统肝胆理论有着非常类似的认识。肝为五脏之一，具有生发阳气、主疏泄、藏血调血、促进胆汁分泌等功能；胆为六腑之一，又为奇恒之腑，有对胆汁的储存、浓缩、分泌、调节等功能。肝胆两者通过经脉相连，互为表里，内连脏腑，外系头目与筋肉肢节，在形态结构与生理功能上形成互相依存与协调的整体，从而保证肝胆系统生理功能的完整性。《素问·脏气法时论》指出"肝病者，两胁下痛引少腹，令人善怒"；《素问·热论》指出"三日少阳受之，少阳主胆，其脉循胁络于耳，故胸胁痛而耳聋"；《灵枢·经脉》指出"胆足少阳之脉，……是动则病口苦，善太息，心胁痛，不能转侧""胆胀者，胁下痛胀，口中苦，善太息"；上述理论充分说明了肝胆两者在生理、病理两个方面有着密切的联系。各种致病因素，如急性胆囊炎久治不愈、反复迁延，沙虫结石阻于胆道、慢性肝病等，造成肝失条达，疏泄不利，气阻络痹，胆腑不畅，可引起胁肋部疼痛；肝气郁结，肝气不舒，横逆犯脾胃，造成脾胃之气失于和降，胃气上逆，故见呃逆泛酸；肝郁气逆，脾失健运，易致水湿不化，内停蕴热，木强土弱，运化受损，故见泛酸、厌油腻食物、食欲不振等症。故治疗时应疏肝理气，通调脾胃，佐以化湿清热，助脾健运，方能收到疗效。

【验案】某男，30岁，2005年5月就诊。

症见呃逆泛酸，精神不振，面色苍白，少气懒言，倦怠，小便黄，右胁隐痛，或口干口苦，失眠多梦，胸闷不舒；舌红、苔黄腻，脉细弦。患者原患慢性胆囊炎5年，院外治疗，疗效不显。自诉反复右胁隐痛3年余，伴有口干口苦，呃逆泛酸，纳差，大便时干时稀，小便色黄等。

中医诊断：肝强脾弱，气郁湿热内蕴之胁痛、呃逆。

处方：消化复宁汤。姜竹茹10g，焦苍术15g，柴胡10g，炒黄芩 9g，陈枳壳 12g，广郁金 12g，延胡索 12g，杭白芍 20g，大沉香 10g，焦山楂 15g，车前草 15g，谷芽 15g，麦芽 15g。20 剂，水煎服，每日 1 剂。

药毕而诸症皆除，继服 3 个月巩固疗效，停药随访 3 年，病情未再复发。

〔张国梁，陶永，徐经世，等 . 消化复宁汤临床应用拾穗〔J〕. 中医药临床杂志，2008，20（3）：244-245〕

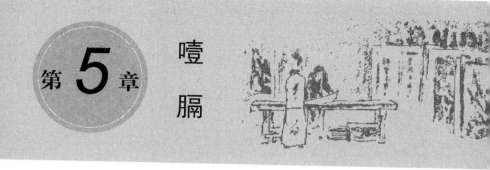

第 **5** 章　噎膈

噎膈是由于食管干涩，食管、贲门狭窄所致的以咽下食物梗塞不顺，甚则食物不能下咽到胃，食入即吐为主要临床表现的一类病证。噎即梗塞，指吞咽食物时梗塞不顺；膈即格拒，指食管阻塞，食物不能下咽到胃，食入即吐。噎属噎膈之轻证，可以单独为病，亦可为膈的前期表现，故临床统称为噎膈。噎膈的病因主要为七情内伤、饮食所伤、年老肾虚、脾胃肝肾功能失调等。现代医学中的食管癌、贲门癌，以及食管炎、贲门痉挛、食管憩室、弥漫性食管痉挛等疾病，出现吞咽困难等噎膈表现时，均可参考本章辨证论治。

本章收录了李士懋、徐经世、唐祖宣3位国医大师治疗本病的验方3首。李士懋通过辨脉象诊治噎膈；徐经世治噎膈胃失和降、湿邪阻滞证采用内外合治的方法，双管齐下，以调畅气机，引邪外出；唐祖宣采用通利二便的方法治疗浊阴不降，津液不布，大便艰涩所致噎膈。

李士懋：黄芪建中汤合济川煎加减

【组成】黄芪 12g，白芍 20g，桂枝 12g，炙甘草 6g，生姜 7 片，大枣 5 枚，当归 20g，肉苁蓉 20g，砂仁 3g，陈皮 9g，吴茱萸 5g。

【功效】温脾散寒，行气化痰。

【主治】食道贲门炎、食道狭窄、食道炎、食道癌等，属脾胃虚弱，气血不足者。症见自觉食道梗噎不顺，吞咽困难，或食后胃堵，进凉食或硬食即泛酸、烧心、胃堵重，伴畏寒，腰软无力，便秘；舌嫩红有齿痕，脉沉弦小徐无力而拘。

【用法】水煎服，每日 1 剂。

【经验】李老认为，弦为阳中之阴脉，阳煦不及脉则弦。拘为寒，阳虚阴寒胜，寒主收引凝泣而脉拘，然拘且无力，故为阳虚；小且无力，亦为阳虚；徐者，脉率缓慢也，虽可四至，然失从容舒缓之象，故不以缓脉称，而以脉徐名之，该脉象属寒。此证兼有"便秘"，此便秘究属"脾虚不运"，还是"精血不足大肠失润"？就下案而言，二者兼而有之。因脉若正虚，既有"脾胃虚"之痞满，又有腰痛膝软足寒之"肾虚"见证，以黄芪建中汤与济川煎合用是正确的，且脾肾同治，亦相得益彰。

【验案】王某，女，22 岁，2010 年 9 月 24 日初诊。

食后胃堵 9 个月，空腹尚可，食后即胃堵，无疼痛呕恶，进凉食或硬食即泛酸、烧心、胃堵重，伴畏寒，腰软无力，腰时痛，立久则无力，需蹲下，大便四五日一行。寐可，经调。于 9 月 11 日胃镜示：食管贲门炎，慢性浅表性胃炎。服奥美拉唑、枸橼酸铋钾、六味安消片。舌嫩红有齿痕，脉沉弦小徐无力而拘。

中医辨证：脾胃虚弱，气血不足。

方以黄芪建中汤合济川煎主之。大法尚可，但偏柔，故加吴茱萸之刚，温胃以纠其柔。

处方：黄芪12g，白芍20g，桂枝12g，炙甘草6g，生姜7片，大枣5枚，当归20g，肉苁蓉20g，砂仁3g，陈皮9g，吴茱萸5g。

10月8日二诊：胃堵已轻，尚偶尔略堵，便已下，足冷。脉弦细无力，舌同上。药后症虽减，然脉细无力，此乃脾胃虚寒，改予香砂六君子汤，加炮姜、吴茱萸以温胃。处方：陈皮8g，半夏9g，木香5g，砂仁5g，党参12g，白术10g，茯苓15g，炙甘草6g，炮姜6g，吴茱萸6g。

10月25日三诊：上方共服14剂，症减未已，已不著，恙已大安。脉尚未复。继予上方14剂，加肉桂6g、炮附子12g，水煎服，以巩固疗效。

〔李士懋．平脉辨证传承实录百例［M］．北京：中国中医药出版社，2012，5-6〕

徐经世：经验方

【组成】内服方：枳壳15g，沉香6g，杏仁10g，桃仁10g，麝香0.1g。外敷方：玄明粉30g，麝香0.5g。

【功效】下气降逆，燥湿通幽。

【主治】噎膈，属胃失和降，湿邪阻滞者。症见自觉食道梗噎不顺，吞咽困难，或伴形体消瘦，面色晦暗，精神抑郁，唇燥咽干，饥不欲食，胸膈疼痛，固定不移；舌质紫暗，脉细。

【用法】内服方：水煎服，每日 1 剂，每剂煎量 300mL，每次服 50mL，2 小时服 1 次，麝香待药煎成后溶化于中即可；外敷方：将二药合为一体，以 2 层纱布袋装入放置于脐穴并固定，无需更换，以透气为度。

【经验】徐老认为，此证乃胃失和降，湿邪阻滞所致，药用沉香性温味辛苦，合枳壳以行气宽中除胀；配以麝香芳香走窜，性能飞扬以通胃腑，解梗阻；外用玄明粉、麝香以泻下、软坚、破血；内外结合，双管齐下，共同起到调畅气机、引邪外出的作用，一举获效。大便得通后，可再以调理脾胃之剂善后。

【验案】骆某，男，58 岁，2003 年 12 月 26 日初诊。

患者身体素健，宿无胃疾病史，唯平时常有饮酒之好。于 2003 年 10 月初，每进食自觉咽膈不利并渐次加重，当时在外务工，到当地医院检查拟诊食管癌，于 11 月中旬接受手术治疗，术后不日出现幽门梗阻，滴水不入 20 余日，在我院除补液支持外，拟用中药通幽，根据体虚证实的情况，取以小方内外结合为宜。

内服方：枳壳 15g，沉香 6g，杏仁 10g，桃仁 10g，麝香 0.1g。10 剂，水煎服，每日 1 剂。

外敷方：玄明粉 30g，麝香 0.5g，以纱布装入放置于脐穴外敷并固定。

药到病除，今时隔 4 年，患者一切如常。

〔陶永，卓思源，徐经世，等.徐经世教授治疗脾胃病验案举隅［J］.中医药通报，2008，7（6）：51-52〕

唐祖宣：麻子仁丸加减

【组成】白芍 30g，蜂蜜 30g（冲服），火麻仁 20g，厚朴 15g，枳实 15g，杏仁 12g，大黄 10g。

【功效】燥湿化痰，通便降气。

【主治】噎膈，属浊阴不降，津液不布者。症见自觉食道梗噎不顺，吞咽困难，伴胸脘痞闷，饥不欲食，大便秘结，小便黄赤；舌红、苔黄燥，脉弦数。

【用法】水煎服，每日 1 剂。

【经验】唐老认为，浊阴不降，津液不布，大便艰涩所致噎膈，若二便通利，则噎膈自除。本方以麻子仁丸加减，以厚朴燥湿化痰，下气行津而为君；火麻仁以润肠通便；白芍以养血敛阴，缓急止痛；枳实、大黄等轻下热结，以除胃肠之燥热；若气机不下，可酌加旋覆花、代赭石等，疗效更佳。

【验案】付某，男，51 岁，2004 年 6 月 23 日就诊。

患者久有大便秘结病史，每 4～5 日一行，服泻下之剂，稍有缓解，但旋即如故。近年来由于精神刺激，加之胸部外伤，随感食道梗噎不顺，吞咽困难，钡餐排除占位性病变。住院后服用行气化痰、疏肝宽胸之剂无效。于 7 月 2 日再次查房，症见形体消瘦，面色晦暗，精神抑郁，唇燥咽干，胸脘痞闷，饥不欲食，大便秘结，小便黄赤；舌红、苔黄燥，脉弦数。

中医诊断：浊阴不降，津液不布，大便艰涩之噎膈。

处方：麻子仁丸加减。白芍 30g，蜂蜜 30g（冲服），火麻仁

20g，厚朴 15g，枳实 15g，杏仁 12g，大黄 10g，旋覆花 3g。12 剂，水煎服，每日 1 剂。

药毕而大便通利，咽部哽噎消失，余症均除。

〔高桦林，彭勃，唐祖宣，等.唐祖宣运用麻子仁丸治疗疑难杂症举隅〔J〕.湖南中医杂志，2010，26（4）：84-88〕

附：反 胃

反胃是指以食后脘腹闷胀、宿食不化、朝食暮吐、暮食朝吐为主要临床表现的病证。多由饮食不节、酒色所伤，或长期忧思郁怒，使脾胃功能受损，以致脾胃虚寒、胃中积热、痰浊阻胃或瘀血阻络等，影响胃气通降下行，宿食不化而成。现代医学中消化性溃疡，胃、十二指肠憩室，急、慢性胃炎，胃黏膜脱垂，十二指肠壅滞症，胃肿瘤，胃神经官能症等，凡并发胃幽门部痉挛、水肿、狭窄，引起胃排空障碍，有反胃症状者，均可参考本部分内容辨证论治。

本部分收录了郑新国医大师治疗本病的验方 1 首，其运用真武汤加减，温脾肾以化饮，消除致呕之源。

郑 新：真武汤加减

【组成】制附片30g，白术20g，生姜20g，法半夏15g，茯苓30g，生代赭石30g，生龙骨30g，生牡蛎30g，莱菔子12g，紫苏叶12g，生大黄6g。

【功效】温肾健脾，逐饮镇逆。

【主治】反胃，属脾胃虚寒者。症见食后脘腹胀满，朝食暮吐，暮食朝吐，或食入即吐，吐出宿食不化，吐后即觉舒适，神疲乏力，面色少华，口渴，心悸、眩晕、昏倒；舌淡、苔白，脉细。

【用法】水煎服，每日1剂；苏叶、大黄用开水冲泡代茶饮。

【经验】反胃，系脾胃虚寒，胃中无火，甚者损及肾阳，难于腐熟水谷，吐物完谷不化，吐尽方舒。水停心下，胃寒上逆，故可见脘腹胀满、朝食暮吐、暮食朝吐等症；脾阳虚而不能制水，运化失权，脾不散精，津不上承故而致口渴；脾肾阳虚，水饮泛滥，水气凌心，则见心悸、眩晕、昏倒等症；故治本选真武汤加减，温脾肾以化饮，消除致呕之源。以苏叶、大黄泡茶频服，寒温并用，通腑降逆，和胃止呕，并兼顾寒证用热药（附子）时可能发生的"格拒"之弊。

【验案】李某，女，35岁，1984年5月29日就诊。

患者诉反复闭经、口渴多饮、多食、多尿、频繁呕吐8个月余，近2～3年来性欲减退，伴性情暴躁，阵发心悸、多汗，肢软乏力，腰痛。8个月来病情加重，出现闭经，伴头昏头痛，耳鸣，失眠，多食，食后脘腹胀满，口渴多饮，尿多，常无恶心而频繁呕吐，有时呈喷射状，甚者自鼻孔喷出，多为食物，大便时干时稀，7 天前昏倒 1 次。舌淡、苔白，边有瘀点，脉细。

中医诊断：脾肾阳虚，水饮内停之闭经、呕吐。

处方：真武汤加减。制附片 30g，白术 20g，生姜 20g，法半夏 15g，茯苓 30g，生代赭石 30g，生龙骨 30g，生牡蛎 30g。3 剂。

复诊：药后病情稳定，入药后呕吐，饮食难下，时有嗳腐，渴而多饮，大便稀溏，舌苔薄白，舌淡边有瘀点，脉细。故上方加莱菔子 12g，并用苏叶 12g、生大黄 6g，泡茶频服，3 剂。寒温并用，通腑降逆，和胃止呕治其标。

三诊：服泡茶方后，腹泻稀便日 1～2 次，人觉舒服，呕吐明显好转，余症亦减轻。改茶方为苏叶 12g、黄连 3g 泡服，以辛开苦降，和胃止呕。3 剂呕吐止，诸症悉除。

〔郑新，夏睿明 . 多饮、多食、多尿、频繁呕吐、闭经〔J〕. 中医杂志，1985，9（7）：26-28〕

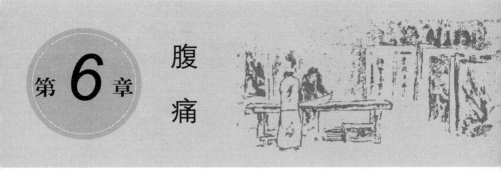

第**6**章　腹痛

　　腹痛是指胃脘以下、耻骨毛际以上部位发生疼痛为主要表现的病证。其在古代文献中被不同医家称之为"脐腹痛""小腹痛""少腹痛""环脐而痛""绕脐痛"等。腹痛在临床极为常见，可见于内、妇、外科等多种疾病中。风寒湿等邪侵袭、饮食所伤、情志失调、跌仆损伤以及气血不足、阳气虚弱等，均可引起腹痛。内科腹痛可见于西医学的许多疾病当中，如胃肠痉挛、不完全性肠梗阻、结核性腹膜炎、腹型过敏性紫癜、肠易激综合征、消化不良等，当这些疾病以腹痛为主要表现，并能排除外科、妇科疾病时，均可参照本章内容辨证论治。

　　本章收录了刘志明、李士懋、李今庸、段富津、洪广祥、晁恩祥、唐祖宣等国医大师治疗本病的验方26首。刘志明注重"六腑以通为用"理论，采用疏肝利胆、清热利湿、苦寒攻下的方法治疗腹痛，以补兼降治脾虚腹胀；李士懋独重脉诊，多从肝木与脾土的关系入手，擅用柔肝、疏肝、健脾等方法；李今庸治疗腹痛强调辨证论治，或峻剂急取，或丸药缓图，因证施药，灵活多变；段富津以

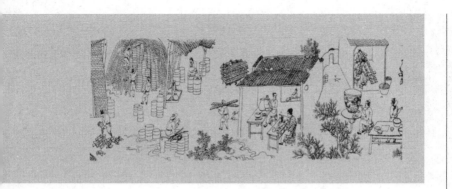

厚朴温中汤治寒湿中阻型腹痛；洪广祥论治胆结石所致腹痛
用药上采取"疏导"和"化解"的思路，自拟胆道排石汤加
减，对急性胰腺炎导致的腹痛治以行气导滞，清化湿热，通
里攻下，对胆道蛔虫病自拟胆道排蛔汤或驱蛔 I 号方治疗；
晁恩祥认为肠痈有顺逆，药后热退痛减、大便畅是为顺症，
以手触无块、痛减为顺，反之为逆，急性期以热、毒、瘀为
主，清热化瘀、解毒排脓为法，包块形成则转为慢性，以解
毒散结化瘀为法，临床常以干姜与高良姜配伍用于胃寒腹
痛；唐祖宣以薏苡附子败酱散加减治疗肠痈。

刘志明：小柴胡汤加减

【组成】柴胡 9g，黄芩 9g，半夏 9g，白芍 9g，金钱草 24g，郁金 9g，泽泻 12g，滑石 12g，玄明粉 4.5g，枳壳 6g，党参 9g，神曲、山楂、麦芽各 9g，甘草 6g。

【功效】清热利湿，疏肝利胆。

【主治】腹痛，属湿热蕴结，肝胆不舒者。症见腹痛，发作时绞痛难忍，连及右肩背和右胁肋部，伴发热、恶心、大汗淋漓，食欲减退，大便不调；舌质红、苔薄腻，脉弦细滑。

【用法】水煎服，每日 1 剂。

【经验】刘老认为，胆为"中精之腑"，而"六腑以通为用"。故治疗胆囊炎宜采用疏肝利胆、清热利湿结合苦寒攻下的方法。

【验案】王某，女，69 岁，1979 年 4 月 11 日初诊。

右上腹部绞痛反复发作 10 年余，加重 2 天。患者右上腹部绞痛反复发作 10 余年，其痛连右胁肋部，1979 年初再次发病，就诊于当地医院，诊断为胆囊炎，并建议其手术治疗，但患者虑及年老体弱而未同意，后经他人介绍，前来求诊。就诊时见：右胁肋及右上腹部剧烈疼痛，经常发作，多由劳累过度、受凉或生气引起；发作时绞痛难忍，连及右肩背和右胁肋部，伴发热、恶心、大汗淋漓，一般需注射吗啡、哌替啶等药物，疼痛方能缓解；食欲减退，大便不调，每日 1～2 次，两日前吐蛔虫 2 条；舌质红、苔薄腻，脉弦细滑。

西医诊断：慢性胆囊炎急性发作，胆道蛔虫症。

中医诊断：腹痛。

中医辨证：湿热蕴结，肝胆不舒。

治法：清热利湿，疏肝利胆。

处方：小柴胡汤加减。柴胡9g，黄芩9g，半夏9g，白芍9g，金钱草24g，郁金9g，泽泻12g，滑石12g，玄明粉4.5g，枳壳6g，党参9g，神曲、山楂、麦芽各9g，甘草6g。8剂，水煎服，每日1剂。

4月19日二诊：服上药8剂后，右上腹部疼痛及腹胀均有减轻，食欲略有增加，大便已经正常，但腰背部感酸痛，小便频数；舌质红、苔薄黄，脉弦细滑；此乃湿热邪气未尽之象。处方：柴胡9g，黄芩9g，半夏9g，白芍12g，金钱草24g，陈皮6g，泽泻9g，滑石12g，川续断12g，川楝子6g，茯苓9g，桑寄生15g，当归9g，太子参9g，神曲、山楂、麦芽各9g，甘草9g。7剂，水煎服，每日1剂。

4月26日三诊：再进7剂，右上腹部疼痛消失，腹胀止，二便正常，唯腰背部稍稍不适。湿热已清，气机已畅，故原方去陈皮，加生薏苡仁18g，再进7剂，巩固疗效；并嘱咐患者避免受凉、生气、饱食。

后随访3年，未再复发。

上述验案虽属湿热蕴结、肝胆不舒之证，但考虑患者年近古稀，病程日久，反复发作，不宜峻下，故用小柴胡汤加减，去姜、枣，加郁金、枳壳、陈皮等疏肝理气；泽泻、滑石、金钱草、茯苓祛湿利胆；白芍配甘草柔肝止痛；山楂、神曲、麦芽消食；用少量玄明粉泄热导滞以通腑气，《药品化义》谓其味咸，性苦寒，能泄六腑邪热，其作用缓和，而无大黄峻下克伐之虞。二诊邪去大半，遂减玄明粉，加当归、续断、桑寄生，配以太子参、甘草补肾益气和血。本例患者既立足于证，又着眼于人，扶正祛邪，祛邪而不伤正，灵活运用，故疗效满意。

〔刘如秀.刘志明医案精解［M］.北京：人民卫生出版社，2010，279-280〕

刘志明：四逆散合黄芩汤加减

【组成】柴胡 12g，白芍 9g，黄芩 9g，虎杖 9g，郁金 6g，延胡索 9g，香附 9g，木香 10g，金钱草 12g，川楝子 6g，大黄 9g，甘草 6g。

【功效】疏肝理气，祛湿清热。

【主治】腹痛，属肝胆气郁，湿热内蕴者。症见右上腹疼痛，口苦，嗳气频频，不欲饮食，厌油腻，大便干燥；舌质红、苔微黄而腻，脉弦滑数。

【用法】水煎服，每日 1 剂。

【经验】刘老认为，胆为六腑之一，以通降下行为顺，病则肝胆疏泄失常，影响脾胃升降之机，形成湿、滞、热诸证，不通则痛，故治疗以"通"为法，疏利肝胆、理气祛湿，方用《伤寒论》四逆散合黄芩汤化裁。方中柴胡、川楝子、郁金、木香疏肝解郁；白芍养血柔肝，合甘草缓急止痛；黄芩、大黄清热除湿；虎杖清热解毒、利胆退黄；延胡索行气止痛；金钱草清热利湿排石。二方相伍，加减化裁，疗效显著。

【验案】李某，男，34 岁，1978 年 8 月 3 日初诊。

右上腹疼痛 5 年，加重 2 天。患者患有慢性胆囊炎合并胆结石 5 年，常因情志郁怒或饮食不节而诱发。2 天前因生气，再次发作，右上腹绞痛难忍，于当地医院就诊。查：白细胞 16×10^9/L；B 超示慢性胆囊炎合并胆结石急性发作。经抗生素及止痛药治疗，腹痛未减，故前来就诊。就诊时见：恶寒发热，痛苦面容，不断呻吟，右上腹疼痛，口苦，嗳气频频，不欲饮食，厌油腻，大便干燥；舌质红、苔微黄而腻，脉弦滑数。

西医诊断：慢性胆囊炎急性发作，胆石症。

中医诊断：腹痛。

中医辨证：肝胆气郁，湿热内蕴。

治法：疏肝理气，祛湿清热。

处方：四逆散合黄芩汤加减。柴胡 12g，白芍 9g，黄芩 9g，虎杖 9g，郁金 6g，延胡索 9g，香附 9g，木香 10g，金钱草 12g，川楝子 6g，大黄 9g，甘草 6g。7 剂。

8 月 10 日二诊：药进 7 剂，大便得通，腹部绞痛缓解，复查白细胞已正常，原方加减治疗半个月，诸症消失，复查 B 超未见胆石显影。停药观察，随访半年未见复发。

〔刘如秀.刘志明医案精解〔M〕.北京：人民卫生出版社，2010，282〕

刘志明：经验方

【组成】党参 18g，白术 12g，茯苓 15g，陈皮 9g，厚朴、大腹皮各 12g，猪苓 15g，泽泻 12g，神曲、三楂、麦芽各 9g，甘草 5g。

【功效】健脾益气，行滞利湿。

【主治】腹胀，属脾运失健，气滞湿阻者。症见腹胀大，食后加重，大便稀，下肢浮肿，全身疲乏；苔薄黄，脉弦滑。

【用法】水煎服，每日 1 剂。

【经验】本证为脾虚腹胀，景岳曰："脾土受之，转输失职，正气不行，清浊相混，乃成此证。"故用参、草、术健脾益气为主，兼以厚朴、二皮行气，泽泻、二苓利湿，三仙化食积，合景岳补、行、利三法为用，而以补为主。

〔刘德麟.刘志明运用张景岳补法的经验［J］.辽宁中医杂志，1990（3）：10-13〕

李士懋：乌梅丸加减

【组成】乌梅、川椒各4g，炮附子9g，干姜4g，桂枝9g，党参、当归各10g，细辛4g，半夏8g，黄连7g，黄柏3g，吴茱萸5g。

【功效】温补肝阳，通调寒热。

【主治】腹痛，属阳虚肝寒，寒热错杂者。症见右上腹非持续性疼痛，恶心、口苦，大便干燥，睡眠差；舌质淡、苔根黄腻，脉沉无力。

【用法】水煎服，每日1剂。

【经验】乌梅丸乃寒热并行、补泻兼施之剂。乌梅为方中主药，用醋浸则更益其酸，味酸入肝，能生津液、益肝阴、止烦渴；当归补血养肝，与乌梅相伍，可养肝阴，补肝之体，益肝之用；附子、干姜、桂枝温经回阳以制其寒；辅以川椒、细辛味性散，通阳破阴；黄连、黄柏泻热；人参益气健脾，培土以制肝木。此方以五味热药温肝阳，人参益肝气，乌梅、当归补肝体；连柏清其相火内郁之热，形成补肝且调理寒热之方，正好针对厥阴病的基本病理变化，乃由肝虚、肝阳不足而肝寒，"积阴之下，必有伏阳"，以致寒热错杂、阴阳气不相顺接，进而影响脾胃不和，升降失常。脉象当为弦而无力或弦而不任重按或弦缓。推而广之，本方除可用于治疗蛔厥外，还可用于治疗"消渴，气上撞心，心中疼热，饥而不欲食"以及肝虚引起的寒热往来、头晕、胁胀、脘满疼痛、阴疝等厥阴寒热错杂证。

【验案】梁某，女，45岁，1997年11月14日初诊。

患者右上腹非持续性疼痛，胃脘部不适已5年，经省某院彩超诊为"慢性胆囊炎"，时有恶心、口苦，大便干燥，睡眠差。经多方求医，服用中、西药效不佳。症见腹痛，形体胖，面色苍白，脉沉无力；舌质淡、苔根黄腻。

处方：乌梅丸加减。乌梅、川椒各4g，炮附子9g，干姜4g，桂枝9g，党参、当归各10g，细辛4g，半夏8g，黄连7g，黄柏3g，吴茱萸5g。

7剂后，疼痛程度减轻，次数减少，饮食稍增，大便日1次，脉象寸尺沉弱，右关弦滑，左关弦细，苔腻减。前方加生黄芪10g，继服7剂。患者疼痛未作，饮食正常，大便日行1次，脉象和缓而愈。

随访1年，右上腹疼痛未作。

〔国万春，魏彦国.李士懋教授乌梅丸应用点滴［J］.河北中医药学报，1999，14（2）：28〕

李士懋：黄芪建中汤加减

【组成】黄芪15g，桂枝12g，白芍30g，炙甘草6g，饴糖30mL，白术10g，茯苓15g，柴胡8g。

【功效】疏肝透热，养血通经。

【主治】腹痛，属肝郁脾虚夹痰者。症见腹痛，痛重时腹鼓起硬包，伴热胀感；舌嫩齿痕、苔白，脉沉弦细数。

【用法】水煎服，每日 1 剂。

【经验】李老认为，阴虚者，脉当细数，且伴虚热之象。减为虚，或虚重而无力者，当包括阳虚、气虚，以及血虚。三者脉相似，仅从脉上不易区分，如何分辨属阳虚、气虚或血虚？阳虚者，兼有虚寒之象，如畏寒肢冷，或腹冷背冷等。气虚者，寒象不著，主要见气虚不足而虚衰之象，如头昏无力、心慌气短、倦怠萎靡等。血虚者，脉当细，症见头晕、心慌、面色不华、唇甲色淡等，因血虚常兼气虚，故脉细减，或兼阳虚之象。肝有体用之分，补肝之法亦有体用之别。肝体虚者，当养血滋阴；肝用不足者，或益肝阳，或益肝气，或风药入通于肝，鼓舞肝之春生少阳之气的升发。治肝，逆其性曰泄，顺其性曰补。脾虚肝失升发疏泄而下陷者，风药能鼓舞肝之升发，即曰补。柴胡入肝且升发，可助肝之升发，亦即补肝，以解肝郁。

【验案】（学员诊治）李某，女，26 岁，2010 年 9 月 12 日初诊。

患者脘腹痛已 10 多年，从日晡至夜痛，凌晨痛除，于阴天下雨痛著，痛重时腹鼓起硬包，伴热胀感。痛与月经无关，无腹泻。2007 年行阑尾手术，曾发现胆囊息肉。4 月 2 日 B 超示：胆结石，慢性胆囊炎。脉沉弦细；舌嫩齿痕、苔白。

中医辨证：阴阳气血双亏。

处方：黄芪建中汤主之。黄芪 15g，桂枝 12g，白芍 30g，炙甘草 6g，饴糖 30mL，制香附 7g。

（李老批改）脉沉弦缓滑减。为何腹痛？脉沉弦缓滑减，沉取减，即为虚证。本案沉缓而减，当属脾虚；滑为痰，弦为肝郁，故诊为肝郁脾虚夹痰。脾虚而木郁，气机升降失司，致脘腹胀痛。何以日晡胀痛凌晨即消？概本为脾虚，脾阳不振，日晡阳始敛，而阴渐盛，故阴盛之时而胀痛。至晨阳升之时，脾得时令之助，肝升，脾暂强而痛消。阴雨胀痛重者，亦天气变化，阴湿重使然。学员以黄芪建中汤治之，治无大疵，然该方阴柔酸敛居重，与证并未丝丝入扣。脾虚夹痰，当以刚燥为主，以脾恶湿也，故加茯苓、白术，以矫芍药之阴柔酸收。脉弦肝郁者，乃因土虚木不升而郁，非行气、理气所宜，故去香附，而以苓术健脾为主，加柴胡升发以补肝。柴胡入肝且升发，可助肝之升发，亦即补肝，以解肝郁，故加柴胡。然其脉缓而非细，并无阴血虚的指征，由于脉诊有误，致定证有误，导致治法方药有误。证应属肝郁脾虚夹痰。

处方改为：上方去香附，加白术10g、茯苓15g、柴胡8g。

9月24日诊：服上方7剂，近日腹未再痛，已无不适。要求治胆囊息肉及复发性口糜。脉弦细减，舌可。二诊脉亦细，但此细并不伴有虚热之象，而是细而减，且伴气血不足的症状，故此细不诊为阴虚，而诊为血虚。方取逍遥散，归芍补肝血，四君健脾益气，柴胡升清阳，半夏燥湿化痰。方中虽有白芍，然无阴柔之嫌，因方以刚燥为主，足可佐白芍之酸收，故不弃。证属：肝郁脾虚。宗逍遥散主之。柴胡8g，茯苓12g，白术8g，党参12g，当归12g，白芍12g，半夏8g，14剂，水煎服。

〔李士懋．平脉辨证传承实录百例［M］．北京：中国中医药出版社，2012，108-110〕

李士懋：经验方

【组成】白芍 18g，代赭石 15g，炙甘草 8g，龙骨、牡蛎各 18g。

【功效】滋阴平肝潜阳。

【主治】腹痛，属肝阴虚，肝阳亢，横侮脾土者。症见腹痛，腹胀，呕吐，吐酸水；舌淡红、苔薄白，脉弦数减，右关稍旺。

【用法】水煎服，每日 1 剂。

【经验】李老认为，肠梗阻通常以通下法治之。然脉弦细而劲，细乃阴虚；弦者，肝木失柔而亢。腹胀痛呕吐不能食，只靠输液及流食维持，此木亢横侮脾胃，法宜柔肝制木之亢。以健脾理气治之，方多温燥，不宜用于阴虚；药用升补，不宜木亢。

【验案】（学员诊治）王某，女，45 岁，2011 年 1 月 28 日初诊。

患者于 2010 年 12 月 14 日行子宫肌瘤剥离术。2011 年 1 月 1 日下午出现腹胀腹痛，呕吐，入院诊为肠梗阻，予胃肠减压及灌肠术后症状消失，之后一直吃流食。1 周前试食面汤后，又出现腹胀、呕吐，吐酸水，又进行中药灌肠后缓解，至今一直吃流食，只能饮少量米汤，靠输液维持，已消瘦 5kg 余。现咽略干，寐可，小便可。脉弦数减，右关稍旺。舌淡红、苔薄白。

中医辨证：脾虚，气机不畅。

治法：健脾理气。

处方：四逆散合四君子汤。柴胡 12g，茯苓 12g，桃仁 10g，白芍 10g，党参 10g，白术 10g，炙甘草 10g，枳实 10g，厚朴 6g，半夏 10g。

（李老批改）脉弦细而劲；舌暗红，少苔。

证属：肝阴虚，肝阳亢，横侮脾土。

治宜：滋阴平肝潜阳。

处方改为：生白芍18g，代赭石15g，炙甘草8g，生龙骨、生牡蛎各18g。2剂，1日3服。

1月29日诊：药后肠鸣，下稀便2次，不恶心腹痛，已思食，仍不敢吃，继续吃流食。现正值经期，经尚可。脉寸关浮弦细数不任重按，尺沉弦细劲数，舌偏暗，苔薄白，面黄瘦无华。证属：肾水亏，肝木失涵，克侮脾土。治宜：滋水涵木平肝。方用：熟地黄15g，山茱萸15g，山药15g，生白芍15g，炙甘草8g，生龙骨、生牡蛎各18g，代赭石15g。

3月5日诊：上方加龟甲、乌梅，共服35剂。无不适，已吃普食。坚持治疗月余，终可进普食，症消，人渐胖，色渐润，劲象亦消。予逍遥散加乌梅调理善后。

〔李士懋.平脉辨证传承实录百例［M］.北京：中国中医药出版社，2012，238-239〕

李今庸：理中汤加减

【组成】党参10g，干姜10g，炒白术10g，炙甘草8g。

【功效】健脾益气，温中散寒。

【主治】腹痛，属脾胃不足，中气虚寒者。症见腹胀、腹痛，食欲不振，肠鸣，四肢不温，脉迟或缓。

【用法】水煎服，每日1剂。

【经验】李老认为，脾胃虚弱，运化失常，气机受阻，故见腹胀，腹痛，食欲不振；中阳不足，失于温化，故见肠鸣，脉迟或缓；脾主四肢，中阳不能达于四末，故四肢不温。此乃脾胃不足，中气虚寒所致；法当健脾益气，温中散寒；治宜理中汤。若兼见腹泻、大便泻而不爽，加广木香 8g；若兼见大便带红白冻子，加黄连 10g；若兼见上吐下泻，腿肚抽筋，加制附片 10g。方中取党参、白术、甘草健脾益气；取干姜温中散寒。若大便泻而不爽，为脾胃虚寒兼有气滞，故于理中汤中加广木香行气；若兼见大便带有红白冻子，为脾胃虚寒中夹有郁热，故于理中汤中加黄连以清热；若兼见吐泻，腿肚抽筋，为脾胃虚寒过甚，升降失常，胃气上逆则吐，脾气下陷则泻，吐泻损伤津液，筋脉失养，故腿肚抽筋，故于理中汤中加附片助干姜温中散寒。

〔李今庸．跟名师学临床系列丛书·李今庸［M］．北京：中国医药科技出版社，2010，308〕

李今庸：香砂六君子汤加减

【组成】党参 10g，茯苓 10g，炒白术 10g，砂仁 6g，陈皮 10g，广木香 6g，法半夏 10g，炙甘草 8g。

【功效】健脾行气。

【主治】腹痛，属脾虚气滞者。症见腹胀，腹痛，食欲不振，大便先干后稀，或时干时稀，脉虚弱。

【用法】水煎服，每日 1 剂。

【经验】李老认为，脾胃虚弱，运化失常，故见食欲不振，大便先干后稀，或时干时稀，脉虚而弱；脾虚气滞，故见腹胀，腹痛。此乃脾虚气滞而然；法当健脾行气；治宜香砂六君子汤加味。方中取党参、茯苓、白术、甘草是谓四君子汤，以之健脾益气；取半夏、陈皮、广木香、砂仁燥湿行气和胃。

〔李今庸.跟名师学临床系列丛书·李今庸〔M〕.北京：中国医药科技出版社，2010，308-309〕

李今庸：清燥救肺汤加减

【组成】冬桑叶10g，石膏10g，党参10g，炙枇杷叶10g，麦冬10g，火麻仁10g，杏仁10g（去皮尖炒打），甘草8g，阿胶10g（烊化）。

【功效】清燥救肺，润肠通便。

【主治】腹痛，属肺燥津枯，肃降失职者。症见左腹部胀痛移动，可触摸到长条形包块，大便秘结不通，口舌干燥，脉小涩。

【用法】汤成去渣取汁，纳阿胶于药汁中烊化温服。

【经验】李老认为，肺与大肠相表里，肺燥津枯，肃降失职，则大肠失其传导之用，故见大便秘结；燥屎内结，腑气不通，故见左腹部胀痛，并可触摸到一长形包块。肺燥津伤，故见口舌干燥而脉象小涩。此乃肺燥津枯，肃降失职所致；法当清燥救肺，润肠通便；治宜清燥救肺汤。方中取桑叶解肺郁、滋肺燥；取枇杷叶降逆气以复肺之肃降功用；取石膏清肺胃燥热；取阿胶、麦冬润肺滋液；损其肺者益其气，故取党参、甘草益气生津；取火麻仁、杏仁体润多脂而润肠通便。

〔李今庸.跟名师学临床系列丛书·李今庸［M］.北京：中国医药科技出版社，2010，309〕

李今庸：厚朴七物汤加减

【组成】厚朴 15g，大黄 10g，炒枳实 10g，桂枝 10g，生姜 8g，大枣 2 枚，甘草 8g。

【功效】解表攻里。

【主治】腹痛，属里实兼表虚者。症见腹部胀满疼痛，大便干燥，口干，发热恶寒，脉浮数。

【用法】水煎服，每日 1 剂。

【经验】李老认为，实热阻滞肠胃，气行不畅，故见腹部胀满疼痛；热邪壅滞，大肠传导不及，津液受伤，故见大便干燥；津液不能上承于口，故见口干；外有表邪，故见恶寒发热，脉浮而数。此乃表邪未解，腑已结实，法当解表攻里，治宜厚朴七物汤。方中取厚朴、枳实、大黄攻里以荡涤肠胃积滞；取桂枝、生姜攻表，以散在表之风寒；取甘草、大枣补其中以和胃气；若兼见呕吐，乃胃气上逆之象，可加半夏以降逆。

〔李今庸.跟名师学临床系列丛书·李今庸［M］.北京：中国医药科技出版社，2010，309-310〕

李今庸：三物备急丸加减

【组成】大黄、干姜、巴豆霜各等分。

【功效】攻逐结冷。

【主治】腹痛，属寒实暴结，腑气不通者。症见心腹部突然出现胀痛，痛如锥刺，气喘口噤，肢冷。

【用法】先将大黄、干姜共研为极细末，再加入巴豆霜捣研均匀，炼蜜为丸如黄豆大，收贮备用。每用3～4丸，以温开水或烧酒送下。

【经验】李老认为，寒主收引凝敛，寒实暴结于胃肠，则腑气不通，故见心腹部突然出现胀满疼痛，痛如锥刺；气机阻塞，其气不行于下，则必逆于上，故见气喘；寒伤筋脉，则筋脉拘急，故口噤；阴阳之气不相顺接，故见手足厥冷。此乃寒实暴结，腑气不通所致，法当攻逐结冷，治宜三物备急丸。方中取大辛大热之巴豆峻逐结冷；取大黄苦寒攻下，共奏通便下结之效；取干姜佐巴豆温中散寒，并解巴豆之毒。

〔李今庸. 跟名师学临床系列丛书·李今庸［M］. 北京：中国医药科技出版社，2010，310〕

李今庸：走马汤加减

【组成】巴豆1枚（去皮心炒），杏仁2枚（去皮尖）。

【功效】峻逐寒邪。

【主治】腹痛，属阴寒内结者。症见腹部突然出现胀满疼痛，大便不通，甚至肢冷，汗出，脉伏。

【用法】以细布缠裹捶碎，取出以开水浸泡温服。

【经验】李老认为，外界臭秽恶毒之气，直从口鼻入于心胸，致使肠胃脏腑壅塞，正气不行，故心腹突然出现疼痛，大便不通；阳气不能外达，故见肢冷、脉伏；阴寒积滞于内，逼迫津液外泄，故见汗出。此乃阴寒内结而然，法当峻逐寒邪，治宜走马汤。方中取大辛大热之巴豆峻逐寒结；佐以杏仁利肺肠之气，使邪实从下而解。

〔李今庸.跟名师学临床系列丛书·李今庸［M］.北京：中国医药科技出版社，2010，310-311〕

李今庸：胃苓汤加减

【组成】苍术 10g，厚朴 10g，炒白术 10g，陈皮 10g，茯苓 10g，猪苓 10g，泽泻 10g，桂枝 10g，甘草 8g，生姜 2 片。

【功效】燥湿健脾，化气利水。

【主治】腹痛，属水湿内停，气化不利者。症见腹痛，腹胀，食欲不振，口渴，大便泄水，小便不利。

【用法】水煎服，每日 1 剂。

【经验】李老认为，水湿内停，气机阻滞，故见腹痛、腹胀；湿邪困脾，运化失常，故见食欲不振，大便泄水；气化不行，故上见口渴，下见小便不利。此乃水湿内停，气化不利所致，法当燥湿健脾，化气利水，治宜胃苓汤。方中取苍术、白术燥湿健脾；取茯苓、猪苓、泽泻淡渗利湿；取厚朴、陈皮行气宽中；取桂枝辛温化气；取生姜、甘草调和脾胃。

〔李今庸.跟名师学临床系列丛书·李今庸［M］.北京：中国医药科技出版社，2010，311-312〕

李今庸：保和丸加减

【组成】山楂 200g，神曲 70g，法半夏 90g，茯苓 90g，陈皮 40g，莱菔子 40g，连翘 40g。

【功效】消食和胃。

【主治】腹痛，属饮食停滞者。症见腹胀腹痛，嗳腐泛酸，恶闻食臭，或大便泄利不爽；舌苔黄腻。

【用法】研为极细末，水泛为丸如梧桐子大。每服 10g，以炒麦芽煎水送下，每天 2 次。

【经验】李老认为，饮食停积，气机阻滞，腑气不通，故见腹胀腹痛；宿谷不化，故见恶闻食臭，嗳腐；湿浊上泛，故见舌苔黄腻；肝在味为酸，食遏胃土，肝木乘之，故见泛酸；食伤肠胃，气机郁陷，大肠传导失常，故大便泄利不爽。此乃饮食停滞所致，治宜保和丸。方中取山楂消肉积；取神曲消食积，除陈腐；取莱菔子消食积兼宽中理气；取半夏、茯苓、陈皮和胃降逆除湿；取连翘清热散结；用炒麦芽煎水送服，以助其消食祛积滞。

〔李今庸.跟名师学临床系列丛书·李今庸［M］.北京：中国医药科技出版社，2010，313〕

李今庸：大黄牡丹皮汤加减

【组成】大黄 10g，牡丹皮 10g，冬瓜仁 15g，桃仁 10g（去皮尖炒打），芒硝 10g（后下烊化）。

【功效】泻热破瘀，散结消肿。

【主治】腹痛，属热毒蕴结者。症见寒热，恶心，呕吐，右少腹痛、拒按，食欲减退，大便干燥；苔黄，脉数。

【用法】水煎服，每日 1 剂。

【经验】李老认为，营血凝泣，瘀积不行，血脉不通，则卫气郁而化热，腐败气血，化为痈脓。寒热，恶心，呕吐，右少腹痛、拒按，食欲减退，大便干燥等为热毒蕴结之肠痈，本《金匮要略·疮痈肠痈浸淫病脉证并治》所谓"肠痈者，少腹肿痞，按之即痛如淋……脉洪数者，脓已成，大黄牡丹汤主之"之旨，治以泻热破瘀，散结消肿。用大黄牡丹皮汤加味。方中大黄活血化瘀，清热通下；芒硝咸寒泻下，荡涤肠中热瘀之毒；牡丹皮清热凉血活血；桃仁活血行滞；冬瓜仁散结排脓。合用之能破血排脓，可治肠痈初起，未化脓或正化脓时。

【验案】患者，男，22 岁，1967 年 8 月某日就诊。

患者 2 日来突发寒热，右下腹近腹股沟部疼痛，按之则痛甚，右腿不能伸直。某医院诊为"急性阑尾炎"。因不愿手术，转求中医治疗。诊时除腹痛外，尚有大便干燥，舌苔黄厚，脉数。

中医诊断：血气瘀滞，蓄结痈脓，发为肠痈之病。

治法：清热通下，破血排脓。

处方：大黄牡丹皮汤加味。大黄 12g，牡丹皮 10g，赤芍 10g，冬瓜仁 15g，桃仁 10g（去皮尖炒打），当归 10g，芒硝 10g（后下烊化）。前 6 味，加水适量，煎汤，取汁，去渣，后加芒硝烊化，温服，每天 1 剂，分 2 次服。

第 3 日复诊，服上方 2 剂，大便脓血减少，患部疼痛转轻，疼痛范围缩小。继服上方，因冬瓜仁缺如，加金银花、没药清热解毒、化瘀止痛。煎服方法同上。

隔日复诊，服上方2剂，疼痛转甚，范围亦扩大。时值冬瓜仁已备，仍用第1次方续服，又服3剂，告愈。

〔李今庸.经典理论指导下的临床治验（十三）——辨治肺痈、肠痈验案〔J〕.中医药通报，2016，15（4）：6-7〕

李今庸：清肠饮加减

【组成】金银花10g，玄参10g，黄芩10g，麦冬10g，当归10g，地榆10g，薏苡仁15g，生甘草10g。

【功效】清热解毒，滋阴养血，祛瘀排脓。

【主治】腹痛，属体弱阴虚，血凝气滞者。症见少腹疼痛，手不可按，右足屈而不能伸。

【用法】水煎服，每日1剂。

【经验】本方功能清热解毒，滋阴养血，祛瘀排脓，主治肠痈，少腹疼痛。方以金银花、生甘草、玄参解毒清热；地榆、当归凉血活血；麦冬除烦止呕；黄芩泄肠中之火以治痈疽疮病；薏苡仁舒筋排脓；合而共奏清热解毒、凉血化瘀之功。适用于体弱而患肠痈者。

【验案】患者，男，70岁，1972年4月某日就诊。

患者宿有吐血病史，形体消瘦。昨日突然发生恶寒，右少腹近腹股沟处疼痛、拒按，恶心、呕吐，右腿不能伸直，脉浮数。乃血凝气滞，蓄结发痈，是所谓"肠痈"也。治宜清热解毒，凉血化瘀，佐以排脓，拟用清肠饮加减。

　　处方：金银花 30g，玄参 10g，地榆 20g，麦冬 10g，当归 15g，黄芩 10g，薏苡仁 10g，生甘草 10g。水煎服，每天 1 剂，分 2 次服。

　　药服 3 剂而愈。

　　〔李今庸 . 经典理论指导下的临床治验（十三）——辨治肺痈、肠痈验案〔J〕. 中医药通报，2016，15（4）：6-7〕

段富津：厚朴温中汤加减

　　【组成】厚朴 20g，木香 10g，茯苓 20g，砂仁 15g，白豆蔻 10g，香附 15g，高良姜 15g，炙甘草 10g。

　　【功效】温中燥湿，行气止痛。

　　【主治】腹痛，属寒湿中阻者。症见脘腹胀痛，疼痛按之不减，得热或矢气后稍缓；舌苔白腻，脉沉弦。

　　【用法】水煎服，每日 1 剂。

　　【经验】厚朴温中汤方取辛苦温燥之厚朴为君，行气消胀，燥湿除满；臣以良附丸（高良姜、香附）温中行气止痛；佐以砂仁、白豆蔻芳香化湿，行气温中止痛；茯苓健脾利湿；使以炙甘草调和诸药。全方共奏温中燥湿、行气止痛之功。

　　【验案】邓某，男，27 岁，2005 年 8 月 29 日初诊。

　　患者素体略胖，常有脘腹胀闷，3 天前因与同学会餐，饮冷啤酒过量而脘腹胀痛加重，疼痛按之不减，得热或矢气后稍缓；舌苔白腻，脉沉弦。此属寒湿中阻，治宜温中祛湿行气，以厚朴温中汤化裁。

　　处方：厚朴 20g，木香 10g，茯苓 20g，砂仁 15g，白豆蔻 10g，香附 15g，高良姜 15g，炙甘草 10g。水煎，每天 1 剂，分 2 次热服，服药期间忌食生冷油腻之物。

9 月 3 日二诊：服上方 2 剂好转，4 剂胀痛明显减轻，苔已不腻。时有微觉头痛，上方去草豆蔻、高良姜，加吴茱萸 10g，服 3 剂诸症消失。

上述验案中患者素体湿盛，复因过恣冷湿而脘腹胀痛，以厚朴温中汤化裁治疗。二诊寒湿大减，故去草豆蔻、高良姜；头痛疑似寒气上逆，故加吴茱萸温中降逆。

〔李冀，段凤丽．中国现代百名中医临床家丛书·段富津［M］．北京：中国中医药出版社，2007，197-198〕

洪广祥：胆道排石汤加减

【组成】茵陈 30g，金钱草 30g，郁金 15g，广木香 10g，北柴胡 15g，黄芩 10g，枳实 15g，桃仁 10g，川芎 10g，生大黄 10g（后下）。

【功效】清利湿热，化瘀排石，通利腑气。

【主治】腹痛，属湿热夹瘀，气机郁滞者。症见腹痛，放射至腰背部，畏寒发热，时有恶心，大便不畅，口苦口干；舌质红暗、苔薄黄腻，脉弦滑数。

【用法】水煎服，每日 1 剂。

【经验】洪老认为，湿热与瘀滞互为因果，导致枢机不运，经气不利，通降失常。其在治疗湿热瘀滞导致的腑气不通时，始终抓住清利湿热、化瘀排石、通利腑气的基本治法。在用药上采取"疏导"和"化解"的思路，达到湿热清、瘀滞通、枢机利的目的，从而使残余泥沙结石顺利排出，实现标本同治的双赢效果。最后调理脾胃，疏肝利胆，活血行瘀，有利于控制结石形成和病情反复。

【验案】杨某，男，36岁，1972年9月26日初诊。

患者于1968年8月因原发性胆总管结石、阻塞性黄疸，在某省医院手术取出泥沙样结石，作胆囊切除术。1年后，右上腹时有隐痛，逐渐增剧，并伴有发热、呕吐。屡服中西药及对症治疗效果不佳，随后发作次数更加频繁，每次均需急诊入院治疗。本次发病又右上腹剧痛，放射至腰背部，畏寒发热，体温40℃，巩膜无黄染，腹平坦，有压痛，无反跳痛。白细胞 $12.8 \times 10^9/L$，中性粒细胞比例86%。A型超声波示复发性胆总管炎，术后残余结石。入院后西医经对症处理后体温已降至38.4℃，但右上腹阵痛未能缓解，遂请中医会诊。诊见右上腹痛阵作，痛位固定，压痛明显，时有恶心，大便不畅，口苦口干，舌质红暗，舌苔薄黄腻，脉弦滑数。证属湿热夹瘀，气机郁滞，"不通则痛"；治宜清利湿热，化瘀排石，通利腑气；方用胆道排石汤加减。

处方：茵陈30g，金钱草30g，郁金15g，广木香10g，北柴胡15g，黄芩10g，枳实15g，桃仁10g，川芎10g，生大黄10g（后下）。5剂，每天1剂，水煎3次分服。嘱服药第1天起，收集每次大便，与清水搅拌，淘洗结石。

二诊：体温降至37.2℃，大便每日2～3次，右上腹痛明显减轻，但未淘洗出结石，上方再加芒硝10g（分2次溶化与药液冲服），连服3天以观察排石情况。

三诊：体温完全正常，右上腹痛基本缓解，大便每日4～5次，为稀水便，观察3天，先后排出泥沙样结石，总量约10g余。后改用柴芍六君子汤合桂枝茯苓丸加减善后调理。

〔洪广祥.急腹症中医药治疗规律［J］.中医药通报,2008,7（1）:14-19〕

洪广祥：五味消毒饮合大柴胡汤加减

【组成】蒲公英30g，紫花地丁20g，天葵子15g，黄芩10g，败酱草20g，虎杖20g，生大黄10g，柴胡15g，广木香10g，桃仁10g，玄明粉10g（冲服）。

【功效】泄热散瘀，通腑解毒。

【主治】梗阻性胆管炎，属湿热夹瘀，腑气不通者。症见腹部剧烈疼痛、持续不解，腹胀绷急，呕吐胆汁样液体，发热，大便秘结；舌红、苔黄腻，脉弦滑。

【用法】水煎服，每天上午下午各服1剂。

【经验】洪老认为，高年梗阻性胆管炎，起病急骤，病势凶险，本应急诊手术治疗，如遇家属拒绝，当崇《内经》"六腑以通为用"、"通则不痛"之宗旨，着力泄热通腑。

【验案】夏某，男，74岁，因中风后遗症2年余入院。

1992年5月8日突发上腹部剧烈疼痛、持续不解，腹胀绷急，呕吐胆汁样液体，高热不退，大便3日未解。典型急腹症，请外科会诊，拟急诊手术以挽救生命。但家属考虑患者中风偏瘫，年高体胖，恐不胜手术打击，拒绝手术治疗。急请洪老诊治。症见呻吟不止，频繁呕吐，肌肤灼手，腹部胀满拒按，大便四日未解。脉弦滑数而鼓指，舌质红绛、苔黄厚腻，体温40℃，一派温热滞留气分、瘀热壅塞胆道、腑气不通之象。

治法：泄热散瘀，通腑解毒。

处方：蒲公英 30g，紫花地丁 20g，天葵子 15g，黄芩 10g，败酱草 20g，虎杖 20g，生大黄 10g，柴胡 15g，广木香 10g，桃仁 10g，玄明粉 10g（冲服）。嘱上下午各服 1 剂。

复诊：服药 2 剂大便已通，呕吐停止，梗阻症状解除。仍稍有腹部胀闷不适，右胁闷痛，发热已退，索饮水浆。继续泄热通腑。

处方：蒲公英 30g，紫花地丁 15g，天葵子 15g，金银花 15g，连翘 15g，生大黄 10g，柴胡 10g，广木香 10g，郁金 15g，桃仁 10g，金钱草 20g，全瓜蒌 30g。

上案中洪老选用五味消毒饮清热解毒；大柴胡汤和解少阳，通腑泄热；玄明粉通腑、松弛胆道，以利胆汁排泄。其服药方法打破 1 日 1 剂之常规，大胆采用 1 日 2 剂，专事通腑泄热，故而急腹症顿除，病告痊愈。

〔赵凤达，蔡灿林．洪广祥治疗疑难、危重验案 4 则［J］．江西中医药，1993，24（5）：1-2〕

洪广祥：清胰汤加减

【组成】北柴胡 15g，黄芩 15g，法半夏 10g，生大黄 10g（后下），枳实 15g，厚朴 10g，白芍 10g，败酱草 20g，白毛夏枯草 20g，炒山楂 30g。

【功效】行气导滞，清化湿热，通里攻下。

【主治】腹痛，属脾胃积滞，湿热内蕴者。症见上腹剧痛，痛如刀割，呈阵发性加剧，并向腰背部及双胁肋部放射，呕恶，大便不畅，口苦口干；舌质红暗、舌苔黄腻偏厚，脉弦滑数。

【用法】水煎服，每日2剂，分4次服。

【经验】暴饮暴食使脾胃受纳、运化和升降功能失调，气机郁滞，湿热内生，从而进一步加重脏腑气机壅塞，脘腹疼痛是"不通"所致。胃气上逆故呕恶；腑气郁闭，大肠传导失常，故大便不畅；另一方面，气机壅塞可导致"气滞血瘀"。舌质暗和腹痛如刀割显然与痰滞气机有关。清胰汤是《伤寒论》大柴胡汤变方，主治脾胃食积，湿热内蕴，气机壅塞，腑气不通，"不通"是其发病的中心病机。方中加用败酱草、白毛夏枯草与黄芩、大黄相配，以清泄湿热，使胰腺炎症水肿得到有效控制；山楂既消食滞又消肉积，与厚朴、枳实相配，可达除塞导滞、化瘀定痛之功。

【验案】林某，男，39岁，1972年6月13日初诊。

患者赴婚宴后翌日晚突发上腹剧痛，痛如刀割，呈阵发性加剧，并向腰背部及双胁肋部放射，呕恶症状明显，呕吐物为胃内容物。神情烦躁不安，痛苦异常，大便不畅，口苦口干口黏，发热微恶寒。舌质红暗、舌苔黄腻偏厚，脉象弦滑数，寸脉稍浮。查体：体温38.4℃，血压正常，腹部触诊剑突下有压痛，伴有腹肌紧张，但无反跳痛。化验：尿淀粉酶686U，白细胞11.6×10^9/L，中性粒细胞比例82%。

西医诊断：急性水肿型胰腺炎。

中医辨证：脾胃积滞，湿热内蕴，气机紊乱，升降失常。

治法：行气导滞，清化湿热，通里攻下。

处方：清胰汤加减。北柴胡15g，黄芩15g，法半夏10g，生大黄10g（后下），枳实15g，厚朴10g，白芍10g，败酱草20g，白毛夏枯草20g，炒山楂30g。水煎服，每天2剂，分4次服。

二诊：服药后体温 37.2℃，解黏稠粪便 3 次，恶臭，呕吐已除，腹痛基本缓解，尿淀粉酶 236U，白细胞 8.4×10⁹/L，中性粒细胞比例 72%。舌苔黄厚腻减半，脉象弦细滑，数象已除。上方续服 2 剂，改为每天 1 剂，水煎分 2 次服。

三诊：自觉症状完全消失，腹部体征已除，尿淀粉酶恢复正常，继续用上方加减调理善后。

〔洪广祥.急腹症中医药治疗规律〔J〕.中医药通报,2008,7（1）: 14-19〕

洪广祥：甘麦大枣汤、百合地黄汤合芍药甘草汤加减

【组成】炙甘草 10g，淮小麦 30g，大枣 6 枚，百合 30g，生地黄 10g，白芍 30g，北沙参 15g，石斛 15g。

【功效】养阴柔肝，缓急止痛。

【主治】腹痛，属肝阴不足，筋脉失养者。症见腹痛拒按，痛时喜倦卧，辗转不安，伴四肢厥冷，食入则呕，大便干结，小便短赤；舌淡红，苔薄黄，脉细。

【用法】水煎服，每日 1 剂。

【经验】洪老认为，肝病及胃，以致肝胃失和，胃失和降。肝之生理特性，为体阴而用阳。肝为风木之脏，易阳化风动。肝又主筋，筋脉柔润，需赖肝阴之濡养。若肝阴不足，筋脉失养，易致经筋挛急。足厥阴肝经由小腹挟胃两旁。肝脏虚寒可波及脾胃，肝阴不足，阴精亏损，亦能影响脾胃，尤其与胃更为相关。因胃为阳腑，喜润

恶燥，胃气和降，需赖胃阴之濡润，以保持阴阳平衡，气机调和。肝为刚脏，喜条达而恶抑郁。郁则易犯脾克胃，必致脾胃升降失常。根据《内经》"肝苦急，急食甘以缓之"理论，用甘麦大枣汤以缓肝之急，又养肝之体，使之躁急弛缓。对肝郁化火、伤阴耗液、心脾两虚所致之证候有良好的养心安神、和中缓急之功；芍药甘草汤酸甘化阴，柔肝缓急，调和肝脾，对因挛急而引起的疼痛，效果显著；再配合百合地黄汤加北沙参、石斛益胃生津，养阴清热以和胃止呕。

【验案】决某，女，26岁，1983年5月5日初诊。

腹痛伴呕吐月余，加重7天。患者于4月9日突发上腹阵发性疼痛，伴呕吐。同日突然"发闭"，手足抽搐，两眼向上斜视，人事不清，入当地中医院治疗，住院6天，上述症状未能缓解，而转入县人民医院治疗，诊断为"疮病""蛔虫症"。经用驱虫、镇静、解痉止痛，及中药、针灸等治疗后驱出蛔虫数条，发闭、抽搐已止，唯阵发性上腹疼痛加剧，持续时间长，发作频繁，日4～5次，伴恶心呕吐，呕吐物初为胃纳容物，继而黄绿色苦水，混有黏液痰，且上述症状逐日加重，故转来我院治疗。

入院症见上腹部阵发性疼痛，痛时喜倦卧，拒按，辗转不安，伴四肢厥冷，出冷汗，恶心呕吐，不能进食，食入则呕，以吐出为快，口苦口干，不欲饮水，大便干结，小便短赤，舌质淡红，苔薄黄，脉细。患者于1980年患"胆道蛔虫症"。查体：急性面容，痛苦表情，腹软，肝脾未扣及，满腹有压痛，无反跳痛。白细胞 5×10^9/L，中性粒细胞比例84%，淋巴细胞比例16%。大便常规无异常，检见鞭虫卵0～1。胃镜检查提示表浅性胃炎。经管医师按蛔厥辨证论治，以乌梅丸为主方进行治疗，服药2剂，腹痛为前，有时需临时给予阿托品以止痛，灭吐灵以止呕，但1小时后腹痛、呕吐又依然重现。

5月6日科主任总查房，洪老诊察所见：患者满腹挛痛，无明显拒按，腹柔软，大便今日已解，稀软便，呕吐，口干口苦，面色无华，精神软弱，两眼无神，心烦易惊，夜寐不安，舌质偏红，苔少，中有少许裂纹，脉细略弦。认为腹痛为肝阴不足，筋脉失养，故表现为腹中挛痛。遵照《内经》"肝苦急，急食甘以缓之"的理论为指导，建议用甘麦大枣汤，百合地黄汤，芍药甘草汤三方合用，共奏缓急止痛之功。5月7日经管医师仍坚持从蛔厥论治的方案，继续用乌梅丸主方加减，并给予补液等对症治疗，患者腹痛仍未能缓解。

5月10日洪老查房：症仍为前述，大便3日未解，胃脘隐痛灼热，再次指出胆道蛔虫症的诊断不能成立，必须运用"肝苦急，急食甘以缓之"的理论指导用药，并提出治疗方案。

处方：炙甘草10g，淮小麦30g，大枣6枚，百合30g，生地黄10g，白芍30g，北沙参15g，石斛15g。4剂。

5月12日起服用，患者药后腹痛缓解，不呕吐，能进食，精神转佳，舌苔分布均匀，舌质淡红，病情稳定，于5月16日痊愈出院。

〔洪广祥.从肝论治疑难病案分析［J］.中医药通报,2009,8（3）:17-19〕

洪广祥：乌梅丸加减

【组成】乌梅12g，细辛3g，桂枝5g，蜀椒3g，干姜9g，熟附子 6g，黄连 3g，黄柏 8g，党参 9g，当归 9g。

【功效】温脏补虚，寒热并调。

【主治】腹痛，属内脏虚寒，蛔虫内扰者。症见腹痛，剑突下如钻顶样疼痛，并放射至腰背部，捧腹屈膝辗转不安，呕吐频繁，四肢厥冷，大便不畅；舌质偏红、舌苔薄白，脉象沉涩。

【用法】水煎服，每日 1 剂。

【经验】洪老认为，胆道蛔虫症系由内脏虚寒，蛔虫内扰，气急升降失常所致。本为脏寒，并见虫扰气逆而化热；痛甚则气机逆乱，阴阳交错，升降失调，则四肢厥冷。故本着仲景"必伏其所主，先其所因"的原则，应用乌梅丸"温脏"而达到"安蛔"的目的。方中重用乌梅为君，取其酸能安蛔之功；蜀椒、细辛、附子、桂枝、干姜等性味辛温，辛能伏蛔，温以散寒；黄连、黄柏苦寒下蛔，兼清里热；当归、党参则补气养血，以散四肢厥冷。全方共奏温脏补虚、寒热并调、安蛔止痛之功。现代医学对乌梅丸治疗胆道蛔虫病作用机制的实验研究认为，乌梅丸只能使蛔虫麻痹，增加胆汁分泌，弛缓胆道口括约肌使胆道蛔虫退回十二指肠。说明乌梅丸的作用重点不是"驱蛔杀虫"，而是起到麻痹蛔虫的作用。

【验案】辛某，女，38 岁，1963 年 3 月 16 日初诊。

上腹部疼痛伴恶心呕吐 15 年。痛时四肢厥冷，汗透衣衫，呕吐频繁，微寒微热，痛止热退，每次疼痛常持续 3～5 天。应用止痛剂疼痛难以缓解。曾在某医院作胃液分析、胃肠钡餐透视及胆囊造影，均无异常发现，乃诊断为胆道蛔虫症。昨日上午腹痛又发作，剑突下如钻顶样疼痛，并放射至腰背部，捧腹屈膝辗转不安，呕吐频繁，但未见有蛔虫呕出，四肢厥冷，谷水难入，口苦口干，大便不畅，体温 37.5℃；舌质偏红，舌苔薄白，脉象沉涩。此乃寒热错杂之蛔厥证。系由内脏虚寒，蛔虫内扰，气机升降失常所致。故以乌梅丸温脏补虚，寒热并调，安蛔止痛。

处方：乌梅 12g，细辛 3g，桂枝 5g，蜀椒 3g，干姜 9g，熟附子 6g，黄连 3g，黄柏 8g，党参 9g，当归 9g。水煎服。

二诊：当日服 1 剂，即痛呕俱止，连服 3 剂，诸症尽除，为巩固疗效，原方加新鲜苦楝皮（二层皮）15g、槟榔 10g，续服半个月，随访 10 年未见复发。

〔洪广祥. 乌梅丸的临床活用经验［J］. 中医药通报，2008，7（5）：5-7〕

洪广祥：胆道排蛔汤或驱蛔 I 号方加减

【组成】胆道排蛔汤：乌梅 12g，郁金 9g，槟榔 9g，金钱草 30g，木香 15g，枳壳 9g，苦楝皮 15g，黄芩 9g，大黄 9g（后下）；驱蛔 I 号方：乌梅 15g，苦楝皮 15g，川椒 4g，细辛 3g，使君子 30g，槟榔 30g，木香 12g，枳壳 6g，玄明粉 10g，干姜 3g。

【功效】安蛔止痛，利胆驱虫。

【主治】腹痛，属蛔滞者。症见胃脘部阵发性"钻顶"痛，腹痛虽剧，体征较轻，仅剑突下或偏右轻度压痛，腹壁软，面色苍白，汗出肢冷，伴恶心呕吐，纳呆，小便清；舌尖有红点，舌苔白腻，脉象弦紧。

【用法】水煎服，每日 1 剂。

【经验】洪老认为，单纯性胆道蛔虫病以蛔虫内扰引起肝胆瘀滞为主，多见寒象。治以安蛔止痛，辅以利胆驱虫，自拟胆道排蛔汤或驱蛔Ⅰ号方。其中乌梅安蛔止痛；郁金行气解郁，凉血破瘀；槟榔驱虫行气；金钱草利水通淋，散瘀消肿；木香、枳壳、苦楝皮行气；黄芩清热燥湿，止血；大黄泻下攻积，活血祛瘀，清泄湿热。诸药共用，使蛔虫得安，疼痛得止。

〔洪广祥，赵凤达．胆道蛔虫病的中医药治疗［J］．江西中医药，1987（3）：18〕

晁恩祥：经验方1

【组成】苍术、白术各10g，厚朴10g，青皮10g，丹参10g，砂仁10g，玫瑰花10g，延胡索10g，木香10g，高良姜6g，干姜10g，葛根25g，香附10g，小茴香10g，炒山药15g，甘草10g。

【功效】健脾温中，理气疏肝。

【主治】腹痛，属脾胃虚寒，气滞不舒者。症见腹痛，得热则减，喜热饮，大便不成形，便后痛减；舌淡红、苔薄白，脉沉细。

【用法】水煎服，每日1剂。

【经验】晁老临床常以干姜与高良姜配伍，此为《和剂局方》的二姜丸。二药皆可温中祛寒，干姜长于暖胃虚寒，高良姜长于温中散寒止痛，二者相须，功效更佳。临床可用于胃寒腹痛、呕吐、泄泻等。

【验案】陈某，女，60岁，2008年12月2日就诊。

腹痛时作，伴大便不成形3个月。患者近3个月来无明显诱因出现排便前腹隐痛，得热则减，喜热饮，大便不成形，便后痛减，纳可，眠可；舌淡红、苔薄白，脉沉细。辨为脾胃虚寒，气滞不舒。

治以健脾温中，理气舒肝。

处方：苍术、白术各 10g，厚朴 10g，青皮 10g，丹参 10g，砂仁 10g，玫瑰花 10g，延胡索 10g，木香 10g，高良姜 6g，干姜 10g，葛根 25g，香附 10g，小茴香 10g，炒山药 15g，甘草 10g。7 剂，水煎服。

二诊：服药 7 剂后腹痛减轻，大便渐成形，上方去延胡索、小茴香、青皮，继服 7 剂。

〔晁恩祥.晁恩祥临证方药心得［M］.北京：科学出版社，2012，68〕

晁恩祥：经验方 2

【组成】苍术、白术各 10g，厚朴 10g，木香 10g，枳实 10g，玫瑰花 10g，延胡索 10g，陈皮 10g，焦神曲、焦山楂、焦麦芽各 10g，金荞麦 15g，鱼腥草 25g，川楝子 10g，败酱草 10g。

【功效】理气解毒，化瘀祛湿。

【主治】腹痛，属气滞血瘀，湿毒内结者。症见右下腹疼痛，发热，大便正常。

【用法】水煎服，每日 1 剂。

【经验】晁老认为，肠痈之病有顺逆，药后热退痛减，大便畅，是为顺症。以手触无块、痛减为顺，反之为逆。老年人肠痈因年老体力不支等因素，多采用保守疗法。肠痈急性期以热、毒、瘀为主，治以清热化瘀、解毒排脓为法，包块形成则转为慢性，以解毒散结化瘀为法。

【验案】杨某，女，70岁，2006年3月10日初诊。

患者40天前出现右下腹疼痛，发热，诊断为化脓性阑尾炎，保守抗感染治疗3周，治疗1周后疼痛即消失。现右下腹隐痛，大便正常。察其舌质淡红，舌苔中后白腻，脉弦细。

中医诊断：气滞血瘀、湿毒内结之肠痈（化脓性阑尾炎）。

治法：理气解毒，化瘀祛湿。

处方：苍术、白术各10g，厚朴10g，木香10g，枳实10g，玫瑰花10g，延胡索10g，陈皮10g，焦神曲、焦山楂、焦麦芽各10g，金荞麦15g，鱼腥草25g，川楝子10g，败酱草10g。水煎服，每日1剂。

复诊：服药21剂，腹痛消失、苔腻渐化，湿邪渐退。B超示包块缩小。提示治疗有效，再以活血理气、散结解毒为法，加入软坚散结之品以除余邪。

继续服用14剂，症状基本消失，无不适。随访1个月，病未复发。

〔晁恩祥.晁恩祥临证方药心得［M］.北京：科学出版社，2012，78〕

唐祖宣：薏苡附子败酱散加减

【组成】薏苡仁100g，炮附子30g（先煎），败酱草30g。

【功效】散寒利湿，破瘀排脓。

【主治】腹痛，属寒湿瘀血互结者。症见右下腹中度或重度触痛、反跳痛及肌紧张，急性发作，伴不同程度发热；苔黄，脉滑数。

【用法】以水1000mL，先煎附子30分钟，再下薏苡仁、败酱草，煎约500mL，过滤；再加水500mL，煎至300mL，过滤；三煎加水 500mL，煎至 200mL，过滤。3 次药液兑于一起混匀，每次服 200mL，间歇 2 小时服 1 次。

【经验】本方所治肠痈，是由素体阳虚，寒湿瘀血互结，腐败成脓所致。方中重用薏苡仁利湿排脓，轻用附子扶助阳气，以散寒湿，佐以败酱草破瘀排脓。配合成方，共奏利湿排脓、破血消肿之功。临症加减：若脉数便干，加大黄 15g（后下）；外有发热者，加金银花 30g（后下）；腹痛甚者，加白芍 30g。

【验案】白某，女，36 岁，1978 年 8 月 6 日初诊。

患者因饮食不节诱发脘腹痛而就诊，伴发热呕吐，继则疼痛局限于右下腹。症见右少腹持续疼痛，阵发性加剧，恶心呕吐，畏寒发热，体温 38.5℃，右小腹明显压痛、反跳痛及肌紧张，面色青黑，神疲困惫，痛时四肢厥冷；苔黄有津，脉滑数，白细胞总数 16×10^9/L，中性粒细胞比例 93%，淋巴细胞比例 6%，单核细胞比例 1%，脉搏 88 次 / 分。诊为肠痈，为寒湿郁结、郁而生热所致，治宜温阳祛湿，清热解毒，方用薏苡附子败酱散加减。

处方：炮附子 30g（先煎），薏苡仁 90g，金银花 30g，白芍 30g，板蓝根 30g。4 剂。

上方服后约 1 小时腹痛减轻，继则呕吐止，3 剂后体温正常，白细胞总数 11×10^9/L，中性粒细胞比例 75%，淋巴细胞比例 25%。上方继服 5 剂，血常规正常，诸症消除而愈。

〔唐祖宣，李向义，薛天伟，等 . 薏苡附子败酱散治疗肠痈 25 例〔J〕. 北京中医杂志，1987（5）：32-33〕

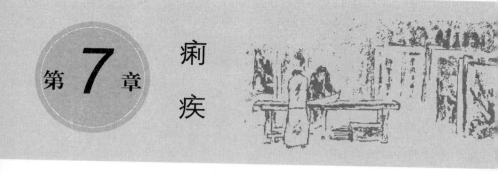

第 7 章　痢疾

　　痢疾是以大便次数增多，腹部疼痛，里急后重，下痢赤白脓血为特征的病证。本病多由外感或内伤，致邪蕴肠腑，传导失常，脂络受伤所致。本病是一种常见的肠道传染病，中医对本病尤其是久痢采用辨证论治，常有较好的疗效。湿热痢治以清热导滞、调气行血；寒湿痢治以温化寒湿、行气活血；疫毒痢治以清热解毒、凉血除积；噤口痢实证治以泄热和胃、苦辛通降，虚证治以健脾和胃、降逆止呕；休息痢治以健脾益气、消积化滞；阴虚痢治以坚阴泄热、扶正止痢；虚寒痢轻证治以温中驱寒、健脾化湿，重证治以温补脾肾、收涩固脱；劳痢治以建中益胃、敛精渗湿。凡现代医学中的急慢性细菌性痢疾、急慢性阿米巴肠病、慢性非特异性溃疡性结肠炎、慢性结肠炎等疾病，均可参照本章内容辨证论治。

　　本章收录了刘志明、李今庸、徐经世等国医大师治疗本病的验方10首。刘志明认为休息痢以脾肾两虚为本，湿热、血瘀为标，治疗时强调攻下必须顾正，补虚慎防恋邪；李今庸治疗痢疾强调虚实辨证，实证宜散寒、清热、利湿、行气、活血等，虚证宜培中固本

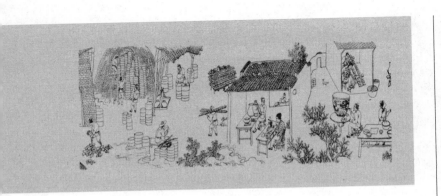

止滑，对于久痢余邪未尽、正气受损的虚实夹杂证要补泻兼施；徐经世强调慢性痢疾为虚实互见，不能见泻止泻，既要注意脾虚内湿，又要注意湿邪之稽留，在病邪未清时，忌一味固涩，以免闭门留寇，应先祛邪，使邪去正安。

刘志明：白头翁汤合驻车丸加减

【组成】白头翁 9g，秦皮 9g，黄柏 9g，黄连 9g，黄芩 9g，当归 9g，木香 3g，炮姜炭 3g，生地黄 6g，赤芍 9g，阿胶珠 9g。

【功效】清热利湿，凉血解毒。

【主治】痢疾，属湿热内盛者。症见腹泻、有黏冻，腹痛，里急后重，小便短赤；舌质红绛、苔光剥，脉细数。

【用法】水煎服，每日 1 剂。

【经验】刘老认为，痢疾证属湿热夹滞者居多，治疗之法亦以清化湿热、消导通下为主，若时愈时发，反复不已，则称为"休息痢"。久痢耗伤阴血，湿热夹滞，交阻大肠，乃休息痢重症；反复发作，脾胃受伤，阴血日渐亏耗；夏秋季节，湿热交蒸，病情复发，故见湿热纠缠、阴虚潮热之象。其本虽虚，其标则实，因此攻下必须顾正，补虚慎防恋邪，治宜清化湿热，兼养阴血。故刘老投以白头翁汤清热除湿以除其标实，合驻车丸活血养血以治其本虚；加木香以调气，正所谓"行血则便脓自愈，调气则后重自除"也。

【验案】赵某，男，44 岁，1976 年 9 月 13 日初诊。

腹泻反复发作 3 年，加重 4 天。患者自 1973 年起，每年夏秋季节，腹泻必反复发作，屡经中、西医药物治疗，症状仅一时改善，未能根治。近 4 天来泻下赤白，有黏冻，腹痛，里急后重，日行 7 ～ 8 次，就诊于当地医院，诊断为细菌性痢疾，治疗无效，故来就诊。症见形体消瘦，腹痛，腹泻，有黏液冻，里急后重，纳食减少，烦躁，手心灼热，口苦，口渴，小便短赤；舌质红绛、苔光剥，脉细数。

中医诊断：休息痢。

中医辨证：湿热内盛。

治法：清热利湿，凉血解毒。

处方：白头翁汤合驻车丸加减。白头翁9g，秦皮9g，黄柏9g，黄连9g，黄芩9g，当归9g，木香3g，炮姜炭3g，生地黄6g，赤芍9g，阿胶珠9g。

二诊：腹痛、里急后重已除，大便已无脓血，但尚有黏冻，手心微热，口仍苦，溲赤略淡。上方去炮姜炭。

三诊：大便已无脓冻，每日1次，质软成形，烦躁、口苦等症消失，食欲增加；舌红、少苔，脉细数。再从前方加减，以清余邪；后随访，腹泻未复发。

〔刘如秀.刘志明医案精解〔M〕.北京：人民卫生出版社，2010，264-265〕

刘志明：经验方

【组成】黄芪15g，白术12g，党参I5g，白芍9g，陈皮9g，木香9g，肉豆蔻12g，干姜6g，黄连6g，蒲公英15g，地榆3g，乳香9g，没药9g，炙甘草6g。

【功效】温中健脾，活血消痈。

【主治】痢疾，属脾虚血瘀，肉腐成脓者。症见腹泻，肠鸣，里急后重，呈黏液性脓血便，厌食油腻，四肢倦怠乏力；舌淡胖、苔薄白，脉濡缓。

【用法】水煎服，每日 1 剂。

【经验】刘老认为，慢性溃疡性结肠炎以腹泻、黏液性脓血便、腹痛、里急后重等为主要症状，属于"休息痢"范畴，由饮食、劳累、思虑等因素，致脾气受损，运化失职，湿热内蕴，伤及气血，迁延不愈，正虚邪恋而发；或因治疗不当，收涩太早，关门留寇而作。湿热内蕴，与气血相搏结，使肠道传导失司，肠络受伤，气滞血瘀，腐肉成痈。本病以脾肾两虚为本，湿热、血瘀为标，虚实相兼，寒热错杂，而非单纯热盛，故刘老治以温中健脾、活血消痈之法。方中黄芪、白术、党参益气健脾，黄芪生用尚可托毒生肌；白芍、甘草缓急止痛；肉豆蔻、干姜温补脾肾、涩肠止泻；陈皮、木香、黄连、蒲公英既行气化湿升散脾阳，又清热解毒；乳香、没药、地榆化腐生肌、收敛止血。诸药配合，相辅相成，补而不留邪，清而不伤正，共奏益气健脾、温补脾肾、清热祛瘀、生肌止痛之效。如此则脾虚得补，湿热得清，瘀血得除，而获显效。

【验案】胡某，男，62 岁，1987 年 4 月 3 日初诊。

腹泻 6 年，加重 1 个月。患者 6 年来每日腹泻 4～5 次，伴肠鸣，左下腹疼痛，十分痛苦。近 1 个月病情加重，腹痛，里急后重，呈黏液性脓血便，故来就诊。就诊时除有前述症状外，患者自述纳差，厌食油腻，四肢倦怠乏力；察其舌淡胖、苔薄白，切其脉濡缓。消化道钡餐示：溃疡性结肠炎。

中医诊断：休息痢。

中医辨证：脾虚血瘀，肉腐成脓。

治法：温中健脾，活血消痈。

处方：黄芪 15g，白术 12g，党参 15g，白芍 9g，陈皮 9g，木香 9g，肉豆蔻 12g，干姜 6g，黄连 6g，蒲公英 15g，地榆 3g，乳香

9g，没药 9g，炙甘草 6g。水煎服，每日 1 剂，10 剂。

5 月 4 日二诊：上方连服 1 个月，黏液样便消失，腹痛、肠鸣减轻，腹泻次数减少，精神转好，体重增加，后坚持服用上药以善后，随访 1 年未见复发。

〔刘如秀. 刘志明医案精解［M］. 北京：人民卫生出版社，2010，263-264〕

李今庸：芍药汤加减

【组成】白芍 12g，当归 10g，槟榔 10g，黄芩 10g，黄连 10g，桂枝 10g，干姜 10g，大黄 10g，甘草 10g，广木香 6g，枳壳 10g，桔梗 10g。

【功效】清利湿热，行气活血。

【主治】痢疾，属湿热痢疾，湿重于热者。症见腹部疼痛，里急后重，下痢赤白脓血；苔白，脉濡。

【用法】水煎服，每日 1 剂。

【经验】李老认为，脾居中土，时司长夏。农历六、七月之交的长夏，湿热蕴积于脾土，腐败气血，脾气下陷，失其升清之用。其血气之腐败者，随脾气之下陷而下出于后阴之窍，泄出红白冻子而谓之便脓血。人身气血，气主于肺而肺主收敛，血藏于肝而肝主疏泄。血郁气滞，则肝失其疏泄之用，而肺失其收敛之能，故肺欲收敛而不能收敛，肝欲疏泄而不能疏泄，以致大便频频欲利而又不能利，即肛门时时坠胀欲泄而又难以泄出，症见所谓"后重"也。《素问·六元正纪大论》载"厥阴所至为里急"，厥阴之经为肝脉，肝脉不和则腹里拘急，故每次欲行泄利，则先见小腹急痛，旋即肛门坠胀而泄利带脓血，历月难除。患者痛苦不堪，常致困惫。遂本"活血则便脓自愈，调气则后重自除"之旨，用芍药汤之广木香、槟榔、干姜行气；当归、白芍活血；桂枝通经助血行；黄连、黄芩之寒以清热，苦以燥湿；邪虽盛而正未衰，故加大黄攻结而荡涤其病邪，所谓"通因通用"也；更加枳壳助肝、桔梗理肺以疏理气机，甘草调和诸药；全方共奏清热燥湿、活血行气之效。

〔李今庸.经典理论指导下的临床治验（九）——辨治痢疾验案〔J〕.中医药通报，2015，14（5）：8-9〕

李今庸：白头翁汤加味

【组成】白头翁 12g，黄连 10g，黄柏 10g，秦皮 10g，广木香 6g，当归 12g，桔梗 10g，枳壳 10g。

【功效】清热解毒，凉血止痢。

【主治】痢疾，属湿热痢疾，热重于湿者。症见下痢红白黏冻，且时伴以鲜血，里急后重，小腹疼痛，身热；或兼见口渴，恶心欲吐，食欲不振，精神疲惫；苔黄，脉虚弱而数。

【用法】水煎服，每日 1 剂。

【经验】李老认为，湿热郁遏，熏蒸于肠胃，腐败气血，奔迫于后阴，而为下痢红白黏冻，且时伴以鲜血；血气瘀滞，气机不畅，故里急后重，下痢一日夜达数十次；胃气失降，故恶心欲呕，且食欲不振；热盛于身则发热，口渴欲饮水，舌苔黄，脉细数；其病为湿热痢而热重于湿，治本《伤寒论·辨厥阴病脉证并治》"热利下重者，白头翁汤主之""下利欲饮水者，以有热故也，白头翁汤主之"
之法，以白头翁汤泻热燥湿、凉血解毒为主，加当归行血以愈便脓，
加广木香调气，枳壳、桔梗疏利气机以除后重。劳累体弱者加入阿
胶以养阴止血，炙甘草益气补中，助正气以除湿热。

〔李今庸．经典理论指导下的临床治验（九）——辨治痢疾验
案［J］．中医药通报，2015，14（5）：8-9〕

李今庸：桃花汤加味

【组成】赤石脂30g，炒粳米15g，干姜6g，炙甘草9g，党参
12g，白术12g，当归24g，川芎9g，白芍15g，延胡索12g，桂枝
6g，红花9g，蒲黄炭9g。

【功效】固滑止痢，兼以活瘀。

【主治】痢疾，属虚滑久痢兼瘀者。症见形体消瘦，食欲不振，
面色少华，大便时下脓血，便色乌黑，便血前常有多汗，小腹急痛，
但无后重感，大便无血时则稀溏而色如果酱，或带白色黏液，女性
患者月经时断时潮，潮前小腹刺痛，经色乌黑；脉沉迟细弱。

【用法】水煎，取汁温分4服，2日服1剂。

【经验】李老认为，气虚阳弱，则精神疲乏，食欲不振，面色
少华，痢前多汗或大便带白色黏液，脉沉迟细弱；络伤血瘀，则大
便色黑或如果酱；月经前小腹刺痛，经色乌黑，亦为血瘀之征。病
久则经血亏损，故形容消瘦。遂本《金匮要略·呕吐哕下利病脉证
并治》"下利便脓血者，桃花汤主之"之法，以桃花汤涩肠固滑以
止下痢，加党参、白术、炙甘草补脾益气；加当归、川芎、白芍、

红花、延胡索、蒲黄炭养血活血、止痛止血；加桂枝通阳温经，以助血行。

【验案】某女，48岁，1974年12月6日初诊。

1954年8月患痢疾，时缓时剧，绵延20年，经武汉、北京等地医院治疗未效。后诊断为"结肠溃疡"。患者形体消瘦，精神疲乏，食欲不振，面色少华，常畏寒；大便时下脓血，便色乌黑，下血前常有多汗、小腹急痛，但无后重感，大便无血时则稀溏而色如果酱，或带白色黏液。近来发生上腹部满胀，每于饥饿时刺痛，得食则减，遇寒则剧，口泛酸水；月经时断时潮，潮前小腹刺痛，经色乌黑；脉沉迟细弱。乃虚滑痢疾兼瘀。治宜固滑止痢，兼以活瘀。方以桃花汤加味。

处方：赤石脂30g，炒粳米15g，干姜6g，炙甘草9g，党参12g，白术12g，当归24g，川芎9g，白芍15g，延胡索12g，桂枝6g，红花9g，蒲黄炭9g。加水适量煎药，汤成去滓，取汁温分4服，2日服1剂，共5剂。

12月16日二诊：服上方5剂，大便基本成形，下血停止，便色转正常，汗出之症消失，畏寒减轻，精神、食欲、面色均好转，唯稍劳则小便遗出。仍拟原方加减续服。处方：赤石脂30g，炒粳米15g，干姜6g，炙甘草9g，党参12g，白术12g，当归24g，川芎9g，白芍15g，延胡索12g，蒲黄炭9g，桂枝6g，炙黄芪12g。加水适量煎药，汤成去滓，取汁温分4服，2日服1剂，共6剂。

12月28日三诊：服上方6剂，诸症悉退，劳则小便遗出亦好转，大便尚有时稍稀。再以原方加减善其后。处方：赤石脂30g，炒粳米15g，干姜6g，炙甘草9g，党参12g，白术12g，当归24g，川芎9g，白芍15g，延胡索12g，炙黄芪12g，山药12g，广木香4g。

加水适量煎药，汤成去滓，取汁温分4服，2日服1剂。共11剂，大便完全恢复正常，食欲转佳，体重增加，形体渐盛，诸症减退，其病告愈。

上述验案中患者服后精神、食欲、畏寒、大便均好转，下血及汗出亦止，唯劳则小便遗出，故于方中减破血之红花，加炙黄芪益气补虚以固摄，继之再去温通止血之桂枝、蒲黄炭，加山药以益脾固涩，木香利气以防补药之壅。

〔李今庸.经典理论指导下的临床治验（九）——辨治痢疾验案〔J〕.中医药通报，2015，14（5）：8-9〕

李今庸：真人养脏汤方加减

【组成】党参10g，炒白术10g，炙甘草10g，肉桂10g，广木香6g，当归10g，白芍10g，肉豆蔻10g（煨），炙罂粟壳10g，诃子皮10g（煨）。

【功效】益气举陷，固肠止痢。

【主治】痢疾，属下痢日久者。症见泻痢滑脱不禁，脱肛，腹痛，食少；苔白，脉迟细。

【用法】水煎服，每日1剂。

【经验】李老认为，脾气下陷，失于固摄，故见下痢滑脱不禁、脱肛；脾气虚弱，温煦无力，失于健运，故见腹痛，食少，苔白，脉迟细。久痢脾虚下陷，固摄无权，法当温补脾肾，升阳举陷，治宜真人养脏汤。方中取党参、白术、炙甘草健脾益气，升阳举陷；取肉桂、肉豆蔻温阳止泻；取炙罂粟壳、诃子皮固肠止滑；取当归、白芍养血活血止痛；取广木香疏利气机。诸药相合，共收益气举陷、固肠止痢之效。

〔李今庸，李琳 . 中国百年百名中医临床家丛书·李今庸［M］.
北京：中国医药科技出版社，2002，66〕

李今庸：乌梅汤加减

【组成】乌梅 10g，干姜 10g，黄连 10g，当归 10g，蜀椒 10g，
细辛 6g，制附片 10g，桂枝 10g，黄柏 10g，广木香 6g，党参 10g。

【功效】平调寒热，行气止痛。

【主治】痢疾，属久痢者。症见下痢赤白脓血，腹痛，里急
后重。

【用法】水煎服，每日 1 剂。

【经验】李老认为，下痢日久，正气受伤，热邪未尽，故见下痢
赤白脓血，腹痛，里急后重。此乃病入厥阴，其经寒热错杂所使然，
法当寒热并投，治宜乌梅汤加味。方中乌梅酸收止痢；干姜、附片、
蜀椒、桂枝、细辛温里通阳；黄连、黄柏苦寒清热，以厚肠胃；当
归养血活血；党参益气补虚；广木香行气通滞。

〔李今庸，李琳 . 中国百年百名中医临床家丛书·李今庸［M］.
北京：中国医药科技出版社，2002，66-67〕

李今庸：仓廪散加减

【组成】党参 10g，茯苓 10g，甘草 8g，前胡 10g，川芎 10g，羌
活 10g，独活 10g，桔梗 10g，柴胡 10g，炒枳壳 10g，陈仓米 20g。

【功效】败毒祛湿，疏利气机。

【主治】痢疾，属噤口痢者。症见下痢赤白脓血，腹痛，里急后重，恶心呕吐，精神疲乏；舌苔黄腻。

【用法】研细末，每用时取药末 20g，以生姜 10g、薄荷 10g 煎水送服。

【经验】李老认为，湿热疫毒蕴结肠胃，腐败气血，故见下痢脓血；湿热阻滞，气机不利，故见腹痛，里急后重；胃失和降，故见不能食，恶心呕吐；湿热上泛于口，故见舌苔黄腻；下痢伤损脾胃，故见精神疲乏。此乃湿热疫毒熏灼肠胃，正气受伤所致，法当败毒祛湿，疏利气机，培中固本，治宜仓廪散。方中取羌活、独活燥湿；取党参、茯苓、甘草、陈仓米健脾和胃降逆；取柴胡、前胡一升一降通达上下；取桔梗、枳壳疏利气机；取川芎行血中之气。

〔李今庸，李琳．中国百年百名中医临床家丛书·李今庸［M］．北京：中国医药科技出版社，2002，67〕

徐经世：葛枳二仁汤加减

【组成】煨葛根 15g，陈枳壳 15g，陈皮 10g，姜半夏 12g，炒川黄连 3g，马齿苋 15g，杏仁、桃仁各 10g，桔梗 10g，首乌藤 15g，佛手 15g，姜竹茹 10g，生甘草 5g。

【功效】疏肝理脾，清热化湿。

【主治】痢疾，属肝郁脾虚，湿浊阻滞者。症见小腹坠痛；大便次数多、夹有黏液，伴肛门重坠；舌淡红、苔薄微黄，脉弦数。

【用法】水煎服，每日 1 剂。

【经验】徐老认为，大便增多、夹有黏液，肛门重坠；舌红、苔黄，为肝郁脾虚、湿热壅滞之象，投以葛枳二仁汤以升提醒脾、理气燥湿、宽肠导滞。对于既往有慢性结肠炎的患者，其症状既似脾虚泄泻，又合里急后重的痢疾特征，其证实属脾虚湿滞、腑气失利的虚实夹杂证。故治不宜偏，既要健脾和胃，收敛止泻，又要化湿导滞，清理肠垢。若偏于收敛则邪留于内，若导滞过极又伤于脾胃，故自拟"葛枳二仁汤"。所取药物皆平和多效之品，兼顾升提醒脾、启发脾机，燥湿运脾、和胃培土，宽肠导滞、推陈出新，清热解毒、健脾消饥，理脾和胃、利湿止泻，全方升降有序，寒温得当，润燥适度，攻补兼施。

【验案】温某，女，46 岁，2009 年 12 月 6 日初诊。

患者 4 年前出现小腹坠痛，大便每日 3～4 次，夹有黏液，伴肛门重坠，无便血，肠镜检查提示：慢性溃疡性结肠炎。时有胃脘牵及腰背疼痛，近 1 年咳嗽咳痰，活动气短；舌淡红、苔薄微黄，脉弦数。证属滞下，乃系肝郁脾虚、湿浊阻滞之象，宜疏肝理脾、清热化湿法为治，予自拟葛枳二仁汤加减。

处方：煨葛根 15g，陈枳壳 15g，陈皮 10g，姜半夏 12g，炒川黄连 3g，马齿苋 15g，杏仁、桃仁各 10g，桔梗 10g，首乌藤 15g，佛手 15g，姜竹茹 10g，生甘草 5g。10 剂，水煎服，每日 1 剂。

二诊：服药后，大便次数减少，每日 1～2 次，夹有黏冻样物，便前腹痛减轻，胃脘及腰背部未见疼痛，纳食可，眠安，小便黄；舌淡红、苔黄腻，脉弦。前法得效，拟守原法加减治之。处方：煨葛根 25g，陈枳壳 15g，广陈皮 10g，姜半夏 12g，炒川黄连 3g，马齿苋 15g，杏仁、桃仁各 10g，炒白芍 20g，蒲公英 20g，炒薏苡仁

30g，姜竹茹 10g，生甘草 5g。10 剂，水煎服，每日 1 剂。

三诊：服药后症情平稳，大便每日 1～2 次，时稀时干，大便黏液减少，便前腹痛明显减轻，体重增加，精神好转，余症如常，继守方前法调之。四诊：服前药旬日，大便已转为正常，唯饮食生冷或油腻之物后出现大便异常，他症皆可，服药月余，诸症已平，唯病证缠绵，容易复发，现予散剂，以缓调之。处方：田七粉 60g，海螵蛸 150g，白及 100g，生薏苡仁 300g，蒲公英 200g，生白术 150g，炒白芍 200g，广陈皮 100g。共研成细末，另用糯米粉 600g 与药末一起混匀，服用时，取 2 小勺放碗里，用开水调成糊状，空腹服下。

半年后复诊，其肠镜显示：全结肠及直肠未见明显异常。

〔徐经世.杏林拾穗——徐经世临证经验集粹［M］.北京：中国中医药出版社，2013，91-93〕

徐经世：经验方

【组成】煨葛根 15g，姜竹茹 10g，焦苍术 15g，陈枳壳 12g，炒升麻 5g，扁豆花 20g，广木香 6g，马齿苋 15g，炒川黄连 3g，炒薏苡仁 30g，香谷芽 25g。

【功效】调和脾胃，宽肠导滞。

【主治】痢疾，属脾虚内湿，湿邪阻滞，胃肠不和者。症见大便夹有黏液，腹痛，进油腻及生冷饮食后则诱发；舌暗、苔白腻，脉细弦。

【用法】水煎服，每日 1 剂。

【经验】徐老认为，慢性痢疾是由脾胃失调、湿热下注所致，用启脾和胃、清热消滞法，可逐渐好转。治疗时既要看脾虚内湿，又要注意湿邪之稽留，在病邪未清时，切忌固涩，以免关门留寇，邪留体内。显而可知，不能见泻止泻。证为虚实互见者治先祛邪，邪去正安。方以葛根启发脾机，升清降浊；苍术、薏苡仁健脾燥湿，芳香辟秽；枳壳行气导滞，以花缓之；马齿苋、川黄连配伍，以清热解毒，直理肠胃；因久痢气陷，清阳不升，故用升麻（炒）以升提举陷，提壶揭盖，平衡升降，斡旋气机，则多时之疾可得以摆脱。

【验案】崔某，男，71岁，2007年9月18日初诊。

患者便溏2年余，每日2～4次，大便夹有黏液，泻后不爽伴左下腹痛，进油腻及生冷饮食后则诱发，急迫欲便，小便黄；舌暗、苔白腻，脉细弦。此乃脾虚内湿、湿邪阻滞、胃肠不和之象，治拟调和脾胃，宽肠导滞。

处方：煨葛根15g，姜竹茹10g，焦苍术15g，陈枳壳12g，炒升麻5g，扁豆花20g，广木香6g，马齿苋15g，炒川黄连3g，炒薏苡仁30g，香谷芽25g。10剂。

二诊：腹痛作坠好转，大便每日1～3次，饮食有增，舌暗红、苔黄，脉弦，此湿邪内蕴、注于下焦之象，拟与调和脾胃、清热化湿为治。处方：煨葛根15g，淡竹茹10g，焦苍术15g，广陈皮10g，佩兰梗10g，马齿苋15g，炒川黄连3g，扁豆花15g，炒薏苡仁30g，香谷芽25g，灯心草3g。10剂。

〔徐经世.杏林拾穗——徐经世临证经验集粹［M］.北京：中国中医药出版社，2013，90-91〕

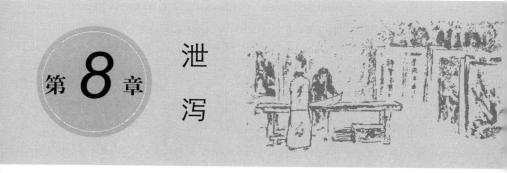

第 **8** 章　泄泻

泄泻是以大便次数增多，粪质溏薄或完谷不化，甚至泻出如水样为特征的病证。本病多由外感风寒湿邪、内伤饮食，湿胜脾病，脾胃运化功能失调，致清浊不分，水谷混杂，并走大肠所致。治疗当以运脾化湿为法。暴泻宜重用化湿，佐以分利；久泻当予健脾。寒湿泄泻治以芳香化湿、解表散寒；湿热泄泻治以清热利湿；伤食泄泻治以消食导滞；脾虚泄泻治以健脾益气；肾虚泄泻治以温补脾肾、固涩止泻；水饮留肠证治以健脾利湿、前后分消；瘀阻肠络证治以化瘀通络、和营止痛。凡现代医学中的急慢性肠炎、炎症性肠病、肠结核、肠道肿瘤、肠易激综合征、结肠过敏等疾病，均可参照本章内容辨证论治。

本章收录了刘志明、刘祖贻、李今庸、段富津、晁恩祥、徐经世、唐祖宣等国医大师治疗本病的验方33首。刘志明认为本病暴泻属实，久泻属虚，实证多责之于湿热、暑热，虚证多责之于肝郁脾弱、脾肾阳虚，临证可据证治之；刘祖贻认为泄泻与湿密切相关，强调"止泻必利湿"，治疗重健脾利湿，多用党参、白术、薏苡仁等

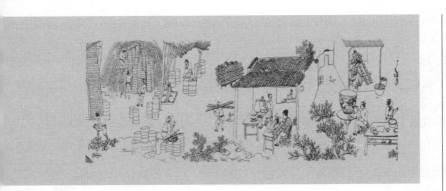

药物；李今庸对本病强调辨证论治，擅用经方，尤对寒实积滞的泄泻，擅用大黄以涤荡之，取"通因通用"之功，对水湿内停的泄泻，擅用淡渗利湿之品；段富津强调中焦脾胃纳运协调、升降相因的关系，注重从脾胃、水湿、宿食等调治；晁恩祥治疗中焦湿困、脾胃虚弱的泄泻，常用薏苡仁配伍平胃散或参苓白术汤以燥湿祛痰，行气健脾，认为薏苡仁乃"治脾圣药"；徐经世主张治疗习惯性腹泻要分清虚实，不能单纯健脾利湿，固涩止泻，同时要宽肠导滞，推陈出新；唐祖宣治疗本病擅用经方，用吴茱萸汤治肝寒胃虚的慢性泄泻，茯苓四逆汤治脾肾阳虚久泄。

刘志明：四神丸加味

【组成】补骨脂 9g，吴茱萸 9g，肉豆蔻 9g，天台乌药 6g，广木香 3g，五味子 6g，白术 9g，赤石脂 12g，陈皮 3g，大腹皮 9g，神曲 9g，炙甘草 3g，干姜 3g。

【功效】温补脾肾，固涩止泻。

【主治】泄泻，属脾肾阳虚者。症见大便溏泄，水谷不化，脘腹胀满，喜温喜按，热饮则舒，面色萎黄，纳食减，疲乏无力，形寒肢冷；舌淡、苔薄白，脉沉细。

【用法】水煎服，每日 1 剂。

【经验】中医学认为，暴泻属实，久泻属虚。刘老认为肾阳不足，命门火微，脾胃生化乏源，无以腐熟水谷，脾之升清降浊失司，精微物质不得上升，反而泻下不止。治疗宜温补脾肾，辅以温中固涩之剂，以四神丸加味。方中补骨脂温补肾阳；吴茱萸温中散寒；肉豆蔻暖补脾胃；五味子益肾止泻；加白术、陈皮健脾燥湿；神曲、干姜、甘草补益中焦；天台乌药温肾散寒；大腹皮宽胸通腹气，且合陈皮理肠道之气。全方共奏温补脾肾、固涩止泻之效。

【验案】任某，男，44 岁，1975 年 4 月 30 日初诊。

患者便溏 5 年，每日大便溏泄，多则 10 余次，少则 5～6 次。经中西医治疗，均未见效，故求诊于刘老。就诊时症见大便溏泄，水谷不化，脘腹胀满，喜温喜按，热饮则舒；面色萎黄，纳食减，疲乏无力，形寒肢冷；舌淡、苔薄白，脉沉细。

中医辨证：脾肾阳虚。

治法：温补脾肾，固涩止泻。

处方：四神丸加味。补骨脂9g，吴茱萸9g，肉豆蔻9g，天台乌药6g，广木香3g，五味子6g，白术9g，赤石脂12g，陈皮3g，大腹皮9g，神曲9g，炙甘草3g，干姜3g。7剂，每天1剂，水煎，分2次服。

5月6日二诊：患者大便次数减少，但仍稀薄；胸闷、嗳气、腹胀、四肢不温；舌、脉同前。仍照前方再进7剂。

5月15日三诊：腹泻次数续减，但便质未实；肢软，头晕气促；舌、脉同前。再拟益气健脾、温肾固下之法，以补中益气汤合四神丸，调理月余，病获痊愈。

〔刘如秀，汪艳丽，刘志明．刘志明辨治慢性腹泻验案4则〔J〕．上海中医药杂志，2010，44（7）：19-20〕

刘志明：痛泻要方加味

【组成】白术12g，白芍9g，防风9g，肉豆蔻9g，五味子6g，陈皮9g。

【功效】抑肝扶脾。

【主治】泄泻，属肝气乘脾者。症见清晨腹痛、腹泻，胸胁胀满，嗳气，食少，腰膝酸软，四肢不温，寐差，小便清长；舌红、苔薄白，脉沉细。

【用法】水煎服，每日1剂。

【经验】刘老认为，晨起腹泻乃肝气郁滞，脾虚失运之象；木气旺，肝气暴急，乃乘虚犯脾，故见肠鸣腹泻。治以抑肝扶脾，佐以温补脾肾，选用痛泻要方加味。方中白术苦以燥湿、甘以补脾、温以和中；芍药性寒，可泻肝火，味酸可敛逆气、缓中止痛；防风辛能散肝、香可醒脾、风能胜湿；陈皮利气健脾；肉豆蔻温脾暖胃、涩肠止泻；五味子固肾益气、涩精止泻。

【验案】何某，男，34 岁，1982 年 4 月 1 日初诊。

患者近 2 年来每于早晨 5 点出现肠鸣腹痛，泄泻随之而发，泻后痛减，并伴胸胁胀闷、嗳气食少。曾于当地医院行肠镜检查，诊断为"结肠炎"，虽经治疗，但效果不佳，故前来求诊。就诊时患者诉清晨腹痛、腹泻；胸胁胀满，嗳气，食少；腰膝酸软，四肢不温，寐差，小便清长；舌红、苔薄白，脉沉细。

中医辨证：肝气乘脾。

治法：抑肝扶脾。

处方：痛泻要方加味。白术 12g，白芍 9g，防风 9g，肉豆蔻 9g，五味子 6g，陈皮 9g。7 剂，每天 1 剂，水煎，分 2 次服。

药后未见腹泻，四肢转温。直肠镜复查示：原充血水肿病灶消失。

〔刘如秀，汪艳丽，刘志明 . 刘志明辨治慢性腹泻验案 4 则［J］. 上海中医药杂志，2010，44（7）：19–20〕

刘志明：黄芪建中汤合痛泻要方加减

【组成】炙黄芪 9g，炙甘草 12g，白术 9g，桂枝 9g，白芍 9g，防风 6g，陈皮 6g，茯苓 9g，炮姜 9g，饴糖 15g（冲服）。

【功效】扶脾抑肝，温运中阳。

【主治】泄泻，属肝旺脾弱，中阳不振者。症见腹泻，伴腹痛，便后痛减，面色不华，精神疲惫，喜暖恶寒；舌质淡、苔薄腻，脉弦。

【用法】水煎服，每日1剂。

【经验】刘老认为，腹泻日久，伤及脾阳，故见神疲倦怠，面色萎黄，喜暖恶寒等。新泻者可治标，久泻者不可治标，且久泻无火，多因脾肾之虚寒也。故治疗当以脾虚为主。对于肝旺脾弱，中阳不振者，治当以扶脾抑肝、温运中阳为法，以黄芪建中汤温运中阳，合痛泻要方抑肝扶脾、理气和中。全方温健脾胃，兼平抑肝木，效果较佳。

【验案】沈某，男，28岁，1987年5月22日初诊。

患者3年来腹泻反复发作，其泻必兼腹痛，泻后其痛必减；且食后必兼腹胀，遇到情绪不佳或饮食偏凉，病情必然加重；精神较差。经多次大便常规及钡餐检查，诊断为慢性结肠炎。就诊时见：大便不实，日行4～5次，伴腹痛，便后痛减；胃脘、右胁作胀，食后尤甚，纳谷不香；面色不华，精神疲惫困倦，喜暖恶寒；舌质淡、苔薄腻，脉弦。

中医辨证：肝旺脾弱，中阳不振。

治法：扶脾抑肝，温运中阳。

处方：黄芪建中汤合痛泻要方加减。炙黄芪9g，炙甘草12g，白术9g，桂枝9g，白芍9g，防风6g，陈皮6g，茯苓9g，炮姜9g，饴糖15g（冲服）。7剂，每天1剂，水煎，分2次服。

5月30日二诊：大便转稠，次数减少，便前腹痛亦减轻；自觉精神略振，唯腹中胀气未已。前方加木香9g，续服7剂。精神更佳，腹中胀气大减，腹泻次数较前减少。

〔刘如秀，汪艳丽，刘志明 . 刘志明辨治慢性腹泻验案 4 则［J］. 上海中医药杂志，2010，44（7）：19-20〕

刘志明：芍药汤加减

【组成】赤芍 9g，当归 9g，柴胡 9g，黄芩 9g，黄连 3g，肉桂 6g，槟榔 9g，木香 9g，砂仁 9g，五灵脂 9g，诃子 9g。

【功效】清热导滞，调气和血。

【主治】泄泻，属湿热内阻，气血不和者。症见腹痛，泄泻，泻后痛减，便下酸腐，胸闷，脘腹胀痛；舌红、苔薄黄腻，脉滑数。

【用法】水煎服，每日 1 剂。

【经验】刘老认为，虽有"久泻无火"之论，但亦不可固执。肝脾久郁，湿热内生，以致气滞血瘀，故治宜清化肝脾湿热，兼以理气和血。投芍药汤以清利肠道湿滞、调理气血。并于原方去大黄、甘草，以防大黄泻下、甘草壅滞；加柴胡以疏肝解郁、调畅气机、生发阳气，《神农本草经》称其"去肠胃中结气、饮食积聚、寒热邪气，推陈致新"；加五灵脂以理血；加砂仁以和胃；加诃子以涩肠止泻。临床虽应重视理论，但亦应联系实际，辨证论治。

【验案】洪某，男，56 岁，1980 年 6 月 24 日初诊。

患者腹痛、泄泻反复发作 8 年余，每次发作见左上腹隐痛，或阵发性剧痛，痛则必泻，一日数次。先后就诊于多家医院，皆诊断为慢性结肠炎，治疗数年，但未见好转，故求诊于刘老。就诊时患者诉：腹痛泄泻，泻后痛减，一日数作，便下酸腐；胸闷，脘腹胀痛，胃纳减，嗳腐吞酸；精神萎靡；查舌红、苔薄黄腻，脉滑数。

中医辨证：湿热内阻，气血不和。

治法：清热导滞，调气和血。

处方：芍药汤加减。赤芍 9g，当归 9g，柴胡 9g，黄芩 9g，黄连 3g，肉桂 6g，槟榔 9g，木香 9g，砂仁 9g，五灵脂 9g，诃子 9g。5 剂，每天 1 剂，水煎，分 2 次服。

6 月 29 日二诊：腹胀疼痛减轻，大便成形，每日 1 次，食纳增；舌淡红、苔薄黄腻，脉弦数。治法同前，上方化裁，服药 2 周泄泻未复作，诸症若失。

〔刘如秀，汪艳丽，刘志明．刘志明辨治慢性腹泻验案 4 则［J］．上海中医药杂志，2010，44（7）：19–20〕

刘志明：葛根芩连汤加减

【组成】葛根 9g，黄芩 6g，黄连 4.5g，生甘草 9g，麻黄 4.5g，生石膏 30g，杭白芍 15g，鲜石菖蒲 12g，局方至宝丹 1 粒（化服）。

【功效】清暑燥湿，解表清里，化浊开窍。

【主治】泄泻，属暑温兼湿，邪热下迫者。症见腹痛、腹泻，下利热臭，喘，高热，唇干面赤；舌苔厚腻，脉浮而数。

【用法】水煎服，每日 1 剂。

【经验】刘老认为，夏月暑气当令，气候炎热，暑多夹湿，内迫大肠，传导失司，则腹痛腹泻，下利热臭；肺与大肠相表里，阳明肠热上蒸于肺，肺气不利则喘；高热、皮肤灼热、唇干面赤、脉数为阳明气分热盛之象。本证刘老选用葛根芩连汤主之，该方为治疗热利之名方，方中以葛根解肌清热，又能燥湿厚肠胃以止利；所增药物重用石膏清气分邪热；白芍缓急止痛；鲜石菖蒲芳香化浊；少佐麻黄辛散发汗、宣肺平喘而泻热，有"火郁发之"之意。如患者意识不清，时有痉厥、颈项强直诸症，乃为暑浊秽气上蒙清窍、实热内闭化火动风之征，病情危笃，可急投至宝丹清热开窍、化浊解毒以抢救之。

【验案】李某，男，8岁，1957年8月14日初诊。

腹泻、发热4天，高热、意识不清1天。患儿4天前开始出现腹痛、腹泻，伴发热恶寒、身痛，服止泻中药无好转，反而泻利加重如注，伴发热、痉厥，遂住院治疗，请刘老会诊。症见腹痛，下利热臭，日达10次，高热，测体温40℃，喘而汗出，时有痉厥，意识不清，皮肤灼热，唇干面赤，两眉紧皱，颈项强直，腹部按之无硬痛；舌苔厚腻，脉浮而数。

西医诊断：小儿夏季腹泻。

中医诊断：小儿腹泻。

中医辨证：暑温兼湿，邪热下迫。

治法：清暑燥湿，解表清里，化浊开窍。

处方：葛根芩连汤加味。葛根9g，黄芩6g，黄连4.5g，生甘草9g，麻黄4.5g，生石膏30g，杭白芍15g，鲜石菖蒲12g，局方至宝丹1粒（化服）。2剂，水煎服，每日1剂。

8月15日二诊：上方连投2剂，身有黏汗，体温下降到38.8℃，意识已清，痉厥亦除，颈项活动正常，但仍邪热下利，日行数次，口干；舌苔厚腻，两脉细数。处方：葛根9g，黄芩6g，黄连4.5g，生甘草9g，杭白芍15g，鲜石菖蒲9g，鲜芦根30g，鲜茅根30g，茵陈15g，金银花12g，连翘6g，大青叶9g，局方至宝丹1粒（化服）。2剂，水煎服，每日1剂。

8月16日三诊：进前方2剂，身热减退，热痢已止，意识亦转清醒。但肢倦神疲，纳呆，唇齿干燥；舌苔黄腻；舌尖红，两脉细数无力。处方：麦冬12g，生地黄15g，西洋参4.5g（研末冲服），杭白芍9g，生山药30g，广藿香6g，茵陈15g，生甘草6g。2剂，水煎服，每日1剂。服方2剂之后，热退神清，能自进饮食，但唇齿干燥，大便转为秘结；舌质红绛，先后以增液汤、复脉汤、三才汤加减养阴增液，连服十余日，调理善后，于9月9日痊愈出院。

〔刘如秀．刘志明医案精解［M］．北京：人民卫生出版社，2010，255-256〕

刘志明：甘草泻心汤加减

【组成】炙甘草12g，蚕砂9g，黄连9g，黄芩9g，干姜9g，茯苓9g。

【功效】调理寒热，和胃止泻。

【主治】泄泻，属寒热互结，胃肠不和者。症见腹泻，大便水样、色黄，呕吐，口干渴；舌淡、苔薄黄，脉濡细。

【用法】水煎服，每日1剂。

【经验】刘老认为，中气虚弱，外邪侵袭，寒热互结，中气受伤，升降失常，故上可见呕吐，下可见泄泻。吐泻乃因胃肠为湿热困扰，清浊相干、升降失司而发，甚则阴液消耗，转筋拘挛。

【验案】黄某，男，63岁，1984年7月9日初诊。

腹泻2天。患者昨日起无明显诱因突然腹泻，虽无腹痛，但大便水样、色黄，至就诊时已腹泻30余次。症见呕吐，神疲乏力，声音嘶哑，呼吸急迫，口干，口渴，皮肤干皱，四肢逆冷，小腿痉挛，腹胀肠鸣；舌淡、苔薄黄，脉濡细。

西医诊断：急性胃肠炎。

中医诊断：腹泻。

中医辨证：寒热互结，胃肠不和。

治法：调理寒热，和胃止泻。

处方：甘草泻心汤加减。炙甘草12g，蚕砂9g，黄连9g，黄芩9g，干姜9g，茯苓9g。3剂，水煎服，每日1剂。

7月12日二诊：服药后吐泻即止，小腿痉挛亦得缓解，仍感四肢不温，神疲乏力，腹胀纳呆；舌苔薄白，脉濡缓。以香砂六君子汤加减健脾补气扶正。处方：太子参12g，白术9g，茯苓9g，枳实3g，木香3g，砂仁3g，陈皮3g，甘草6g。7剂，水煎服，每日1剂。

7月19日三诊：大便转结，胃纳渐香，精神恢复，诸恙已平，四肢肌肤稍有寒凉，脉濡缓。此为吐泻之后，脾阳未复，胃气未苏之象，故继续以健脾和胃之品调护。

上述验案中高年患者，正气不足加之腹泻2天，故其病机为寒热错杂于胃肠矣。急则治其标，初诊时治以调理寒温、和胃止泻，投甘草泻心汤，方中芩、连清热燥湿以止利；甘草甘缓和中、调补中焦，且可缓急止痛；干姜温中，健脾散寒，促使运化复常；蚕砂止泻，又治转筋；茯苓渗湿健脾。服药后，吐泻止，而精神疲乏、胃纳不佳，此系吐泻后，中气受损，邪去正衰，故二诊时以培本为主，投香砂六君子汤加减以健脾益胃；方中木香、砂仁、枳实、陈皮和中理气，并加强健脾之功，而获痊愈。

〔刘如秀.刘志明医案精解〔M〕.北京：人民卫生出版社，2010，257-258〕

刘祖贻：痛泻要方加减

【组成】焦白术 10g，白芍 10g，陈皮 10g，防风 10g，败酱草 15g，连翘 10g，砂仁 10g，红藤 10g，炒麦芽 30g，鸡内金 10g。

【功效】健脾疏肝止泻。

【主治】泄泻，属肝旺乘脾者。症见腹痛腹泻，痛则欲泻，泻后痛止，口干苦，嗳气纳差；舌红、苔薄白，脉弦细。

【用法】水煎服，每日 1 剂。

【经验】刘老认为，肝在五行属于木，脾在五行属于土，生理情况下，肝木疏土，有利于脾之健运。病理情况下，若肝气太旺，疏泄过度可致肝旺乘土，脾虚不运而腹痛、泄泻。肝旺乘脾证，应以抑木扶土为其治，用痛泻要方合薏苡附子败酱散，疗效甚佳。

【验案】李某，女，32 岁，2006 年 3 月 17 日初诊。

反复腹泻伴腹痛 1 个月余。患者近 1 个月来反复出现脘腹胀痛，多在情绪紧张时出现，痛则欲泻，泻后痛止，日行 4～10 次；口干苦，嗳气纳差，不思饮食，神疲乏力；舌红、苔薄白，脉弦细。

中医诊断：泄泻。

中医辨证：肝郁乘脾。

治法：健脾疏肝止泻。

处方：痛泻要方加减。焦白术 10g，白芍 10g，陈皮 10g，防风 10g，败酱草 15g，连翘 10g，砂仁 10g，红藤 10g，炒麦芽 30g，鸡内金 10g。7 剂，每天 1 剂，水煎，早晚分服。

二诊：大便次数明显减少，诸症好转。

〔刘芳，周慎.刘祖贻医案精华〔M〕.北京：人民卫生出版社，2014，52〕

刘祖贻：经验方

【组成】党参 10g，苍术 10g，白术 15g，砂仁 10g，草豆蔻 10g，沉香 5g，炒麦芽 30g，鸡内金 10g，山楂 15g，败酱草 10g，赤石脂 10g，薏苡仁 30g，甘草 5g。

【功效】健脾止泻。

【主治】泄泻，属脾虚湿阻者。症见腹泻，胃脘酸胀不适，纳差，夜寐差；舌淡白、苔白腻，脉沉细。

【用法】水煎服，每日 1 剂。

【经验】脾主运化，小肠泌别清浊。若脾失健运，小肠不能分清泌浊，则混杂而下多成泄泻之疾。刘老认为，泄泻之疾与湿密切相关，"湿胜则濡泻"，故止泻必利湿。本证属脾虚泄泻，治以健脾止泻。方中党参、白术、砂仁、草豆蔻、炒麦芽、鸡内金、山楂等健脾以助运化；苍术、白术、薏苡仁、败酱草去湿。

【验案】胡某，男，32 岁，2006 年 3 月 17 日初诊。

腹泻反复发作 1 年余。患者近 1 年来腹泻反复发作，大便稀，日行 3～4 次，饮食稍有不慎则发，今日已泻 3 次。现症见腹泻，胃脘酸胀不适，纳差，夜寐差，小便多，睡眠差，入睡难；舌淡白、苔白腻，脉沉细。

西医诊断：慢性乙状结肠炎，慢性胃炎。

中医诊断：泄泻，辨证属脾虚湿阻。

治法：健脾止泻。

处方：党参 10g，苍术 10g，白术 15g，砂仁 10g，草豆蔻 10g，沉香 5g，炒麦芽 30g，鸡内金 10g，山楂 15g，败酱草 10g，赤石脂 10g，薏苡仁 30g，甘草 5g。7 剂，每天 1 剂，水煎，早晚分服。

二诊：服药 7 剂后，患者腹泻好转，次数减少，但仍大便溏，每日 1～2 次，饮食、睡眠明显好转；舌淡白、苔白腻，脉沉细。予香砂六君汤加减。处方：党参 10g，白术 10g，薏苡仁 30g，砂仁 10g，炒麦芽 30g。鸡内金 10g，山楂 15g，仙鹤草 30g，黄连 5g，败酱草 10g，广木香 10g。续服 7 剂，症状持续好转。前方再服 30 余剂，腹泻消失，纳寐好转。随访 1 个月，患者病情基本稳定。

〔刘芳，周慎. 刘祖贻医案精华［M］. 北京：人民卫生出版社，2014，51〕

李今庸：葛根芩连汤加减

【组成】葛根 10g，黄连 10g，炙甘草 10g，黄芩 10g。

【功效】清热燥湿。

【主治】泄泻，属湿热下注者。症见腹痛，腹泻，泻下急迫，势如水注，色黄而臭，肛门灼热，心烦，口渴，小便黄赤；舌苔黄腻，脉濡数。

【用法】水煎服，每日 1 剂。

【经验】李老认为，湿热滞于肠胃，气机阻滞，故见腹痛；湿热下趋肠道，燥化不行，故见腹泻，肛门灼热；热性急迫，故见泻下急迫，势如水注；热邪郁遏，故见大便泻水，色黄而臭；热伤津液，津液不能上承于口，故见口渴；热邪内扰，心神不宁，故见心烦；舌苔黄腻，脉濡数，亦为湿热之证。此乃湿热郁滞、下迫肠道所致，法当清热燥湿，治宜葛根芩连汤。方中取大苦大寒之黄连、黄芩寒以清热，苦以燥湿，且借其苦味以厚肠胃；取葛根生津止渴；取甘草益气培土，以防苦寒太过伤伐胃气，且可调和诸药。

〔李今庸.跟名师学临床系列丛书·李今庸［M］.北京：中国医药科技出版社，2010，144〕

李今庸：五苓散加减

【组成】猪苓 10g，茯苓 10g，炒白术 10g，泽泻 10g，桂枝 10g。

【功效】化气行水，淡渗利湿。

【主治】泄泻，属膀胱气化不利者。症见腹泻，呕吐，烦渴欲饮，小便不利；苔白脉浮，或见寒热等。

【用法】水煎服，每日 1 剂。

【经验】李老认为，膀胱不能化气行水，故见小便不利；水液内停，下趋肠道，故见腹泻；水邪犯胃，胃气上逆，故见呕吐；气化不行，津液不能上承于口，故见烦渴欲饮；膀胱外应皮毛，故或见寒热。此乃膀胱气化失职，水湿下趋肠道而然，法当化气行水，淡渗利湿，治宜五苓散。方中取桂枝辛温化膀胱之气，"气化则能出焉"；取茯苓、猪苓、泽泻淡渗利尿，使水湿之气由小便而去，此所谓 "利小便而实大便"；取白术培土以燥湿；若兼见寒热，则膀胱之邪外应皮毛，五苓散化气利水，多饮温水以助汗出，膀胱邪去则寒热自退。

〔李今庸.跟名师学临床系列丛书·李今庸［M］.北京：中国医药科技出版社，2010，144〕

李今庸：猪苓汤加减

【组成】猪苓 10g，茯苓 10g，泽泻 10g，滑石 10g，阿胶 10g（烊化）。

【功效】滋阴利水。

【主治】泄泻，属水热互结者。症见腹泻，小便不利，口渴欲饮，心烦不眠；苔黄，脉数。

【用法】水煎服，每日 1 剂。

【经验】李老认为，水热互结，水不化气，故见小便不利；津液不能上承于口，故见口渴欲饮；水湿内停，直趋肠道，故见腹泻；热邪伤阴，心神失养，故见心烦不眠；热邪内结，故见苔黄脉数。此乃热与水结，阴液受伤所致，法当滋阴利水，治宜猪苓汤。方中取阿胶养血滋阴；取滑石清热利水；取猪苓、茯苓、泽泻淡渗利尿，使水得归故道则泻痢自止。

〔李今庸.跟名师学临床系列丛书·李今庸［M］.北京：中国医药科技出版社，2010，145〕

李今庸：胃苓汤加减

【组成】桂枝 10g，茯苓 10g，炒白术 10g，泽泻 10g，猪苓 10g，苍术 10g，厚朴 10g，陈皮 10g，甘草 6g。

【功效】宽中行气，健脾利水。

【主治】泄泻，属水停气滞者。症见腹泻，小便短少，脘腹胀满；舌苔白腻。

【用法】水煎服，每日 1 剂。

【经验】李老认为，脾失健运，水湿内停，下趋肠道，故见腹泻；水湿阻遏，膀胱气化失常，故见小便短少；湿邪壅遏，气机阻滞，故见脘腹胀满；舌苔白腻。此乃脾胃不和，水湿内停，气机阻滞所致，法当宽中行气，健脾利尿，治宜胃苓汤。泻久肢冷者，可加附片 8g、干姜 10g。方中取厚朴、陈皮宽中行气；取白术、苍术、甘草健脾燥湿；取桂枝通阳化气；取茯苓、猪苓、泽泻淡渗利湿；使水湿之气由小便而去，水湿去则腹泻自止。泻久肢冷，为阳衰寒盛，加附片、干姜以温阳祛寒。

〔李今庸 . 跟名师学临床系列丛书·李今庸［M］. 北京：中国医药科技出版社，2010，146〕

李今庸：痛泻要方加减

【组成】炒白术 10g，炒白芍 10g，防风 10g，炒陈皮 10g。

【功效】扶脾抑肝。

【主治】泄泻，属肝气乘脾者。症见腹痛，痛则欲泻，泻而不爽，且有下坠感，泻后痛止，兼见嗳气食少；苔薄、脉弦等。

【用法】水煎服，每日 1 剂。

【经验】李老认为，肝主疏泄，脾主运化；肝气不调，脾失健运，水湿内停，阻遏气机，故见腹痛；水湿下趋肠道，故见腹泻；肝木乘脾而疏泄失权，故见腹痛欲泻，泻而不爽；脾气郁滞，故见嗳气食少；内无食滞，故苔薄；弦为肝脉。此乃肝脾不和，肝气横逆乘脾，法当扶脾抑肝，治宜痛泻要方。方中取白芍、防风以抑肝散邪；取白术、陈皮健脾行气，合奏抑肝扶脾之功效。

〔李今庸.跟名师学临床系列丛书·李今庸［M］.北京：中国医药科技出版社，2010，145〕

李今庸：理中汤加减

【组成】党参 10g，干姜 10g，炒白术 10g，炙甘草 10g。

【功效】温补脾胃。

【主治】泄泻，属脾胃虚寒者。症见腹泻，肠鸣，泻下清稀，四肢不温，食欲不振，食后脘腹胀满，面色萎黄，精神倦怠；舌淡、苔白，脉缓弱。

【用法】水煎服，每日 1 剂。

【经验】李老认为，脾虚失运，水湿内停，气行击水，故见肠鸣；水湿下趋肠道，故见腹泻；脾阳不足，温煦无力，故见泻下清稀，四肢不温；胃纳失常，脾亦失其运化之能，故食欲不振，食后脘腹胀满；脾胃虚弱，故见面色萎黄，精神倦怠；舌淡、苔白，脉缓弱。此乃脾胃虚寒而然，法当温补脾胃，治宜理中汤。方中取党参、白术、甘草健脾益气；取干姜温中散寒，4 味相合，共奏温补脾胃之效。如见寒邪盛而四肢厥冷者，加熟附片 10g 以温阳散寒，为附子理中汤。

〔李今庸.跟名师学临床系列丛书·李今庸［M］.北京：中国医药科技出版社，2010，146〕

李今庸：苓桂术甘汤加减

【组成】白茯苓 15g，桂枝 9g，白术 12g，炙甘草 6g，当归 9g，炒白芍 9g，煨葛根 9g，桔梗 6g，陈皮 9g，防风 6g，山楂炭 9g。

【功效】健运中阳，活血调气。

【主治】泄泻，属中阳不足者。症见腹泻，肠鸣，泻下清稀，四肢不温，食欲不振，食后脘腹胀满，面色萎黄，精神倦怠；舌淡、苔白，脉缓弱。

【用法】水煎服，每日 2 次，2 日 1 剂。

【经验】李老认为，痛泻日久，脾胃必伤，中阳不振，寒湿相因，运化乏力，积滞内生。湿盛则泻，积久必滞，如是则痛泻与便结交替出现，乃虚中夹实之证。若纯用补虚之品，又恐其壅塞；只投消伐之剂，必更伤脾胃。故以苓桂术甘汤化气通阳除湿，加葛根升津止渴，山楂消积，合用陈皮理中宫之气滞，当归、白芍益血中之虚损，使气机畅通，血液充盈，桔梗、防风乃宣发肺气，使治节行令，大肠传导有制。

【验案】张某，女，34 岁。腹泻 3 年，间或便结。

患者诉初因寒冷饥饿致肠鸣，饱食荤腥食物后，渐觉腹中雷鸣，脘腹饱胀，随即腹泻，日行 10 余次，每次腹痛即泻，泻下急迫，泻后痛止，服止泻药可暂安。此后时而肠鸣、痛泻发作无时，尚有时暂愈，仍时时腹中隐痛，溏泻日行 4～6 次，偶泻止后，大便反结。如此反复，屡治不愈。见舌红、苔白，脉弦缓。此因寒温失调，饥饱不均，伤及脾胃，故泻利作焉。喜在年少，后天之本虽伤，先天之本未损，生机尚旺，拟健运中阳，佐以活血调气为法，用苓桂术甘汤化裁。

处方：白茯苓 15g，桂枝 9g，白术 12g，炙甘草 6g，当归 9g，炒白芍 9g，煨葛根 9g，桔梗 6g，陈皮 9g，防风 6g，山楂炭 9g。水煎，温服，每日 2 次，2 日 1 剂，连服 4 剂。

二诊：服上方后，痛泻偶作，守上方去当归，加黑姜炭、小茴香各 6g。

三诊：上方服 5 剂后，痛泻未作，饮食如常，腹中无所苦，为巩固疗效，守上方加炒黄连炭为丸，以善其后。

〔黄祥武.苓桂术甘汤的临床应用——李今庸老师临床经验拾零［J］.湖北中医学院学报，2004，6（4）：84-85〕

李今庸：四神丸加减

【组成】补骨脂 10g，肉豆蔻 10g（煨），吴茱萸 10g，五味子 8g，生姜 5g，大枣 2 枚（擘）。

【功效】温补肾阳。

【主治】泄泻，属肾阳虚弱者。症见天明之前，脐周即痛，肠鸣即泻，泻后痛减，腹部畏寒，形寒肢冷；舌淡、苔白，脉沉细。

【用法】水煎服，每日 1 剂。

【经验】李老认为，肾阳虚弱，阳气不振，夜半之后，阳气始生，人身阳气得自然界阳气之助，故见天明之前，脐周即痛，腹痛即泻，泻后邪除，故见泻后痛减；阳失于温煦，故见腹部畏寒，形寒肢冷；舌淡苔白，脉沉细。此乃肾阳虚衰、阳气不振所致，法当温脾补肾，治宜四神丸加味，改丸为汤。方中取补骨脂温补肾阳，取吴茱萸燥湿散寒；取五味子、肉豆蔻涩肠止泻；取生姜和胃，大枣培土。

〔李今庸.跟名师学临床系列丛书·李今庸［M］.北京：中国医药科技出版社，2010，147〕

李今庸：温脾汤加减

【组成】党参 10g，干姜 10g，制附片 10g，大黄 8g，炙甘草 8g。

【功效】温中散寒，攻逐冷积。

【主治】泄泻，属沉寒痼冷者。症见腹泻日久，泻下稀水，腹胀，腹痛，手足厥冷；苔白，脉沉紧。

【用法】水煎服，每日 1 剂。

【经验】李老认为，阴寒内积，脾阳被遏，运化失职，水湿停蓄，下趋肠道，故见腹泻，泻下稀水；阴寒内盛，阳气不通，气机阻滞，故见腹胀，腹痛；脾主四肢，脾阳受阻，阳气不能达于四末，故见手足厥冷；苔白、脉沉紧则为阴寒痼结之象。此乃阴寒内盛，阻遏脾阳所致，法当温中散寒，攻逐冷积，治宜温脾汤。方中取干姜温中散寒，以复脾阳；取大辛大热之附片攻逐陈寒痼冷；取党参、甘草益气健脾；陈寒内结，非大黄不能去其结，故取大黄以荡涤之，其性味虽苦寒，然与附子、干姜之品同用，则附片、干姜逐寒，大黄去结，各收其功，共奏攻逐阴寒痼结之效。

〔李今庸.跟名师学临床系列丛书·李今庸［M］.北京：中国医药科技出版社，2010，147-148〕

李今庸：三物备急丸加减

【组成】大黄30g，巴豆30g（去皮心炒，研如脂），干姜30g。

【功效】温中散寒，峻下寒积。

【主治】泄泻，属寒实积滞者。症见腹泻，每年按时而发，腹部胀痛，四肢不温，脉沉结。

【用法】将大黄、干姜共捣研细，加入巴豆研匀，炼蜜为丸如黄豆大，密贮备用。每用时取3～4丸，温开水送下，须臾当泻。若不泻吃热粥1碗，若泻而不止，吃冷粥1碗。

【经验】李老认为，陈寒内积，下之未尽，阻遏阳气，脾不转运水湿，水湿下趋肠道，故见腹泻；脾属土主信，故其泄泻至其年月日时复发；阳气受阻，不能达于四末，故见四肢不温；气机阻滞不通，故见腹部胀痛；寒积于内，脉道不利，故见脉沉结。此乃陈寒积滞于内所使然，法当峻下寒积，治可借用三物备急丸。方中取干姜温中散寒，振奋脾阳；取辛热之巴豆，峻逐寒积；取大黄伍干姜、巴豆攻逐冷积。若证无四肢不温，脉沉结；而兼见口渴、尿黄，此为热邪积滞未尽，当用大承气汤峻下热积。此皆为"通因通用"法也。

〔李今庸.跟名师学临床系列丛书·李今庸［M］.北京：中国医药科技出版社，2010，148〕

段富津：藿香正气散加减

【组成】藿香15g，紫苏15g，白芷10g，白术15g，茯苓20g，陈皮 10g，桔梗 10g，半夏 10g，砂仁 10g，炙甘草 15。

【功效】解表散寒，化湿和中。

【主治】泄泻，属风寒湿邪外束者。症见泻下稀薄，腹痛肠鸣，矢气则舒，脘闷纳差；自感形寒，肢体酸重；舌苔薄白腻，边有齿痕，脉缓滑。

【用法】水煎服，每日 1 剂。

【经验】段老认为，由于素有脾湿，复又淋雨感受风寒湿邪，升降失调，清浊不分，湿浊不化，故泻下稀薄；寒湿内盛，肠胃气机受阻，则腹痛肠鸣；寒湿内侵，困扰脾阳，则脾之运化不足，故脘闷纳差；自感形寒，肢体酸重，为风寒湿邪外束之征；舌苔白腻，脉缓滑，为寒湿内盛之象。治宜解表散寒，化湿和中。方用藿香正气散加减。方中藿香辛温散寒，芳香化湿，兼以升清降浊，为君；紫苏、白芷辛香发散，助藿香外解风寒，芳化湿浊；砂仁化湿醒脾，行气温中；半夏燥湿健脾和胃；陈皮理气运脾；白术、茯苓健脾运湿，利水止泻；桔梗宣肺利膈，既利于解表，又益于化湿；炙甘草调和诸药。诸药配伍，共奏辛温解表、芳香化浊、燥湿行气、健脾和胃、利水渗湿止泻之功。

【验案】李某，女，30 岁，2004 年 6 月 24 日初诊。

患者 1 个月前因淋雨受风，而后自感形寒，肢体酸重，近周加重，现泄泻 1 日 3 次，泻下稀薄，腹痛肠鸣，矢气则舒，脘闷纳差；舌苔薄白腻，边有齿痕，脉缓滑。

处方：藿香 15g，紫苏 15g，白芷 10g，白术 15g，茯苓 20g，陈皮 10g，桔梗 10g，半夏 10g，砂仁 10g，炙甘草 15g。5 剂，水煎服。

6 月 29 日二诊：患者服上方后腹泻、腹痛止，食欲渐振；舌苔薄白，脉缓无力。投以六君子汤加减调理，恢复正气。

〔李冀，段凤丽．中国现代百名中医临床家丛书·段富津〔M〕.
北京：中国中医药出版社，2007，208〕

段富津：六和汤合平胃散加减

【组成】藿香10g，砂仁10g，半夏10g，木瓜15g，茯苓20g，白参15g，焦白术15g，扁豆15g，陈皮15g，苍术10g，炙甘草15g，炒麦芽20g。

【功效】健脾化湿，升清降浊。

【主治】泄泻，属湿伤脾胃，清浊不分者。症见腹胀，腹泻，泻下稀薄，倦怠嗜卧，头痛；舌淡、苔白，脉弦缓。

【用法】水煎服，每日1剂。

【经验】段老认为，饮食不慎，外感暑湿，致脾胃运化无力，气不降，故腹胀腹泻；湿属阴邪，其性重滞，清气不升，浊气不降，故肢体倦怠，嗜卧。舌淡、苔白，脉弦缓为湿郁之象。治宜健脾化湿，理气和胃，升清降浊。方用六和汤合平胃散加减。六和汤重茯苓健脾化湿，升清降浊；平胃散燥湿健脾，行气和胃。方中以人参、白术补气健脾为君；扁豆渗湿解暑健脾；藿香、砂仁和中化湿，共为臣药；佐以陈皮、半夏、苍术燥湿健脾，理气降浊；木瓜助化湿和中之力；炒麦芽健胃消食，以利脾胃之运化；炙甘草益气和中，调和诸药，为佐使。诸药合用，共奏健脾化湿、理气和中、升清降浊之功。

【验案】王某，女，75岁，2004年8月19日初诊。

患者诉食后腹胀腹泻，日前因起居、饮食不慎，腹泻加重，泻下稀薄，倦怠嗜卧，头微痛；舌略淡、苔白满舌，脉弦缓。证属湿伤脾胃，清浊不分。治宜健脾化湿，升清降浊。

处方：藿香 10g，砂仁 10g，半夏 10g，木瓜 15g，茯苓 20g，白参 15g，焦白术 15g，扁豆 15g，陈皮 15g，苍术 10g，炙甘草 15g，炒麦芽 20g。4 剂，水煎服。

8 月 23 日二诊：症状好转，右脉沉缓、苔转薄，上方去苍术，7 剂。

〔李冀，段凤丽．中国现代百名中医临床家丛书·段富津〔M〕．北京：中国中医药出版社，2007，209-210〕

段富津：香连和胃汤加减

【组成】黄芩 15g，黄连 10g，白芍 15g，焦白术 15g，茯苓 20g，木香 8g，陈皮 15g，炙甘草 15g。

【功效】清热化湿。

【主治】泄泻，属湿热蕴结者。症见腹痛，腹泻，泻而不爽；舌红、苔微黄腻，脉濡数。

【用法】水煎服，每日 1 剂。

【经验】段老认为，湿热之邪伤及肠胃，致传化失常而腹泻；湿热互结，黏滞肠道，故泻而不爽；舌红苔黄腻、脉濡数为湿热内盛之象。方用香连和胃汤加减，方中以苦寒之黄芩、黄连为君，其性寒能清肠胃之热，味苦燥肠胃之湿；以白术、茯苓为臣，健脾利湿止泻；佐以木香、陈皮行气和中止痛；白芍柔肝养血，合甘草则缓急止痛。诸药合用，共奏清热化湿、行气止痛、健脾止泻之功。

【验案】邓某，男，25岁，2004年8月23日初诊。

患者常腹痛腹泻，泻而不爽，尤以食辛辣为著；舌红、苔微黄腻，脉略濡数。

西医诊断：慢性肠炎。

中医辨证：湿热蕴结。

治法：清热化湿。

处方：黄芩15g，黄连10g，白芍15g，焦白术15g，茯苓20g，木香8g，陈皮15g，炙甘草15g。7剂，水煎服。

8月30日二诊：服上方7剂，腹痛腹泻均明显好转。效不更方，继服7剂，病瘥。

〔闫忠红，李冀．段富津治疗腹泻八法探究〔J〕．中国民间疗法，2007，15（6）：3-4〕

段富津：柴芍六君子汤加减

【组成】柴胡15g，酒炒白芍15g，焦白术20g，茯苓25g，陈皮10g，半夏10g，炒山药20g，炒莲肉15g，木香10g，炙甘草15g，砂仁10g，郁金15g。

【功效】健脾疏肝。

【主治】泄泻，属脾虚肝乘者。症见排便次数增多，纳少，右胁及少腹胀痛；舌淡、苔白，脉弦无力。

【用法】水煎服，每日1剂。

【经验】段老认为，脾虚运化无力，则纳少；胁部、少腹为肝经循行之处，肝气郁滞，则右胁及少腹胀痛；舌淡、苔白，脉弦无力，为土虚木乘之象。故以健脾为主，佐以疏肝。方中白术、茯苓、炙甘草合用，以健脾除湿促其运化；山药、莲肉健脾止泻；陈皮、半夏健脾和胃；木香疏肝解郁，行气止痛；砂仁芳香化湿，醒脾和胃。以上诸药合用，能使中州运化，脾胃调和，补而不滞。柴胡辛散，疏肝解郁，调畅气机，升发阳气；白芍酸收，养血柔肝，治胁腹痛，与柴胡配伍，疏柔相济，以助疏肝解郁之功；郁金行气活血止痛；炙甘草调和诸药。全方共奏益气健脾、疏肝止泻之功。

【验案】张某，男，36 岁，2000 年 4 月 10 日初诊。

患者素体脾胃虚弱，体瘦，纳少，1 个月前因食生冷伤脾胃，近日排便次数增多，纳少，并右胁部胀满，少腹胀满，舌淡苔白，脉弦无力。

西医诊断：溃疡性结肠炎（轻度）。

中医诊断：脾虚肝乘之腹泻。

治法：健脾疏肝。

处方：柴芍六君子汤加减。柴胡 15g，酒炒白芍 15g，焦白术 20g，茯苓 25g，陈皮 10g，半夏 10g，炒山药 20g，炒莲肉 15g，木香 10g，炙甘草 15g，砂仁 10g，郁金 15g，7 剂。

4 月 17 日二诊：排便次数减少，胁满、腹痛消失；舌淡、苔白，脉沉弦无力。效不更方，上方 7 剂。

4 月 24 日三诊：大便每日 1～2 次，仍纳少；舌淡、苔白，脉沉。上方加人参 10g，以补土虚。继投 7 剂。

5 月 1 日四诊：大便每日 1 次，诸症消失；舌脉正常。用六君子汤半个月巩固疗效，随访 1 年未复发。

〔闫忠红，李冀．段富津治疗腹泻八法探究［J］．中国民间疗法，2007，15（6）：3-4〕

段富津：保和丸加减

【组成】焦山楂 15g，神曲 20g，陈皮 10g，半夏 10g，茯苓 25g，连翘 10g，鸡内金 15g，白术 15g，木香 10g，炒麦芽 15g。

【功效】消食导滞，健脾止泻。

【主治】泄泻，属食滞胃肠者。症见腹痛，腹泻，宿食不化，大便稀臭伴有不消化食物，恶心欲呕、苔厚腻，脉沉滑。

【用法】水煎服，每日1剂。

【经验】段老认为，平素饮食不节，脾胃受伤，而使食易停滞，反伤脾胃，久则脾胃虚弱，食不慎则病发。饮食不节，饱食过度，宿食内停，阻滞肠胃，胃失和降，传化失常，则胃痛、饱胀不欲食、腹痛、腹泻；宿食不化，则浊气不降，故大便稀臭伴有不消化食物、恶心欲呕；苔厚腻、脉沉滑为脾虚宿食内停之象。治以消导和胃、健脾止泻；选用保和丸加减。方中山楂、神曲消食导滞为君药；臣以白术、炒麦芽、鸡内金健脾消食和胃；佐以陈皮、半夏、茯苓健脾和胃祛湿，止泻止呕；连翘以消食滞之郁热；木香辛行苦泄温通，擅行脾胃、大肠之滞气，为行气止痛之要药。全方共奏消食导滞、健脾和胃止泻之功。此外，段老强调，对本类患者要特别嘱其注意饮食规律，减少诱因，以调养其本。

【验案】王某，男，25岁，2003年8月12日初诊。

患者因饮食无节制，经常食后腹痛泄泻，反复已半年余。今又因饮食不节而发病，现胃痛，饱腹不欲食，腹痛腹泻，大便日 4～5 次，便稀臭并伴有不消化食物及少量油脂黏液，恶心欲呕，苔厚腻，脉沉滑。

西医诊断：急性胃肠炎。

中医辨证：食滞胃肠。

治法：消食导滞，健脾止泻。

处方：保和丸加减。焦山楂 15g，神曲 20g，陈皮 10g，半夏 10g，茯苓 25g，连翘 10g，鸡内金 15g，白术 15g，木香 10g，炒麦芽 15g，5 剂。

8 月 17 日二诊：腹已不痛，泻止。又用 5 剂，诸症皆消，病愈。并嘱其注意饮食，减少发病诱因，随访半年未复发。

〔李冀，段凤丽.中国现代百名中医临床家丛书·段富津［M］.北京：中国中医药出版社，2007，214-215〕

段富津：七味白术散加减

【组成】白参 15g，焦白术 20g，茯苓 30g，酒炒白芍 15g，防风 20g，葛根 15g，炒山药 25g，炙甘草 15g，半夏 15g，藿香 15g。

【功效】健脾利湿止泻。

【主治】泄泻，属脾虚夹湿者。症见腹泻，呕吐，腹痛，四肢乏力；舌淡、苔白腻，脉沉弦滑无力。

【用法】水煎服，每日 1 剂。

【经验】段老认为，脾胃久虚，运化失常，水湿内停，则常腹泻；湿伤脾胃，胃失和降而上逆，故呕吐；脾虚气滞，则腹痛；脾弱不能运化水谷精微，故四肢乏力；舌淡为脾虚之象。故治宜益气健脾，利湿止泻，以七味白术散加减。方中四君平补脾胃之气为主；山药甘淡助白术健脾渗湿止泻；藿香辛温芳香化浊、祛湿而和中止呕；葛根、防风鼓舞升发脾胃清阳之气；芍药缓急止痛；炙甘草调和诸药。全方共奏益气健脾、利湿止泻之功。

【验案】齐某，男，28 岁，2000 年 11 月 2 日初诊。

患者体瘦，常腹泻，呕吐，腹痛，四肢乏力；舌淡苔白腻，脉沉弦滑无力。证属脾虚夹湿，治以健脾利湿止泻。

处方：白参 15g，焦白术 20g，茯苓 30g，酒炒白芍 15g，防风 20g，葛根 15g，炒山药 25g，炙甘草 15g，半夏 15g，藿香 15g。7 剂。

11 月 9 日二诊：呕吐泄泻止，原方去藿香，7 剂。

11 月 16 日三诊：投以六君子汤巩固疗效。

〔李冀，段凤丽. 中国现代百名中医临床家丛书·段富津 [M]. 北京：中国中医药出版社，2007，216-217〕

段富津：理中丸合六君子汤加减

【组成】白参 15g，焦白术 15g，炮姜 15g，茯苓 25g，半夏 15g，陈皮 15g，补骨脂 25g，炙甘草 15g，莲子肉 20g。

【功效】温中祛寒，健脾和胃燥湿。

【主治】泄泻，属中焦虚寒者。症见腹泻，遇冷则发，并脘腹冷痛，四末欠温；舌淡边有齿痕，脉细迟。

【用法】水煎服，每日 1 剂。

【经验】段老认为，脾胃虚寒，运化失常，水湿不化，下注肠中，故腹泻；脾胃阳虚，失于温煦，故脘腹冷痛，遇冷则发；四肢禀气于脾胃，脾胃阳虚不能外温四末，故四末欠温。治以温中祛寒，补气健脾止泻，方用理中丸合六君子汤加减。方中以人参补气健脾；炮姜理中祛寒，共为君药。臣以白术助人参补气健脾，并能燥湿止泻；补骨脂温脾肾，助炮姜温中祛寒以止泻。君臣合用，则补气温中，健脾止泻。佐以茯苓渗湿健脾，利小便而实大便；莲子肉既可补益脾气，又可涩肠止泻。陈皮、半夏理气和中，使补而不滞，并能燥湿以助止泻。炙甘草益气缓中，调和诸药为佐使。诸药合用，中焦阳气得补，寒凝得化，湿邪去而腹泻腹痛可解。

【验案】陈某，女，36 岁，2006 年 3 月 21 日初诊。

患者腹泻近 1 个月，遇冷则发，并脘腹冷痛，四末欠温；舌淡边有齿痕，脉细迟。此为中焦虚寒证，治以温中祛寒，健脾和胃燥湿。

处方：白参 15g，焦白术 15g，炮姜 15g，茯苓 25g，半夏 15g，陈皮 15g，补骨脂 25g，炙甘草 15g，莲子肉 20g。7 剂，嘱忌生冷食物。

4 月 2 日二诊：腹泻好转，但仍胃痛畏寒，腹中冷痛，上方加吴茱萸 10g，7 剂。

4 月 16 日三诊：腹泻止，胃微胀痛。上方加香附 10g，7 剂。

4 月 23 日四诊：诸症消失，再服香砂六君子汤 1 周，补气健脾，巩固疗效。

〔李冀，段凤丽.中国现代百名中医临床家丛书·段富津［M］.北京：中国中医药出版社，2007，217–218〕

段富津：四神丸加减

【组成】补骨脂20g，肉豆蔻15g，五味子15g，吴茱萸10g，焦白术20g，乌梅15g，益智仁15g，骨碎补15g，神曲20g。

【功效】温肾止泻。

【主治】泄泻，属肾阳虚衰者。症见腹泻，肠鸣，以晨起为著，腰膝酸软，畏寒肢冷；舌淡、苔白，脉细缓无力。

【用法】水煎服，每日1剂。

【经验】段老认为，素体虚弱，肾阳虚衰，不能温煦脾土，脾肾阳虚，则腰膝酸软，畏寒肢冷。方用补骨脂辛苦性热而补命门，壮火益土，为君药。肉豆蔻温暖肝肾而涩肠止泻；五味子为温涩之品，固肾涩肠；吴茱萸温暖肝脾肾而祛寒湿；益智仁暖肾温脾止泻；上四药共为臣药。佐以骨碎补治肾虚久泻，乌梅味酸可涩肠止泻，白术健脾祛湿，神曲消食健胃，和中止泻。全方共奏温肾暖脾、固涩止泻之功。

【验案】张某，男，49岁，2006年1月17日初诊。

患者常腹泻，肠鸣，以晨起为著，腰酸腿软，畏寒肢冷，遗精，阴冷；舌淡、苔白，脉略细缓无力。此证属肾阳虚衰，治以温肾止泻。

处方：补骨脂20g，肉豆蔻15g，五味子15g，吴茱萸10g，焦白术20g，乌梅15g，益智仁15g，骨碎补15g，神曲20g。7剂。

1月24日二诊：略好转。上方加炒芡实20g，8剂。

2月16日三诊：泻好转，大便日1次，但仍偶遗精，阴冷。上方加沙苑子 20g、山茱萸 20g，7 剂。

2 月 28 日四诊：脉偶不齐（结）。上方去骨碎补，加白参 15g，7 剂。

3 月 9 日五诊：脉未结，症好转，继服上方 7 剂。

3 月 16 日六诊：大便日 1 次，腿软；舌略暗。上方去乌梅，加怀牛膝 15g，7 剂。

3 月 30 日七诊：昨日因受凉又泻。仍用 1 月 24 日方 7 剂。

4 月 6 日八诊：大便日 1 次，先干后溏，肠鸣。上方加木香 6g，7 剂。

后以此方调理 2 周，诸症消失，停药，嘱患者注意保暖、避免劳累。

〔李冀，段凤丽.中国现代百名中医临床家丛书·段富津［M］.北京：中国中医药出版社，2007，218-219〕

晁恩祥：平胃散或参苓白术散加减

【组成】苍术、白术各 10g，党参 10g，茯苓 15g，炒薏苡仁 30g，厚朴 10g，香附 10g，干姜 8g，香橼 10g，炙甘草 10g，砂仁 10g，草果 10g，焦山楂、焦神曲、焦麦芽各 10g。

【功效】健脾益气，化湿止泻。

【主治】泄泻，属脾虚湿困者。症见大便溏稀，次数多，食少，伴腹胀腹痛；舌质淡、苔薄白腻，脉细。

【用法】水煎服，每日 1 剂。

【经验】晁老治疗中焦湿困，脾胃虚弱，食少泄泻，水肿腹胀，脚气浮肿，便溏等症的患者，常用薏苡仁配伍平胃散或参苓白术散治疗。平胃散是燥湿祛痰、行气健脾剂，方中苍术燥湿健脾为君药，厚朴除湿散满为臣药，陈皮理气化痰为佐药，甘草、姜、枣调和脾胃为使药。大凡脾胃病变，只要属于所谓脾胃湿滞，呈现胸腹胀满、口淡食少、舌苔白厚而腻等主症的，都可用它来治疗，所以古人说它是"治脾圣药"。参苓白术散中以人参、白术、茯苓、甘草（即四君子汤）平补脾胃之气，为主药。以白扁豆、薏苡仁、山药之甘淡，莲子之甘涩，助白术既可健脾，又可渗湿而止泻，为辅药。以砂仁芳香醒脾，促中州运化，通上下气机，吐泻可止，为佐药。桔梗为太阴肺经的引经药，入方，如舟车载药上行，达上焦以益肺气。此方对兼见肺气虚弱，久咳痰多者，亦颇为相宜，为培土生金之法。诸药合用，共奏益气健脾、渗湿止泻之功。

【验案】徐某，男，47岁。主因食少、便溏半年就诊。

患者形体消瘦，平素饮食不节，喜食冷食，半年前受凉后出现胃脘疼痛，畏食寒凉之品，服气滞胃痛颗粒减轻，但仍不欲饮食，大便溏稀，每日2～4次，伴轻度腹胀。舌质淡、苔薄白腻，脉细。证属脾虚湿困。治以健脾益气，化湿止泻。

处方：苍术、白术各10g，党参10g，茯苓15g，炒薏苡仁30g，厚朴10g，香附10g，干姜8g，香橼10g，炙甘草10g，砂仁10g，草果10g，焦神曲、焦山楂、焦麦芽各10g。7剂，水煎。

服药后食欲增，大便软，每日1～2次，再服10剂症状消失如常人。

〔晁恩祥.晁恩祥临证方药心得［M］.北京：科学出版社，2012，65〕

晁恩祥：痛泻要方加减

【组成】陈皮 12g，防风 12g，炒白术 20g，白芍 30g。

【功效】疏肝理脾，燥湿止泻。

【主治】泄泻，属肝郁脾虚者。症见大便泄泻，每遇情志不遂或劳累发作，发时腹胀腹痛，便后痛减；舌红、苔花剥，脉弦细。

【用法】水煎服，每日 1 剂。

【经验】痛泻要方为和解剂，具有调和肝脾、补脾柔肝、祛湿止泻之功效。方中白术燥湿健脾，白芍养血泻肝，陈皮理气醒脾，防风散肝舒脾。四药相配，可以补脾土而泻肝木，调气机以止痛泻。临床可根据肝强与脾弱的偏颇，调整白芍与白术的配伍比例。水湿下注，泄泻呈水样，加茯苓、车前子以利湿，吴茱萸以温中驱寒；有食积，呕吐酸腐，加焦山楂、焦神曲以消食和胃；脾胃气滞，脘腹胀满，加厚朴、木香以理气行滞；气虚下陷，久泄不止，加炒升麻以升阳止泻；舌苔黄腻者，湿久郁热，可加黄连以清热。

【验案】陈某，男，19 岁。

患者大便泄泻反复发作 2 年余，每遇情志不遂或劳累发作，发时腹胀腹痛，便后痛减。现腹痛腹泻明显，水样便，1 日 8 次，大便色黄，有黏液，近期学习紧张，生活不规律，病情加重，面赤，寐差；舌红、苔花剥，脉弦细。

中医辨证：肝郁脾虚。

治法：疏肝理脾，燥湿止泻。

处方：痛泻要方加减。陈皮 12g，防风 12g，炒白术 20g，白芍

30g，黄连 12g，木香 12g，秦皮 12g，白头翁 12g，太子参 20g，麦冬 30g，五味子 12g，诃子肉 12g，米壳 10g。3 剂，水煎服。嘱患者保持生活规律，调畅情志以柔肝抑木。

服药 3 剂后，腹痛减轻，泄泻次数减少。守方继续服药 20 剂，病证痊愈，随访 1 年未再复发。

〔晁恩祥.晁恩祥临证方药心得［M］.北京：科学出版社，2012，176〕

晁恩祥：经验方

【组成】党参 12g，苍术 10g，白术 10g，藿香 10g，佩兰 10g，草果 8g，车前子 12g，干姜 8g，黄连 8g，苏叶 8g，陈皮 10g，焦山楂 12g，砂仁 8g，鸡内金 8g，白茅根 15g。

【功效】健脾化湿和胃。

【主治】泄泻，属脾虚湿郁，寒热错杂者。症见大便溏稀，无脓血，无腹痛，腹胀肠鸣，矢气多，纳食可，眠差；舌淡红，苔白腻，脉弦。

【用法】水煎服，每日 1 剂。

【经验】晁老认为，年事较高，体质较弱，突患腹泻者脾气亏虚，湿邪蕴结不化，久而生热，形成寒热错杂之证。中焦气机不畅，升降失常，故见腹泻腹胀、肠鸣矢气。方中党参、苍术、白术、藿香、佩兰、草果、干姜、砂仁、陈皮等健脾益气，化湿和胃；焦山楂、鸡内金等消食化滞；黄连与干姜相伍辛开苦降，调和中焦，寓有半夏泻心汤之意；白茅根一药用之甚妙，甘寒滋润，生津止渴，既可治疗久泻津伤，又可防止辛温燥湿之品过燥伤津。全方寒温并用，辛开苦降，具有健脾和胃之功。

【验案】患者，女，88 岁，2006 年 5 月 5 日初诊。

患者于 4 月 11 日无明显诱因出现腹泻水样便，每日 3～5 次，无发热、恶心、呕吐，无腹痛，某医院予左氧氟沙星、小檗碱、地衣芽孢杆菌、双八面体蒙脱石等，症状加重，每日腹泻 10 余次，伴肠鸣，脘腹胀满，遂入院治疗。诊断：急性肠炎。给予左氧氟沙星、地衣芽孢杆菌、双歧杆菌等，效果不佳，仍每日大便 10 次左右。肠镜示：结肠炎性改变，结肠多发憩室。病理：（回肠末端）黏膜中度慢性炎，淋巴滤泡形成，（回盲瓣）黏膜中度急慢性炎。便常规：白细胞 7～10/HP。考虑患者初起为急性肠炎，经使用抗生素造成肠道菌群失调，遂请中医会诊。刻下症见：稀水样便，无脓血，无腹痛，腹胀肠鸣，矢气多，纳食可，尿少，口干唇燥，乏力，眠差；舌淡红，苔白腻，脉弦。

中医诊断：泄泻。

中医辨证：脾虚湿郁，寒热错杂。

治法：健脾化湿，辛开苦降，佐以开胃。

处方：党参 12g，苍术 10g，白术 10g，藿香 10g，佩兰 10g，草果 8g，车前子 12g，干姜 8g，黄连 8g，苏叶 8g，陈皮 10g，焦山楂 12g，砂仁 8g，鸡内金 8g，白茅根 15g。3 剂，水煎服，每日 1 剂。

5 月 9 日二诊：药后大便每日 5～6 次，便量亦减，肠鸣好转，仍腹胀，纳可，眠差，口干，尿少；舌淡红，苔白腻，脉弦。处方：苍术、白术各 10g，藿香 10g，佩兰 10g，薏苡仁 30g，干姜 10g，黄连 10g，陈皮 10g，半夏 10g，苏叶 10g，焦神曲、焦山楂、焦麦芽各 10g，炒枣仁 15g，鸡内金 10g，青皮 10g。4 剂，水煎服，每日

1剂。

5月12日三诊：药后大便减至4次每日，逐渐成形，仍胃脘胀满，无食欲，口鼻干燥，喜饮水，睡眠好转；舌淡红，苔白腻，脉弦。治疗继以健脾化湿、辛开苦降之法。处方：苍术10g，白术10g，藿香10g，佩兰10g，青皮10g，陈皮10g，焦神曲、焦山楂、焦麦芽各10g，鸡内金10g，干姜8g，黄连8g，厚朴10g，半夏10g，石斛15g，白茅根25g，炙甘草6g。6剂，水煎服，每日1剂。

5月18日四诊：大便明显好转，每日1次，便溏，仍无食欲，胃脘胀满较前减轻，口干，面部烘热；舌暗红，苔黄燥，脉弦。予健脾开胃、辛开苦降、调理气机之法巩固疗效。处方：黄连8g，黄芩10g，半夏10g，干姜8g，党参10g，苍术、白术各10g，青皮、陈皮各10g，焦神曲、焦山楂、焦麦芽各30g，鸡内金10g，厚朴10g，砂仁5g，石斛15g，白茅根25g，炙甘草6g。3剂，水煎服，每日1剂。药后大便正常，纳食好转，痊愈出院。

〔卢世秀，吴继全，陈燕.晁恩祥教授治疗疑难杂证验案举隅〔J〕.北京中医药，2008，27（1）：17-18〕

徐经世：黄连温胆汤加减

【组成】北沙参20g，白芍20g，石斛15g，陈枳壳12g，焦苍术15g，淡竹茹10g，炒川莲3g，广陈皮10g，炒诃子12g，酸枣仁30g，炒薏苡仁30g，灵芝片10g，扁豆花15g。

【功效】健脾益胃，化浊和中。

【主治】泄泻，属脾虚胃强，湿邪阻滞者。症见腹泻伴腹痛，泻后痛减；舌红、苔腻，脉弦数。

【用法】水煎服，每日 1 剂。

【经验】徐老认为，湿之为病，虽有分内外，而均及于脾，湿胜则影响脾之运化。治疗上当先辨泄泻与痢疾，再分缓急。不能单纯健脾利湿，固涩止泻，同时要宽肠导滞，推陈出新。习惯性腹泻往往症情不是单一的，有虚有实，虚实夹杂，临证时需随症应变。黄连温胆汤用于腹泻是针对湿浊阻滞、肠胃不和的患者，易温胆之义为清胆之功。

【验案】黄某，男，73 岁，2007 年 9 月 20 日初诊。

反复发作腹泻数十年。患者中年时即患肠炎出现腹泻，每服生冷、油腻食物后诱发，服消炎药后可止泻，但稍不注意即复发，屡经中西医治疗无效。症见腹泻伴腹痛，泻后痛减，大便未见不消化食物，无脓血，纳谷尚可，唯食多则腹胀，胀甚欲泻，眠差梦多，口干喜饮，小便正常。舌暗红、苔中根部厚腻，脉弦数。既往有肺结核、胆石症病史。此乃脾虚胃强，运化失司，湿邪阻滞为患。治以健脾益胃，调节升降，化浊和中。仿黄连温胆汤加减。

处方：北沙参 20g，白芍 20g，石斛 15g，陈枳壳 12g，焦苍术 15g，淡竹茹 10g，炒川莲 3g，广陈皮 10g，炒诃子 12g，酸枣仁 30g，炒薏苡仁 30g，灵芝片 10g，扁豆花 15g。

10 月 3 日复诊：药进 10 剂，症状缓解。原方继服 20 余剂，腹泻偶有发生，不似以往频繁，饮食及睡眠大为改善。故守原方稍事加减制丸（水泛为丸）继进，以资巩固。

〔侯浩彬，陶永.徐经世运用黄连温胆汤治疗疑难杂症的经验［J］.世界中医药，2008，3（5）：280–281〕

徐经世：经验方

【组成】煨葛根 15g，淡竹茹 10g，陈枳壳 15g，焦苍术 15g，广陈皮 10g，杭白芍 20g，马齿苋 15g，炒川莲 3g，川朴花 12g，酸枣仁 30g，生谷芽 25g。

【功效】疏肝健脾，调理气机。

【主治】泄泻，属脾胃不和者。症见腹泻，便前伴有腹痛，便后痛减，矢气多，口干不欲饮；舌淡红、苔薄白，脉细弦。

【用法】水煎服，每日 1 剂。

【经验】徐老认为，肠易激综合征与情志有关。情志失调，肝气郁结，导致肝脾不调，升降失常，从而使气机不利，运化失司，大肠传导功能受到破坏。治疗应疏肝健脾，调理气机为主。方中煨葛根升清降浊，并兼有升阳止泻之功；枳壳、苍术、陈皮理气，疏肝健脾；白芍柔肝缓急止痛；马齿苋清热解毒，兼荡涤积垢以推陈出新。推陈出新者，尤槟榔为甚，但其太燥，有破气之嫌，临床当据患者个人情况使用。

【验案】杨某，28 岁，2008 年 2 月 19 日初诊。

患者反复腹泻 1 年余，大便呈黄色糊状，夹有黏液，日行 3～4 次，便前伴有腹痛，便后痛减，小便正常，眠差易醒，矢气多，口干不欲饮。舌淡红、苔薄白，脉细弦。综合脉症，乃脾胃不和，湿邪内蕴，腑气失利之象。拟予理脾和胃，调节气机法为治。

处方：煨葛根 15g，淡竹茹 10g，陈枳壳 15g，焦苍术 15g，广陈皮 10g，杭白芍 20g，马齿苋 15g，炒川莲 3g，川朴花 12g，酸枣仁 30g，生谷芽 25g。10 剂。

3 月 20 日二诊：药后腹痛减轻，大便成形，每日 1～2 次，唯排气仍多，夜寐差，腰酸，耳闷，脱发，口泛酸苦，饮食如常，小便正常；舌暗红、苔薄少，脉细。此乃气阴两虚，脾运不良之象。拟参苓白术散加减为用：太子参 25g，焦白术 15g，怀山药 20g，广陈皮 10g，远志 10g，首乌藤 25g，酸枣仁 30g，建莲子 15g，马齿苋 15g，炒川莲 3g，杏仁、桃仁各 10g，五谷虫 15g。10 剂。

4 月 1 日三诊：述上药服后，腹痛已无。余症亦大为好转。因患者在美国读书，急于返美，故上方改为颗粒剂嘱其再服 1 个月以巩固疗效。

〔徐经世. 徐经世内科临证精华［M］. 安徽：安徽科技出版社，2011，168–169〕

唐祖宣：茯苓四逆汤加减

【组成】茯苓 30g，炮附子 21g，干姜 15g，甘草 12g，赤石脂 30g，肉桂 9g，砂仁 9g。

【功效】温肾健脾。

【主治】泄泻，属脾肾阳虚者。症见久有下利史，下利淡薄无臭，状若清谷，常少腹发凉疼痛，腰痛，眼睑浮肿，四肢常厥冷，有微热，而反近衣，女性可见月经淋漓，白带多；舌白多津，六脉沉细。

【用法】水煎服，每日 1 剂。

【经验】茯苓四逆汤出自仲景《伤寒论》，由茯苓、人参、附子、干姜、甘草5味药组成。5味配合，既可回阳救逆，又能培土补虚。唐老认为，久泻伤及肾阳，肾阳衰败，则四肢常冷；阳不足而不能腐熟水谷，则下利淡薄无臭，状若清谷；水湿内停，阳不化气而出现浮肿；虚阳外脱，故有微热，而反近衣；正弱不能固，则经血淋漓；湿邪郁滞，而为白带。茯苓四逆汤，温肾而燥湿，补虚而回阳，凡眼疾、下利、癔疾等病，只要具有四肢厥逆、脉沉微欲绝或浮弦、面青黑无华、舌白多津等肾寒、脾湿、正虚、阳弱证候者均可用其温肾燥湿，补阳固正。如阳亡正虚烦躁之证，可重用人参以固正、茯苓以去烦；阳亡正虚的虚脱证，可重用附子、人参以温阳固正；久利不止，虚寒滑脱，可加赤石脂以固涩；癫狂后期，病转虚寒，可加龙骨、牡蛎以潜阳敛神；虚寒眼疾，血不充目，可加芍药、何首乌以补血疏肝；若外感久不愈，阳弱正虚，可加桂枝、柴胡以疏利去邪等。附子用至一两，用量确为较大。临床具体运用时，须针对病情，斟酌增减；同时附子须久煎为宜。

【验案】李某，女，22岁，1963年诊治。

患者久有下利史，经常腹痛肠鸣，大便日行四五次，状若清谷而少臭，食后腹胀，经常少腹发凉疼痛，腰痛如折，面色青黑，精神极惫；舌白多津，眼睑经常浮肿如卧蚕状，四肢常厥冷，身有微热，反欲增衣，月经淋漓，白带多，六脉沉细。

中医诊断：泄泻，脾肾阳虚证。

治法：温肾健脾。

处方：茯苓四逆汤加减。茯苓30g，炮附子21g，干姜15g，甘草12g，赤石脂30g，肉桂9g，砂仁9g。连服20余剂而愈。

〔周连三，唐祖宣.茯苓四逆汤临床运用经验［J］.中医杂志，1965（1）：28-30〕

唐祖宣：吴茱萸汤加减

【组成】吴茱萸、干姜、潞党参各 15g，茯苓 30g，大枣 12 枚（擘）。

【功效】温寒健脾。

【主治】慢性泄泻，属肝寒胃虚者。症见腹泻，呕吐酸水，脐腹作痛，腹冷喜按，四肢厥冷；舌淡、苔白，脉沉细。

【用法】水煎服，每日 1 剂。

【经验】吴茱萸汤出自《伤寒论》，由吴茱萸、人参、生姜、大枣 4 味药物组成。功能温中补虚，降逆止呕。仲景于阳明、少阴、厥阴三经之病都运用吴茱萸汤。方中吴茱萸既可祛寒降逆，又能疏肝温胃。虚寒之证以温为主，温中寓补，取人参以益气健脾，温中补虚，使本方成为温补之剂；生姜辛温散寒，温胃降逆，与吴茱萸同用有相得益彰之妙；大枣甘补，既可协助温中补虚，又能甘缓调和诸药，共同组成可散可降、既温又补之剂。临床中用此方治吐利，吴茱萸可用 15 ～ 30g，大剂以温寒，易生姜为干姜其效更著。

【验案】张某，男，32 岁，1964 年 7 月 26 日诊治。

脾胃久虚，误食生冷，吐利频作，经治好转，后每遇生冷即吐利不止，延医年余，转为慢性泄泻，逐渐消瘦，久治无效，而就诊于余。症见面色黧黑，精神疲惫，呕吐酸水，脐腹作痛，大便日行四五次，腹冷喜按，四肢厥冷；舌淡苔白，满口清水，脉象沉细。辨证为肝寒胃虚甚至脾气下陷，治宜温寒、健脾；拟吴茱萸汤加减。

处方：吴茱萸、干姜、潞党参各15g，茯苓30g，大枣12枚（擘）。

服3剂后，吐酸止，泻利减，大便虽不成形已能成堆，继以原方加五味子6g、肉豆蔻9g，先后服30余剂而愈。

〔唐祖宣.吴茱萸汤的临床辨证运用〔J〕.新中医，1982（1）：20-22〕

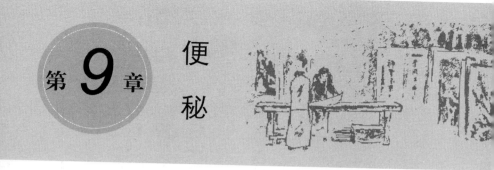

第 **9** 章 便秘

便秘即大便秘结不通。临床以大便排出困难，排便时间或排便间隔时间延长，或虽不延长而粪质干结、排出困难为特征的一种病证。多由肠胃积热、或气滞、或寒凝、或阴阳气血亏虚，使大肠传导功能失常所致。治疗当分虚实而论，实证以祛邪为主，施以泻热、温散、理气之法，虚证以养正为先，主用滋阴养血、益气温阳之法。热秘治以清热润肠；气秘治以顺气导滞；气虚便秘治以补气健脾；血虚便秘治以养血润燥；阴虚便秘治以滋阴补肾；冷秘治以温润通便。凡现代医学中的内分泌及代谢性疾病以及肌力减退引起的便秘，肠神经官能症、肠道炎症恢复期引起的便秘，肛裂、痔疮、直肠炎等肛门直肠疾患引起的便秘，均可参照本章内容辨证论治。

本章收录了王琦、李今庸、段富津、洪广祥、晁恩祥、徐经世、唐祖宣等国医大师治疗本病的验方29首。王琦治疗功能性便秘在主病主方（传导通幽汤）的基础上，结合辨体用药，始终抓住大肠传导失司的病机特点，并擅用经方、小方、药对（白术配枳壳）进行治疗；李今庸治疗本病以下法为主，实证者或峻下或温通，虚证者

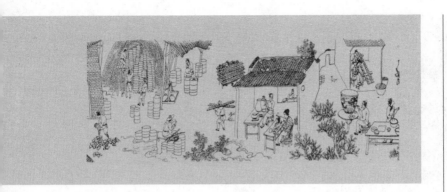

润下，虚实夹杂者补泻兼施，还常用丸剂峻药缓图；段富津治本病强调辨证论治，热秘用清上泄下，气秘用行气导滞，虚秘用养血润肠、滋阴通便，湿阻者用化湿行气，瘀血者祛瘀，气虚者补气，自拟复方芸归汤为基础方治疗血虚肠燥便秘；洪广祥治疗阳虚不运致虚实夹杂、以实（痰热）为主的便秘，以温胆汤加减为主，温阳健脾，化痰通便而病愈；晁恩祥治疗便秘注重详审病机，兼顾病证形成过程中各种因素如气滞、血瘀、血虚、肠道失养等的处理，临证活用大承气汤，常于承气汤方中配以郁李仁、火麻仁润肠通便，痰热便秘者用全瓜蒌与火麻仁、杏仁配合，单纯的大便不通则多用火麻仁配玄明粉、大黄；徐经世对于气秘者开郁醒脾，调节气机，气阴两虚者益气养阴，扶正通腑，无泻下之药，却有通便之效；唐祖宣擅用麻子仁丸加减治疗脾阴不足之便秘。

王　琦：传导通幽汤加减

【组成】紫菀 20g，炒莱菔子 30g，生杭白芍 30 ～ 40g，生甘草 10 ～ 15g，生白术 40 ～ 60g，枳壳 10 ～ 15g，干地黄 30g，当归 20g。

【功效】健脾疏肝，行气通便。

【主治】功能性便秘。属肝郁脾虚者。症见排便时间延长，大便干燥坚硬，如羊粪状，排便困难。

【用法】水煎服，每日 1 剂。疗程为 15 ～ 21 天。

【经验】王老认为，对于便秘的诊断当从排便时间、便质、排便困难程度三方面考虑。便秘与大肠、胃、肾关系密切。肺与大肠相表里，肺气亏虚、肺阴不足、肺气不降等都影响大肠传导。胃失和降，则腑气不通。肾主二阴，阴主五液，肾气不化津、肾阴不足、肾阳不足等都能导致大便难。王老在临床诊治过程中将这 3 个脏腑间的关系作为用药依据。紫菀其性润能通利，可调畅肺气；炒莱菔子降气；芍药、甘草能酸甘化阴，养阴生津。加入张元素健脾消痞的枳术丸，白术用量大于枳实，可以用到 40 ～ 60g。干地黄滋阴养血，当归温润养血。疗程一般 15 ～ 21 天，药物剂量据患者年龄、性别来定。由于体质不同，随之带来的症状也不相同，用药当有所加减。气虚质加黄芪、桔梗补气升提；阳虚质加肉苁蓉、沉香、威灵仙；阴虚质加玄参、干地黄；湿热质加芦荟、连翘、秦艽，但芦荟剂量不宜大，一般用 3g/6g/9g，要另包；气郁质加槟榔、厚朴。

〔李英帅，倪诚，王济，等 . 第十讲关于"传导通幽汤"治疗功能性便秘的探讨 [J] . 中医药通报，2013，12（4）：5-11〕

王　琦：枳术丸加减

【组成】莱菔子30g，昆布30g，枳壳30g，白术15g，杏仁10g，郁李仁15g，槟榔10g。

【功效】健脾化痰，润肠通便。

【主治】便秘，属痰湿兼血瘀质者。症见大便秘结，食少不化，脘腹痞满，嗳气、呃逆；舌干、苔黄腻，脉细。

【用法】水煎服，每日1剂。

【经验】王老认为，白术，味苦甘，性温，入心、脾、胃、三焦四经，能补脾益胃，燥湿和中。临床凡见便秘者，均可用生白术治疗。白术健脾益气通便，既是"治病求本"，亦是"塞因塞用"之法。白术用量宜大，常为30g以上，甚至达到120g方能奏效。临床若无兼证，单用一味生白术即可奏效。若为虚秘，取生白术与枳壳2：1或3：1之比例，以白术补脾胃之弱，而后化其所伤，使攻伐不峻利矣。若为实秘，将枳实或枳壳用量倍增于白术2～3倍，取其破气除痞，二药参合，一泻一补，一走一守，补而不滞、消不伤正，共奏健脾除满、通利大便之功。若便秘气虚明显者，还可酌加黄芪、太子参、党参；若腹胀气滞明显者，可酌加木香、莱菔子。

【验案】王某，女，45岁，2012年4月18日求治。

便秘近3年，加重1年。患者诉近年来大便不畅，若不服用通便药则数日无大便，腹中满闷，嗳气、呃逆频。体胖，体重90kg。平素易患感冒，长期服用中药调理，肩膀胳膊疼痛、无力，晨起喉中有痰，痰黏色黄，口苦，口中异味，肠鸣音亢进，食凉后胃中不适。月经 6～7/40～45 天，量可，色偏黑，有血块，经期腰酸，周身疼痛，夜间入睡难，小便急，不能自控，色黄，灼热感，阴道干燥；舌干、苔黄腻，脉细。

中医诊断：便秘，痰湿兼血瘀质。

治法：健脾化痰、润肠通便。

处方：莱菔子 30g，昆布 30g，枳壳 30g，白术 15g，杏仁 10g，郁李仁 15g，槟榔 10g。

服上方 21 剂后随访，大便可，1～2 日一行，较为通畅，夜间睡眠质量提高，近期欲再来复诊，以固前效。

〔郑璐玉，杨玲玲，王琦．王琦教授临床经验荟萃［J］．中医药通报，2012，11（4）：18〕

李今庸：大承气汤加减

【组成】大黄 10g，厚朴 10g，炒枳实 10g，芒硝 15g（烊化）。

【功效】峻下坚结，行气导滞。

【主治】便秘，属燥屎内结，腑气不通者。症见大便秘结，腹部胀满，终日不减，按之疼痛，食则胀甚；苔黄，脉实。

【用法】水煎服，每日 1 剂。以适量水先煎厚朴、枳实 2 味，然后下大黄微煎，去渣取汁，纳芒硝于药汁中溶化，搅匀。

【经验】李老认为，燥热内结，大肠传道失职，故见大便秘结；燥屎内停，腑气不通，气机阻滞，故见腹部胀满，终日不减，按之疼痛；食后则滞增，故食则胀甚；燥热实邪熏蒸，故见苔黄；脉实亦为实邪内盛之象。此乃燥屎内结、腑气不通所致；法当峻下坚结，行气导滞；治宜大承气汤。燥屎内结，大肠腑实，大承气汤取大黄通腑攻下；芒硝软坚泻下；厚朴、枳实行气散结，消滞除满。

〔李今庸.跟名师学临床系列丛书·李今庸［M］.北京：中国医药科技出版社，2010，258-259〕

李今庸：大柴胡汤加减

【组成】柴胡10g，黄芩10g，法半夏10g，白芍10g，生姜8g，炒枳实10g，大枣3枚（擘），大黄10g。

【功效】调胆和胃，降逆止呕。

【主治】便秘，属实热之邪壅遏胆胃者。症见大便燥结，心下胀满急痛，拒按，甚至痛连胁下，恶心，甚则呕吐苦汁；苔黄腻，脉沉弦。

【用法】水煎服，每日1剂。以适量水先煎前7味，汤将成，再加入大黄微煎，去渣取汁。

【经验】李老认为，胆胃腑实，腑气不通，故见大便燥结；气机阻滞不畅，故见心下胀满急痛，拒按，甚至痛连胁下；胃气不降而反上逆，故见恶心；胆气不降而反上逆，故见呕吐苦汁；胃、胆之气俱逆于上，故见舌苔黄腻；胆属甲木，故脉见沉弦。此乃实热之邪壅遏胆胃而然；法当调胆和胃，降逆止呕；治宜大柴胡汤。方取柴胡、黄芩和解少阳而清胆热；取半夏、生姜降逆和胃；取大黄、枳实攻滞行气；取白芍除血痹止腹痛；取大枣扶助正气。全方共奏泻下攻实、和解扶正之功效。

〔李今庸，李琳.中国百年百名中医临床家丛书·李今庸［M］.

北京：中国医药科技出版社，2002，183〕

李今庸：半硫丸加减

【组成】法半夏、硫黄各等分，生姜汁适量。

【功效】逐寒通阳。

【主治】便秘，属阴寒内结者。症见大便秘结，肢冷，小腹部不温等。

【用法】先将半夏、硫黄共研为极细末，再加入适量生姜汁及凉开水调和，做成如绿豆大药丸收贮备用。每用时取药丸 10g，温开水送下。

【经验】李老认为，肾开窍于前后二阴，阴寒郁结于内，阳气不通，失其温润，故见便秘，小腹部不温；阳气不能达于四肢，故见肢凉。此乃阴寒内结，肾阳阻滞所致；法当逐寒通阳，治宜半硫丸。方中取硫黄大热之性温通肾阳以逐寒邪，取生姜汁、半夏之辛，以开结润燥。

〔李今庸.跟名师学临床系列丛书·李今庸［M］.北京：中国医药科技出版社，2010，259-260〕

李今庸：大黄附子汤加减

【组成】大黄 10g，细辛 6g，制附片 10g。

【功效】温里通下。

【主治】便秘，属寒实内结者。症见大便秘结，胁下偏痛，脉弦紧等。

【用法】水煎服，每日1剂。

【经验】李老认为，寒实内结，阳气不通，故见大便秘结；寒气滞着于一侧胁下，故或见左胁下痛，或见右胁下痛；脉紧为寒象，弦脉为痛征。此乃寒实内结、气滞不行所致；法当温里通下；治宜大黄附子汤。本方意在温下，故重用辛热之附子，温里散寒，止腹胁疼痛；以苦寒泻下之大黄，泻下通便，荡涤积滞，共为君药。细辛辛温宣通，散寒止痛，助附子温里散寒，是为臣药。大黄性味虽属苦寒，但配伍附子、细辛之辛散大热之品，则寒性被制而泻下之功犹存，为去性取用之法。三药协力，而成温散寒凝、苦辛通降之剂，合成温下之功。

〔李今庸.跟名师学临床系列丛书·李今庸［M］.北京：中国医药科技出版社，2010，260〕

李今庸：三物备急丸加减

【组成】大黄、干姜、巴豆霜各等分。

【功效】攻逐冷结。

【主治】便秘，属阴寒内结者。症见大便秘结不通，心腹胀痛，痛如锥刺，肢冷等。

【用法】先将大黄、干姜共研为极细末，再加入巴豆霜捣研均匀，炼蜜为丸如黄豆大，收贮备用。每用3～4丸温开水送下，大便当下，不下再与服，以下为度。

【经验】李老认为，阴寒内结于肠胃，腑气不通，传导失职，故见大便秘结不通；寒性收引，气机阻滞，故见心腹胀痛，甚至痛如锥刺；阳气不能外达于四末，故见肢冷。此乃寒实内结、腑气不通所致；法当攻逐冷结；治宜三物备急丸。方中取大辛大热之巴豆峻逐冷结；取干姜佐巴豆温中散寒，且解巴豆之毒；取大黄通下。三药相合，共奏攻逐寒结之效。

〔李今庸.跟名师学临床系列丛书·李今庸［M］.北京：中国医药科技出版社，2010，260〕

李今庸：麻子仁丸加减

【组成】火麻仁50g，白芍30g，炒枳实50g，大黄50g，厚朴30g，杏仁30g（去皮尖炒打）。

【功效】润肠通便。

【主治】便秘，属胃强脾弱，津少失润者。症见大便秘结，小便数多，趺阳脉浮涩。

【用法】研为极细末，炼蜜为丸如桐子大，收贮备用。每用时取药丸10g，以温开水送下。

【经验】李老认为，胃中阳气过盛，则趺阳脉浮；脾脏津液不足，则趺阳脉涩；脾脏津液不足，失其运化之用，不能输津于胃，胃中燥热坚结，水津不濡，故见小便多；大肠津液不足，故见大便秘结。此乃胃强脾弱、津少失润所致；法当润肠通便；治宜麻子仁丸。方中取火麻仁、杏仁体润多脂，润燥滑肠；取白芍、大黄、厚朴、枳实，利气行滞，泄热通便；以蜜为丸，甘缓润下。

〔李今庸.跟名师学临床系列丛书·李今庸［M］.北京：中国医药科技出版社，2010，260-261〕

李今庸：玉烛散

【组成】当归10g，白芍10g，炙甘草8g，生地黄10g，川芎8g，大黄10g，芒硝10g。

【功效】养血通便。

【主治】便秘，属阴血不足者。症见便秘，口干，腹满拒按，面色㿠白，唇淡，心悸等。

【用法】水煎服，每日1剂。水先煎前5味，汤将成加大黄微煎，去渣取汁，加芒硝于药汁中烊化，搅匀。

【经验】李老认为，血虚不润，大肠传导不行，故见大便秘结；燥屎内结，故见腹满拒按；血虚津亏，故见口干；血不上荣，则见面色㿠白，唇淡；血不养心，则心悸。此乃阴血不足，失于濡润而然；法当养血通便；治宜玉烛散。方中生地黄、当归、川芎、白芍是谓四物汤，以之养血润操；取大黄荡涤肠胃；芒硝软坚润燥以通泄大便；取甘草益气扶正，调和诸药。

〔李今庸，李琳.中国百年百名中医临床家丛书·李今庸［M］.北京：中国医药科技出版社，2002，184〕

李今庸：蜜煎导法

【组成】食蜜50g。

【功效】润肠导下。

【主治】便秘，属津枯肠燥，水干舟停者。症见大便秘结，欲解不能，痛苦难忍，口渴，汗出，小便自利。

【用法】放于铜勺中以微火煎熬，不断搅拌，当蜜快要凝聚时取出，乘热做成条状如指大，插入肛门内，以手捉定，欲大便时即取出。

【经验】李老认为，津液亏虚，大肠传导不行，故见大便秘结，欲解不能；津液不能上承，故见口渴；津液外泄则汗出；津液偏流于膀胱则小便自利。此乃津枯肠燥，水干舟停。法当润肠导下，如蜜煎导法。

〔李今庸，李琳.中国百年百名中医临床家丛书·李今庸［M］.北京：中国医药科技出版社，2002，184-185〕

李今庸：清燥救肺汤加减

【组成】冬桑叶 10g，石膏 10g，党参 10g，炙枇杷叶 10g，麦冬 10g，火麻仁 10g，杏仁 10g（去皮尖炒打），甘草 8g，阿胶 10g（烊化）。

【功效】清燥救肺，润肠通便。

【主治】便秘，属肺燥津枯者。症见大便秘结，口鼻干燥，干咳无痰，或腹胀、腹痛等。

【用法】水煎服，每日 1 剂。以适量水先煎前 8 味，汤成去渣取汁，纳阿胶于药汁中烊化，搅匀。

【经验】李老认为，肺燥津伤，津少失却濡润，故见口鼻干燥；肺气上逆，则咳嗽；津液不足，则咳而无痰；肺与大肠相表里，肺燥津伤，肃降失常，则大肠失其传导之职，故见大便秘结；燥屎内结，气机阻滞，故见腹胀、腹痛。此乃肺燥津枯、肃降失用而然；法当清燥救肺，润肠通便；治宜清燥救肺汤。方中取桑叶解肺郁，滋肺燥；取枇杷叶降肺气以复肺之肃降功用；取石膏清肺中燥热；取阿胶、麦冬润肺滋液；损其肺者益其气，故取甘草、党参益气生津；取火麻仁、杏仁体润多脂而润肠通便。

【验案】患者，男，29 岁，1950 年 10 月就诊。

患者发病 2 天，大便秘结，时欲大便而不得，左少腹有块状物移动疼痛，时向左侧腰部冲击，痛苦万状，小便黄，口舌干燥，脉缓。此乃肠胃燥结，传导失职；治本"通则不痛"之理；拟大承气汤方。

处方：炒厚朴 12g，炒枳实 10g，芒硝 10g，大黄 10g（酒洗）。上 4 味，以适量水先煎前 2 味，待水减半加大黄微煎。去渣取汁，加芒硝于药汁中烊化，搅匀温服，每日 2 次。

第 2 天复诊，服上方 1 剂，未见稍效，大便仍秘结不通，细审之则见其脉有涩象，改拟清燥救肺汤：黑芝麻 10g，党参 10g，麦冬 10g，霜桑叶 10g，炙甘草 10g，石膏 10g，炙枇杷叶 10g（去毛尖），杏仁 10g（去皮尖炒打），阿胶 10g（烊化）。上 9 味，以水先煎 8 味，汤成去渣取汁，纳阿胶于药汁中烊化温服，每日 2 次。

〔李今庸，李琳. 中国百年百名中医临床家丛书·李今庸［M］. 北京：中国医药科技出版社，2002，185-186〕

李今庸：四物汤加减

【组成】生地黄 15g，当归 12g，白芍 10g，川芎 8g，肉苁蓉

10g，火麻仁 10g，杏仁 10g（去皮尖炒打）。

【功效】养血润下。

【主治】便秘，属血虚液少者。症见妇人怀孕后大便秘结难解。

【用法】水煎服，每日 1 剂。

【经验】李老认为，妇人妊娠之时，血养胎儿，大肠津血减少，传导不行，故大便秘结难解；法当养血润下；拟四物汤加减。方中生地黄、当归、白芍、川芎补养阴血；以火麻仁、杏仁体润多脂润肠通便；肉苁蓉质润而降，通利大便。

〔李今庸 . 跟名师学临床系列丛书 · 李今庸［M］. 北京：中国医药科技出版社，2010，261〕

李今庸：当归贝母苦参丸

【组成】当归 100g，贝母 100g，苦参 100g。

【功效】养血清热，开结润燥，利窍通淋。

【主治】便秘，属血虚燥热伤津者。症见大便秘结，小便不利。

【用法】共研为细末，炼蜜为丸如小豆大，收贮备用。每用时取 3～4 丸，以温开水送下。

【经验】李老认为，妇人怀孕，血养胎儿，阴血偏虚，气郁不利。血虚则生热；气郁则化燥。燥热相合，大肠津液受伤，传导不行，故见便秘；膀胱津液受伤，则见小便不利；病在下焦，与中焦脾胃无涉，故饮食如常。此乃血虚燥热伤津所致；法当养血清热，开结润燥，利窍通淋；治宜当归贝母苦参丸。方取当归养血润燥；取贝母、苦参清燥热，利小便；且贝母味辛，辛能散之，故以贝母利气解郁；共奏养血润燥、通利二便之功效。

〔李今庸，李琳. 中国百年百名中医临床家丛书·李今庸［M］.
北京：中国医药科技出版社，2002，187〕

段富津：凉膈散加减

【组成】大黄15g（后下），芒硝10g（烊化），厚朴15g，连翘15g，栀子15g，桔梗15g，黄芩15g，生甘草15g。

【功效】泻热通便，清上泄下。

【主治】便秘，属热秘者。症见大便干，脘腹胀满，咽痛；舌红、苔薄色黄，脉滑数。

【用法】水煎服，每日1剂。

【经验】段老认为，外邪袭肺，郁而化热，下传大肠，燥热在腑，气机不畅，壅塞不通，而致便秘。燥热内结，气机不畅，腑气不通，则便秘、腹胀。火热炎上，则咽痛，微咳，头痛，口渴喜冷饮。舌红、苔黄、脉数亦为燥热之象。治以凉膈散加减。方中连翘、栀子、黄芩清泄上焦郁热；桔梗利肺止咳，具启上通下之意；大黄、芒硝、厚朴通便导滞，荡热于中，使实邪由下而去；生甘草清热解毒利咽，调药和中，且缓硝、黄之峻。诸药相伍，则上窍得通，下窍自开，即"开降上焦肺气，上窍开泄，下窍自通"。

【验案】韩某，男，25岁，2005年10月30日初诊。

患者于1周前因感冒而出现恶寒、发热、咽痛、咳嗽等症，经过静脉滴注抗生素治疗，虽热退，但1周未大便，痛苦不堪，咽仍痛，遂来就诊。现症见脘腹胀满，咽痛，微咳，头痛，口渴喜冷饮；舌红、苔黄，脉数。辨证为肺热下移大肠，燥热内结不行；治以泻热通便，清上泄下；方用凉膈散加减。

处方：大黄 15g（后下），芒硝 10g（烊化），厚朴 15g，连翘 15g，栀子 15g，桔梗 15g，黄芩 15g，生甘草 15g。水煎服。

11 月 3 日二诊：服上方 4 剂，大便每日 1 次，时干，头不痛，咽痛明显好转；舌略红、苔薄色微黄，脉滑略数。火热之邪易伤阴液，上方加玄参 20g，以养阴润肠通便，兼清热解毒利咽，去芒硝，大黄减少 5g，以防苦寒太过伤中。服上方 5 剂，大便正常，其余诸症亦除，舌脉正常，临床治愈。

〔胡晓阳，李冀.段富津教授治疗便秘验案举隅［J］.中医药信息，2010，27（4）：18-20〕

段富津：木香承气汤合柴胡疏肝散加减

【组成】木香 10g，槟榔 15g，莱菔子 15g，陈皮 15g，厚朴 15g，川芎 15g，枳壳 15g，柴胡 15g，当归 20g。

【功效】行气导滞，通便止痛。

【主治】便秘，属气秘者。症见大便次数减少，干结，脘腹胀满，胁痛，烦躁易怒；苔白略腻，脉弦。

【用法】水煎服，每日 1 剂。

【经验】段老认为，情志不遂，木失条达，肝失疏泄，肝气郁滞，气机不畅，则腑气不通，大便不爽；肝气郁滞，经脉不利，则脘腹胀满；肝气犯胃，胃失和降，脉弦亦为气滞之证。选用木香承气汤合柴胡疏肝散加减。方中木香、槟榔、厚朴、莱菔子行气导滞，消食通便除胀满；川芎、陈皮、柴胡、枳壳疏肝解郁，行气止痛，助木香、槟榔、厚朴行气导滞；当归养血润肠，补肝体，防止辛散太过。

【验案】潘某，女，29岁，2002年1月3日初诊。

患者半年前因琐事与家人争吵，而后出现大便3～4日一行，伴有腹胀等症，服通便药物可缓解，停药后症状如故。近2月便秘加重，遂来就诊。现症见大便1周1次，不甚干结，排便不爽，脘腹胀满，右胁痛，烦躁易怒，食少，经前乳房胀痛，月经正常；苔白略腻，脉弦。辨证为肝气郁滞，腑气不通；治以行气导滞，通便止痛；方用木香承气汤合柴胡疏肝散加减。

处方：木香10g，槟榔15g，莱菔子15g，陈皮15g，厚朴15g，川芎15g，枳壳15g，柴胡15g，当归20g。水煎服。

1月8日二诊：服上方5剂，大便2日一行，排便较前明显通畅，唯右胁仍痛；苔白，脉略弦。气为血之帅，气行则血行，气滞则血行不畅，在上方中加入延胡索15g，以行气活血止痛。

1月15日三诊：服上方7剂，大便每日1次，便质正常，偶有排便不爽，右胁痛明显好转，唯食欲无明显改善。上方加入炒麦芽20g，以消食和中，疏肝解郁。

1月22日四诊：服上方后，诸疾皆瘳。随访3年未复发。

〔胡晓阳，李冀.段富津教授治疗便秘验案举隅［J］.中医药信息，2010，27（4）：18-20〕

段富津：四物汤加减

【组成】熟地黄25g，当归20g，火麻仁20g，黑芝麻20g，黄芪

25g，枳壳 15g，肉苁蓉 30g，枸杞子 20g，川芎 10g。

【功效】养心安神，润肠通便。

【主治】便秘，属营血亏虚，肠失濡润者。症见大便秘结，如羊屎，时头晕目眩，心悸，易疲劳，腰酸，女性可见月经量少；舌质淡、苔薄白，脉细弱。

【用法】水煎服，每日 1 剂。

【经验】段老认为，血虚津少，肠腑失濡，则大便秘结，状如羊屎；血虚脑髓失养，则头晕目眩；血虚心失所养，则心悸；血液不足，经血乏源，则月经量少；精血同源，血亏则精衰，肾虚则腰酸；血为气之母，血衰则气少，气虚形虚，则易疲劳；舌脉亦为血虚之象。用四物汤化裁，以熟地黄、当归、川芎养血和血；火麻仁、黑芝麻养血润肠通便；肉苁蓉润肠通便，温补肾阳；枸杞子滋补肾阴、养血。二者合用以补肾虚；黄芪补气生血，使气旺则血生；枳壳行气宽肠，且使补而不滞。

【验案】王某，女，31 岁，2004 年 3 月 1 日初诊。

4 年前，患者行剖宫术产下一男婴，继而出现大便秘结，口服通便药物初期有效，后期无效，多方医治，效果不佳。现患者 4～5 日大便 1 次，便如羊屎，排出不畅，时头晕目眩，心悸，易疲劳，月经量少，腰酸，唇色淡；舌质淡、苔薄白，脉细弱。辨证为营血亏虚，肠失濡润；治宜养血益精，润肠通便；方用四物汤加减。

处方：熟地黄 25g，当归 20g，火麻仁 20g，黑芝麻 20g，黄芪 25g，枳壳 15g，肉苁蓉 30g，枸杞子 20g，川芎 10g。

3 月 8 日二诊：服上方 7 剂，大便略有缓解，便质仍干；舌质淡、苔薄白，脉细弱。养血之力不足，上方肉苁蓉再加 10g，加制何首乌 20g，以养血润肠通便。

3月15日三诊：服上方后，大便2日1次，排便明显改善，唯时有眠差。阴血不足，心失所养，上方加炒酸枣仁20g、柏子仁20g，以养心安神，润肠通便。

3月22日四诊：上方服后，大便每日1次，便质略干，睡眠正常，唯仍感疲劳；舌略淡、苔薄白，脉缓而略弱。血为气之母，血衰则气少，上方黄芪再加10g，以增益气之力。

3月29日五诊：服上方后，大便正常，其余诸症亦除；舌质正常，脉缓。上方续服7剂，以善其后。2年内未复发。

〔胡晓阳，李冀.段富津教授治疗便秘验案举隅［J］.中医药信息，2010，27（4）：18-20〕

段富津：天王补心丹加减

【组成】生地黄5g，玄参20g，麦冬20g，当归20g，炒酸枣仁20g，柏子仁20g，丹参20g，沙参15g，知母15g。

【功效】滋阴润肠，养阴宁心。

【主治】便秘，属阴液耗伤，肠失滋润，心失所养者。症见大便不规律，便质干结，排出困难，失眠，心烦，心悸；舌红、少苔，脉细数。

【用法】水煎服，每日1剂。

【经验】段老认为，阴液亏虚，肠失滋养，则大便少，便质干结，排出困难；阴液亏虚，心失所养，则失眠，心悸；阴虚生内热，则心烦；舌红、少苔，脉细数亦为阴虚有热之证。方用生地黄、玄参、麦冬滋阴增液，润肠清热；当归补血润肠；炒酸枣仁、柏子仁养心安神，柏子仁尚能润肠；丹参清心活血安神，且使之补而不滞；沙参、知母滋阴清热除烦。

【验案】赵某，男，31 岁，2004 年 8 月 2 日初诊。

3 年前，患者因从事夜班工作，作息时间不定，而出现大便不规律。口服药物可缓解，但常反复发作。1 年前，便秘症状加重，虽因此调换白班工作，并服通便药物亦罔效。现患者 4 ～ 5 日大便 1 次，便质干结，排出困难，眠差，心烦，时心悸；舌红、少苔，脉细数。辨证为阴液耗伤，肠失滋润，心失所养。治宜滋阴润肠，养阴宁心。方用天王补心丹加减。

处方：生地黄 25g，玄参 20g，麦冬 20g，当归 20g，炒酸枣仁 20g，柏子仁 20g，丹参 20g，沙参 15g，知母 15g。

8 月 9 日二诊：服上方 7 剂，便秘症状缓解；舌略红、少苔，脉细略数。效不更方，守上方继投 7 剂。

8 月 17 日三诊：上方服后，大便 2 日 1 次，排便明显改善，便质略干，心悸消失，眠可，唯舌尖糜烂；舌微红、苔薄，脉细略数。经云"诸痛痒疮，皆属于心"，上方加疮家圣药之连翘以清心热，疗疮毒。

8 月 26 日四诊：大便每日一行，排便通畅，便质时略干，口糜消；舌不红、苔薄白，脉不细。上方去连翘，玄参减少 5g，以防寒凉太过。上方服后，诸恙皆瘳。随访 1 年未复发。

〔胡晓阳，李冀 . 段富津教授治疗便秘验案举隅〔J〕. 中医药信息，2010，27（4）：18-20〕

段富津：济川煎加减

【组成】肉苁蓉 50g，怀牛膝 15g，泽泻 15g，枳壳 15g，当归 20g，黑芝麻 20g，火麻仁 20g，炙甘草 15g。

【功效】温肾益精，润肠通便。

【主治】便秘，属肾阳不足，开合失司者。症见排便次数少，便干，便下不畅，小便多，腰膝酸软；舌淡、苔白，脉沉。

【用法】水煎服，每日 1 剂。

【经验】段老认为，肾阳不足，开合失司，则大便秘结，小便多；肾虚精亏，肠失濡润，则便干；肾虚，则腰膝酸软；舌淡、苔白，脉沉亦为肾虚之象。用济川煎加减，方中肉苁蓉、怀牛膝温肾益精、暖腰膝、润肠通便；当归、黑芝麻、火麻仁养血润肠通便，又助肉苁蓉以补肾虚；枳壳宽肠下气以助通便；泽泻利湿泄浊，入肾补虚，配合枳壳，使浊阴降则大便通；炙甘草调和诸药；酌加升发清阳之升麻，与枳壳相伍，一升一降，使清气升浊气降，大便自行。

【验案】阎某，男，65 岁，2001 年 3 月 27 日初诊。

患者 1 年前出现排便间隔时间延长，口服果导片，初时症状可缓解，后期罔效。现患者 4～5 日排便 1 次，便干，便下不畅，小便略多，腰膝酸软；舌淡、苔白，脉沉。辨证为肾阳不足，开合失司；治以温肾益精，润肠通便；方用济川煎加减。

处方：肉苁蓉 50g，怀牛膝 15g，泽泻 15g，枳壳 15g，当归 20g，黑芝麻 20g，火麻仁 20g，炙甘草 15g。水煎服。

4 月 3 日二诊：服上方 7 剂，便秘症状缓解；舌淡、苔白，脉沉。

清阳得升，则浊阴自降，上方加升麻 10g，以升发清阳。

4 月 10 日三诊：上方服后，大便每日 1 次，但不爽，腹微胀。糟粕不行，饮食易滞，阻遏气机，上方加莱菔子 15g，以行气导滞，消食通便。

4 月 17 日四诊：服上方后，大便每日 1 次，排便明显通畅，便质时干，腰仍酸；舌略淡、苔薄白，脉沉。"无阴则阳无以生"，上方加枸杞子 20g，以滋补肾阴通便，取阴中求阳之意。上方服后，大便正常，腰不酸，余症基本消失，遂停药。随访 2 年未复发。

〔胡晓阳，李冀．段富津教授治疗便秘验案举隅［J］．中医药信息，2010，27（4）：18–20〕

段富津：白术饮加减

【组成】生白术 30g，枳壳 15g，半夏 15g，陈皮 15g，木香 10g，槟榔 10g，莱菔子 15g。

【功效】化湿行气，导滞通便。

【主治】便秘，属湿阻气机，腑气不通者。症见腹胀，便秘，便质略软，大便不爽，脘腹痞闷，食纳不佳，身体困重；苔白腻，脉滑。

【用法】水煎服，每日 1 剂。

【经验】段老认为，过食肥甘，损伤脾胃，运化失职，食滞于中，津液不行，聚而化湿，湿性黏腻，阻遏气机，腑气不通，则便秘、大便不爽、脘腹痞闷、食纳不佳；湿性重浊，则身体困重；苔白腻、脉滑亦为湿浊之象。自拟白术饮。方中白术为君，其味苦而甘，健脾化湿，行气通便。臣以半夏，味辛，燥湿化痰，降逆和中，助白术健脾化湿之力。佐以枳壳，味苦辛，理气宽肠，下气消胀；陈皮味辛苦，理气和胃，燥湿化痰；木香味辛苦，理气醒脾，宣滞宽中；槟榔行气导滞，消积通便；莱菔子消食化积，降气化痰。诸药合用，化湿行气，导滞通便，则便秘自除。

【验案】崔某，女，22岁，2004年11月4日初诊。

患者1年前出现排便间隔时间延长、大便不畅、腹胀等症，口服通便药可缓解。近3个月，便秘症状加重，曾就诊于当地某医院，服药效果不佳，遂来就诊。患者体胖，平素喜食肥甘。症见大便8～9日一行，便质略软，大便不爽，脘腹痞闷，食纳不佳，身体困重；苔白腻，脉滑。辨证为湿阻气机，腑气不通；治以化湿行气，导滞通便；方用自拟白术饮。

处方：生白术30g，枳壳15g，半夏15g，陈皮15g，木香10g，槟榔10g，莱菔子15g。水煎服。

11月11日二诊：服上方7剂，大便2～3日一行，时头昏，苔白腻，脉滑。湿浊内阻，清阳不升，清窍失养，故上方加郁李仁15g，泽泻15g，以利水渗湿，通利二便。

11月18日三诊：服上方后，大便2日一行，且排便明显通畅，苔白略腻，脉滑。肺为水之上源，主一身之气，上方加入杏仁10g以宣利上焦肺气，润肠通便。

11月25日四诊：服上方服后，大便每日1次，偶有不爽，食纳改善，苔薄白，脉转缓。守上方续服7剂，以图善后。1年后告知，病未复发。

〔李冀，段凤丽.中国现代百名中医临床家丛书·段富津［M］.北京：中国中医药出版社，2007，225-226〕

段富津：桃核承气汤加减

【组成】桃仁 15g，大黄 15g（后下），当归 25g，郁李仁 15g，火麻仁 20g，瓜蒌仁 15g，半夏 15g，莱菔子 15g，炙甘草 15g。

【功效】活血祛瘀，养血通便。

【主治】便秘，属瘀血阻滞，血虚肠燥者。症见大便数日一行，便质干燥，排便不爽，时少腹痛，恶心欲吐；舌略暗、有瘀斑，脉弦略细。

【用法】水煎服，每日 1 剂。

【经验】段老认为，瘀血日久，新血难生，肠道失润，糟粕难出，则便秘、大便干结、形体消瘦；瘀血阻络，留滞不通，则腹痛，痛有定处；瘀血阻滞，升降失常，运化失司，则恶心欲呕，食纳不佳；舌略暗、有瘀斑，脉弦略细亦为瘀滞血虚之象。选用桃仁承气汤化裁。方中桃仁、大黄活血祛瘀，荡涤瘀滞；当归、郁李仁、火麻仁、瓜蒌仁养血润肠通便；莱菔子导滞通便，消食化积；半夏降逆和中；炙甘草调和诸药。治疗中，可根据气血关系，加入行气之品以助活血。

【验案】周某，男，19 岁，1997 年 5 月 8 日初诊。

患者 2 年前因意外而致腹部挫伤，出现腹痛，经过治疗疼痛消失。1 年半前，出现大便数日一行，曾就诊多家医院，疗效不佳。现患者大便 5～7 日一行，便质干燥，排便不爽，时少腹痛，固定不移，恶心欲吐，食纳不佳，形体消瘦；舌略暗、有瘀斑，脉弦略细。辨证为瘀血阻滞，血虚肠燥；治以活血祛瘀，养血通便；方用桃核承气汤加减。

处方：桃仁15g，大黄（后下）15g，当归25g，郁李仁15g，火麻仁20g，瓜蒌仁15g，半夏15g，莱菔子15g，炙甘草15g。

5月15日二诊：服上方7剂，大便2～3日一行，呕恶明显好转，仍少腹痛；舌略暗、有瘀斑，脉弦略细。活血之力略有不足，上方桃仁再加5g，加丹参20g，以活血祛瘀，养血通脉。

5月22日三诊：服上方后，大便2日一行，便质略干，腹痛略有减轻；舌略暗，瘀斑渐消，脉弦略细。气为血之帅，气行则血行，上方加入香附20g，以行气活血止痛。

5月29日四诊：服上方后，大便每日一行，便质时干，腹痛明显减轻；舌微暗，脉弦而不细。上方大黄减少5g，以防苦寒伤中。上方7剂服后，大便正常，食纳转佳；舌质基本正常，脉转缓，停药。随访3年未复发。

〔李冀，段凤丽.中国现代百名中医临床家丛书·段富津［M］.北京：中国中医药出版社，2007，228-229〕

段富津：补中益气汤加减

【组成】白参15g，黄芪30g，生白术20g，陈皮15g，枳壳15g，当归20g，瓜蒌仁15g，莱菔子15g，炙甘草15g。

【功效】补中益气，行气通便。

【主治】便秘，属脾胃气虚者。症见大便8～9日一行，临厕努挣而便难出，便时汗出，大便略干，劳累后大便更难，食纳不佳，腹胀，少气懒言，倦怠乏力；舌质淡、苔薄白，脉沉而无力。

【用法】水煎服，每日 1 剂。

【经验】段老认为，气虚鼓动无力，则大便 8～9 日一行，努挣而便难出，便时汗出，大便略干，劳累后大便更难。脾胃气虚，受纳运化不及，则食纳不佳，腹胀。脾胃损伤，化源不足，机体失养，则少气懒言，倦怠乏力。舌质淡、苔薄白，脉沉而无力，亦为脾胃气虚之证。方中白参、黄芪、生白术、炙甘草补中益气，运化通便；当归养血润肠通便，且使所补之气有所依；枳壳理气和中，行气消胀，使诸药补而不滞；莱菔子、瓜蒌仁行气通便，消食导滞。治疗中，依据气血的关系、脾胃的生理特性，加入养血润肠、健脾渗湿、升发阳气等品，使气虚得补，运化有力，糟粕得行。

【验案】夏某，女，49 岁，2003 年 8 月 5 日初诊。

患者便秘病史 8 年余，初期服用牛黄解毒片、三黄片、果导片有效，后期罔效。曾就诊多家医院，疗效不佳。现患者大便 8～9 日一行，临厕努挣而便难出，便时汗出，大便略干，劳累后大便更难，少气懒言，倦怠乏力，食纳不佳，腹胀；舌质淡、苔薄白，脉沉而无力。辨证为脾胃气虚，鼓动无力，大便不行；治以补中益气，行气通便；方用补中益气汤加减。

处方：白参 15g，黄芪 30g，生白术 20g，陈皮 15g，枳壳 15g，当归 20g，瓜蒌仁 15g，莱菔子 15g，炙甘草 15g。水煎服。

8 月 12 日二诊：服上方 7 剂，胀消，但大便仍难；舌质淡、苔薄白，脉沉而无力。气血互根，气能生血，气旺则血充，气虚则血少，养血之力不足，上方加黑芝麻 20g，以养血润肠通便。

8 月 19 日三诊：服上方后，大便 1 周 2 次，时微肿；舌质淡、苔薄白，脉沉而无力。上方加茯苓 30g、大腹皮 15g，以健脾渗湿，利水消肿。

8月26日四诊：服上方后，大便2～3日一行；舌质正常、苔薄白，脉沉。清气升则浊气降，糟粕得行，上方加升麻10g，以升发脾之清阳。

9月2日五诊：上方服后，大便正常，余症不著；舌质正常、苔薄白，脉转缓。上方续服7剂，以善其后。2年未曾复发。

〔李冀，段凤丽.中国现代百名中医临床家丛书·段富津〔M〕.北京：中国中医药出版社，2007，230-231〕

段富津：复方芸归汤加减

【组成】肉苁蓉40g，当归20g，枳壳15g，槟榔片10g，桃仁15g，木香10g，黄芪40g，升麻10g。

【功效】补血润肠，行气通便。

【主治】便秘，属血虚肠燥者。症见大便秘结，面色无华，腹胀满，头晕目眩，妇人月经不调、量少或经闭不行；舌淡，脉细弦或细涩。

【用法】水煎服，每日1剂。

【经验】段老力倡"力大者为君"，认为君臣佐使的核心是药力的大小，即"力大者为君"，臣次之，佐使又次之。药力是由药性、药量、配伍、用法等因素构成的，并提出药力判断公式为：药力＝药性＋用量＋配伍＋用法。更加充实和完善了《内经》"主病之谓君"的理论。段老临证运用复方芸归汤治疗血虚肠燥便秘时，即是擅于运用"精血同源"之理论，补血润肠的同时，又配伍补肾润肠之药，使药力浑厚而不伤正气，寓通于补之中，故能取得良效。在上方基础上，若见气虚者，加人参、黄芪以补气；肾精不足者，可加熟地黄、制何首乌、枸杞子以滋补肾精；若见腰膝酸痛、下肢无力者，可加怀牛膝、川续断、桑寄生；如果气滞较甚，则以枳实代枳壳，亦可加入陈皮、槟榔片、生白术等；若患者平素有痔疮，可加入槐角、桃仁、赤芍等；若伴有咳嗽者，可加入枇杷叶、杏仁、瓜蒌仁等。

【验案】刘某，女，50 岁，2006 年 3 月 13 日初诊。

患者便秘 10 年，月经 2 个月未至，口渴，大便不爽，直肠黏膜内脱；舌淡，脉细涩。辨证为血虚肠燥；治以补血润肠，行气通便；予复方芸归汤加减。

处方：肉苁蓉 40g，当归 20g，枳壳 15g，槟榔片 10g，桃仁 15g，木香 10g，黄芪 40g，升麻 10g。7 剂。

3 月 20 日二诊：排便明显好转，加瓜蒌仁 15g。

3 月 27 日三诊：上方肉苁蓉加至 50g，莱菔子 15g，7 剂。再服 10 余剂，便秘之症遂愈。

〔王荣，胡晓阳，段富津.段富津教授运用复方芸归汤治疗便秘的经验〔J〕.中医药信息，2011，28（1）：30–31〕

洪广祥：温胆汤加减

【组成】生黄芪 20g，熟附子、法半夏、陈皮、淡竹茹、生大黄（后下）、柴胡、白芍、桃仁各 10g，炒枳实、茯苓、全瓜蒌各 15g，桔梗、生甘草各 6g。

【功效】温阳健脾，化痰通便。

【主治】便秘，属热结津亏证者。症见大便不通，腹胀，口干不欲饮；舌淡、苔黄腻，脉弦滑。

【用法】水煎服，每日1剂。

【经验】洪老认为，便秘一证，临床以热结津亏多见。阳虚不运，致大便不通的虚实夹杂证，以实（痰热）为主，故以温胆汤加减，使脾健热去而病愈。

【验案】患者，女，34岁，1994年10月20日初诊。

患者便秘多年，近1年明显加重，虽有便意，但努挣不出，腹胀，曾服各类清降火邪之剂不效，自服果导片，日渐加量，便出偏软，就诊时伴口干不欲饮，晨间口黏，平素畏寒，纳可，寐安；舌淡、苔黄腻，脉弦滑。证属阳虚不运，痰湿内阻。治宜温阳健脾，化痰通便。

处方：生黄芪20g，熟附子、法半夏、陈皮、淡竹茹、生大黄（后下）、柴胡、白芍、桃仁各10g，炒枳实、茯苓、全瓜蒌各15g，桔梗、生甘草各6g。4剂，水煎服，每日1剂。

服上方3剂后，即觉腹部隐痛，便意强烈，便出畅快，腹胀消失，自感轻松，但仍口干思饮；舌红、苔黄腻，脉同前。守原方加川黄连6g，再进7剂。

三诊时诸症均改善、苔转白腻，原方去黄连，再进7剂。四诊诉外出公差，停药2天，即未解大便，伴腹胀，本月经量减少，行经时腹胀痛，原方去柴胡、白芍，加当归20g、青皮10g，再进10剂。

服药后便出畅快，腹胀消失，再进10剂而告痊愈。

〔万文蓉.洪广祥运用温胆汤验案举隅［J］.新中医,1996(9):2-3〕

晁恩祥：承气汤加减

【组成】厚朴 10g，枳实 10g，大黄 6g，玄明粉 2g（分冲），丹参 10g，川芎 10g，木香 10g，砂仁 10g，焦神曲、焦山楂、焦麦芽各 10g，当归 10g，火麻仁 25g，甘草 10g。

【功效】攻下通便，理气活血，佐以润肠。

【主治】便秘，属腹中燥结，气滞血瘀证者。症见腹部胀满，大便不利，大便量少，脘腹胀满明显，排气少；舌红、苔黄略腻，脉弦。

【用法】水煎服，每日 1 剂。

【经验】晁老认为，大承气汤临床应用虽当以"痞、满、燥、实"四症为主，但不当拘泥于此，临床所见患者往往非此典型表现。下述验案为非典型大承气汤证，因而在临床应用中取其方义，在药量上加以调整，使攻之而不至于峻烈，并详审病机，兼顾病证形成过程中的诸多因素，如气滞、血瘀、血虚、肠道失养等。首方取效，守方恐伤其正，转而以小承气汤之意，缓下为主，大黄泻下热结治其标，但用量减少，并非拘于原方之意，而气滞乃标本并见之证，因而理气之厚朴、枳实用量为大。厚朴行气散满，枳实破气消痞，诸药合用，可以轻下热结，除满消痞。

【验案】患者，女，65 岁，主因大便不利 10 天来诊。

患者结肠癌术后 4 年，10 天前受凉后出现上腹部胀满，继则大便不利，每日解极少量大便，脘腹胀满明显，排气少，来诊前 2 天急诊考虑为不完全性肠梗阻，夜间腹中胀痛明显；舌红、苔黄略腻，脉弦。辨为便秘（腹中燥结，气滞血瘀证）；治以攻下通便，理气活血，佐以润肠；方以大承气汤之意。

处方：厚朴 10g，枳实 10g，大黄 6g，玄明粉 2g（分冲），丹参 10g，川芎 10g，木香 10g，砂仁 10g，焦神曲、焦山楂、焦麦芽各 10g，当归 10g，火麻仁 25g，甘草 10g。3 剂，水煎服。

服上方 3 剂后腹部胀满有缓解，排便量稍增，呃逆多，每天进食 100～150g，大便每天 2～3 次，夜间腹部胀痛缓解；舌红、苔白略腻，脉弦。继以小承气汤（厚朴 10g，枳实 10g，大黄 5g）之意，佐以健脾理气化湿、润肠通便之品，7 剂，水煎服。

三诊时腹部胀满已明显缓解。

〔王辛秋，陈燕.晁恩祥善用下法经验［N］.中国中医药报，2009-07-13（4）〕

晁恩祥：经验方 1

【组成】苍术 10g，白术 10g，厚朴 10g，枳实 10g，焦神曲、焦山楂、焦麦芽各 10g，砂仁 10g，陈皮 10g，鸡内金 10g，火麻仁 10g，当归 10g，郁李仁 15g，大黄 3g，玄明粉 3g，党参 10g，太子参 15g，小茴香 10g。

【功效】健脾和胃，润肠通便。

【主治】便秘，属脾胃失和，肠结便燥者。症见无食欲，纳少，大便干结；舌质淡红、苔薄白，脉弦。

【用法】水煎服，每日 1 剂。

【经验】晁老临证时，常详细询问患者大便秘结的程度、时间和特点，对于久秘、脾胃失和、气滞肠燥、肠热便秘以及水肿胀满，兼有小便不利、大便干燥等症，常于承气汤方中配以郁李仁、火麻仁润肠通便。另外，晁老在临床辨证治疗各种慢性咳喘病处方中，也常配伍火麻仁、郁李仁治疗同时伴有的便秘、水肿或小便不利等兼症，取得良好疗效。

【验案】患者，女，77 岁，2007 年 11 月 13 日就诊。

胃癌术后 14 个月，纳少，便秘。患者于 2006 年 8 月因"胃窦及幽门中分化腺癌"行"胃大部切除术"（毕 I 式），术后食欲不佳，出现"胃石"2 次，行洗胃术治疗；2007 年 7 月胃镜示：胃癌术后毕 I 式吻合；残胃溃疡；吻合口炎。现患者无食欲，纳少，瘦削，大便干结成球，每日用开塞露 2 支通便，无他不适。舌质淡红、苔薄白，脉弦。便秘证属脾胃失和，肠结便燥；治以健脾和胃，润肠通便。

处方：苍术 10g，白术 10g，厚朴 10g，枳实 10g，焦神曲、焦山楂、焦麦芽各 10g，砂仁 10g，陈皮 10g，鸡内金 10g，火麻仁 10g，当归 10g，郁李仁 15g，大黄 3g，玄明粉 3g，党参 10g，太子参 15g，小茴香 10g。7 剂，水煎服。

服药 3 剂大便渐通，嘱患者服完 7 剂后，上方去大黄、玄明粉，再服 7 剂调理即可。

〔晁恩祥.晁恩祥临证方药心得［M］.北京：科学出版社，2012，51〕

晁恩祥：经验方 2

【组成】鱼腥草 25g，全瓜蒌 15g，火麻仁 30g，黄芩 10g，金荞麦 15g，栀子 10g，知母 10g，麦冬 15g，沙参 15g，紫菀 15g，赤芍

10g，生石膏 15g，白茅根 25g，苏子 10g。

【功效】清肺化痰，降气通便。

【主治】便秘，属痰热内蕴者。症见晨起咳黄痰，时有血丝，大便干，每日一行；舌淡红、苔黄少津，脉弦细。

【用法】水煎服，每日1剂。

【经验】晁老认为，瓜蒌质润多脂，功能润燥通便。晁老在治疗肺热喘咳时，遇有大便不通者，每以全瓜蒌与火麻仁、杏仁配合运用。其证候特点是痰热兼有大便不通。单纯的大便不通，则多用火麻仁配玄明粉、大黄等。

【验案】杨某，女，61岁。

患者便秘5年，排便无力，伴有咳痰，多于晨起咳黄痰带血丝，曾服中药治疗，无明显改善。2003年10月某医院胸CT示：双下肺支气管扩张改变。刻下症见晨起咳黄痰，时有血丝，无咳喘，纳食睡眠可，大便干，每日一行；舌淡红、苔黄少津，脉弦细。辨证为痰热内蕴，气机不畅；治以清肺化痰，降气通便。

处方：鱼腥草 25g，全瓜蒌 15g，火麻仁 30g，黄芩 10g，金荞麦 15g，栀子 10g，知母 10g，麦冬 15g，沙参 15g，紫菀 15g，赤芍 10g，生石膏 15g，白茅根 25g，苏子 10g。

服药7剂后二诊：大便通畅，仍咳黄痰夹咖啡色痰；舌淡红、苔白腻，脉弦细。上方去生石膏、栀子，加浙贝母 10g。

服药7剂后三诊：咳痰量减少，血丝时有时无，无咳嗽，大便基本正常，继以上方化裁调理病情缓解。

〔晁恩祥.晁恩祥临证方药心得［M］.北京：科学出版社，2012，92〕

徐经世：经验方 1

【组成】竹茹 10g，陈枳壳 15g，杭白菊 20g，陈皮 10g，杏仁、桃仁各 10g，合欢皮 30g，蒲公英 20g，决明子 10g，柴胡梗 10g，芦荟 2g，灵芝 10g，琥珀 6g。

【功效】开郁醒脾，调节气机。

【主治】便秘，属气秘者。症见大便干结，心烦，失眠；舌暗淡、苔白腻略黄，脉沉细弦。

【用法】水煎服，每日 1 剂。

【经验】徐老认为，木郁不达，气血失调，当开郁醒脾，调节气机。药用陈枳壳、陈皮、柴胡疏肝开郁调节气机，杭白菊滋阴柔肝，竹茹清热化痰以和胃，杏仁、桃仁宣肺活血润肠通便，因肺与大肠相表里，肺主宣通，便可使肠腑气机得以通顺，则便秘得解。合欢皮解郁安神活血消肿；芦荟能泻下通便，又清肝火，用于便秘而有烦躁失眠，还能杀蛔疗癣；琥珀定惊安神，活血化瘀，利尿通淋；灵芝补益肝肾润肺，提高免疫力；决明子清肝明目，润肠通便。

【验案】沈某，女，30 岁，2009 年 2 月 10 日初诊。

患者自 1 年前开始出现大便干结，一般 1 周 1 次，平时靠开塞露或肠清茶排便，时有心烦、失眠，近 1 年来月经周期缩短，阴道有气体排出，经量减少。曾到当地医院就诊，西医诊断为神经衰弱，胃肠功能紊乱，治疗效果不佳。查其舌暗淡、苔白腻略黄，脉沉细弦。按其病症乃木郁不达、气血失调之象，证属气秘；拟于开郁醒脾，调节气机法为治；自拟经验方。

方药：竹茹 10g，陈枳壳 15g，杭白菊 20g，陈皮 10g，杏仁、桃仁各 10g，合欢皮 30g，蒲公英 20g，决明子 10g，柴胡梗 10g，芦荟 2g，灵芝 10g，琥珀 6g。

2009 年 2 月 24 日二诊：药后诸症改善，大便每天 1 次，唯失眠较明显，凌晨 2～3 点才能入睡、梦多、睡中易惊，手足不温，药证相合，上方去决明子，加升麻 3g、酸枣仁 30g，水煎服，每日 1 剂，连服 20 天，药尽病解，眠食如常。

〔徐经世.杏林拾穗：徐经世临证经验集粹［M］.北京：中国中医药出版社，2013，94-95〕

徐经世：经验方 2

【组成】太子参 25g，竹茹 10g，杭麦冬 12g，远志 10g，石斛 15g，酸枣仁 30g，绿梅花 20g，炒丹参 15g，灯心草 15g，熟女贞子 15g，谷芽 25g，鲜荷梗 1 尺为引。

【功效】益气养阴，助腑通便。

【主治】便秘，属气阴两虚，肠腑失畅者。症见大便干结，小便黄，口干苦，疲乏无力；舌质暗红、苔薄黄，脉弦细。

【用法】水煎服，每日 1 剂。

【经验】徐老认为"急则治其标"，气阴两伤是其本，腑气不通是其标。急需益气养阴为先，待正气恢复，肠腑推动有力，大便即通，故以生脉饮益气养阴。方中不用五味子，因五味子性擅收涩，于症情不利，遂以女贞子滋阴润肠易之；远志、酸枣仁养心安神；竹茹、灯心草清肝泻火；石斛养阴生津止渴；绿梅花、谷芽醒脾开胃；更以荷梗宽肠下气、助肠腑通便而不伤正；全方虽无泻下通便之药，却有扶正通腑之妙。

【验案】张某，女，78 岁，2011 年 5 月 24 日初诊。

患者极度疲乏无力，行走困难，声音低微，少气懒言，大便干结难解，3 ～ 4 日一行，小便黄，食欲正常，食量偏少，眠差，难以入睡，口干苦，夜间明显；舌质暗红、苔薄黄，脉弦细。此乃气阴两虚、肠腑失畅之象；拟予益气养阴、助腑通便为治；拟经验方加减。

处方：太子参 25g，竹茹 10g，杭麦冬 12g，远志 10g，石斛 15g，酸枣仁 30g，绿梅花 20g，炒丹参 15g，灯心草 15g，熟女贞子 15g，谷芽 25g，鲜荷梗 1 尺为引。10 剂，水煎服，每日 1 剂。

二诊：前服中药，大便已通畅，每日一行，疲乏无力亦较前有改善，夜间口苦口干有所减轻，纳食一般；舌质暗、苔薄微黄，脉弦细，拟守原法续进。另建议其住院治疗加强营养。

〔徐经世.杏林拾穗：徐经世临证经验集粹［M］.北京：中国中医药出版社，2013，95-96〕

唐祖宣：麻子仁丸加减

【组成】酒大黄、厚朴各 15g，杏仁 10g，枳实 12g，白芍 20g，火麻仁 30g，蜂蜜 30g（冲服）。

【功效】泻热逐瘀，润肠通便。

【主治】便秘，属脾阴不足者。症见大便秘结，小便频数，面色晦暗，纳少，胸胁痞闷，烦躁；舌质红绛、苔黄燥，脉沉涩。

【用法】水煎服，每日1剂。

【经验】唐老认为，脾胃同居中焦，胃主受纳腐熟，脾主运化，二者协调，共同完成饮食物的消化吸收。脾阴不足，运化饮食物的功能减退，则见饮食不化、不思食，或食后腹胀、大便干结等。火麻仁润肠通便；杏仁降气润肠；芍药养阴和营；枳实、厚朴消痞除满；大黄泻下通便。诸药同用，共奏润肠通便之功。方中火麻仁用量以15～30g为宜，可酌加玄参、麦冬以清热养阴。

【验案】蒋某，女，48岁，2002年9月10日初诊。

患者有冠心病史已10余年，糖尿病史5年余，经常胸闷、心前区疼痛，曾因心绞痛晕倒数次，尿糖持续为（+++～++++），常以西药降糖类药物及扩张冠脉药物治疗，兼服中药活血化瘀、益气养阴之剂。近几个月来经常大便不通，服润肠药物后，尚可暂解一时之苦，停药后旋即如故。7日前因劳倦过度，使心前区疼痛加剧，大便不通，小便频数，饮食减少，心胸烦闷，先后经3次灌肠，解出硬大便，继则又恢复原状，秘结不通。患者拒绝再作灌肠通便，要求用中药治疗。症见形体消瘦，面色萎黄，大便不通，心中烦闷，胸痛彻背，饮食减少，自汗出，小便频数；舌质红绛，边有瘀斑、苔黄燥，脉细数，心电图提示：冠状动脉供血不足。化验：尿糖（++++）。

中医辨证：脾阴不足，燥热内结。

治法：治宜泻热逐瘀，润肠通便。

处方：酒大黄、厚朴各15g，杏仁10g，枳实12g，白芍20g，火麻仁30g，蜂蜜30g（冲服）。

服上药 1 剂，大便通畅，余症明显好转，继用益气养阴之剂以善后，心绞痛次数减少，尿糖（＋）。于 2003 年 6 月 24 日又见大便干结，仍以上方治疗，服后即愈。

〔高桦林，彭勃，唐祖宣.唐祖宣运用麻子仁丸治疗疑难杂症举隅〔J〕.湖南中医杂志，2010，26（4）：84〕

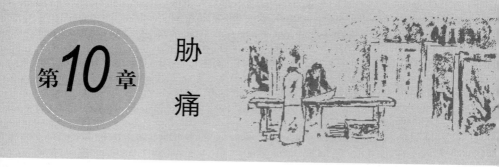

第10章 胁痛

　　胁痛是以单侧或双侧胁肋部疼痛为特征的病证，是较多见的一种自觉症状。临床可伴有胸闷、腹胀、嗳气、急躁、易怒等症状。本病多由外感或内伤引起肝气郁结、瘀血阻络、湿热蕴结、肝阴不足，导致肝胆气机失调，脉络不通或不荣所致。治疗当以疏肝活络止痛为法。外感以祛邪为主，内伤应分虚实，分别施用攻补之法。肝气郁结证治以疏肝理气；瘀血阻滞证治以祛瘀通络；肝阴不足证治以养阴柔肝；肝胆湿热证治以清热利湿。凡现代医学中的急慢性肝炎、肝硬化、肝寄生虫病、急慢性胆囊炎、胆道蛔虫病、肋间神经痛等疾病，若以胁痛为主要症状时均可参照本章内容辨证论治。

　　本章收录了刘志明、李今庸、段富津、洪广祥、晁恩祥、徐经世、郭诚杰等国医大师等治疗本病的验方24首。刘志明认为清利肝胆湿热，疏通气机是治疗胁痛不可忽视的重要法则，临证常以大、小柴胡汤及四逆散为基本方灵活变通；李今庸从气滞、血瘀、寒凝、水停、湿热等病变角度，结合肝胆、脾胃、肺等脏腑辨证论治，擅用经方，疗效显著；段富津治疗胁痛擅用古方和药对，肝郁气滞型胁痛以

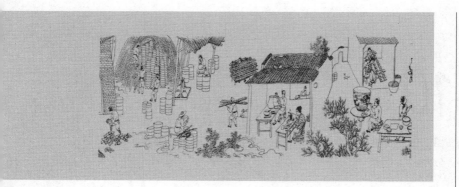

柴胡疏肝散加减，阴虚肝郁型胁痛以一贯煎加减，肝胆湿热型胁痛以自拟虎杖逍遥汤加减，瘀血阻络型胁痛以自拟桃仁柴胡疏肝汤加减，常用药对包括柴胡配伍白芍、柴胡配伍郁金、柴胡配伍黄芩、当归配伍川芎、枳实配伍厚朴、龙骨配伍牡蛎、延胡索配伍川楝子等；洪广祥注重肝脾的重要关系，擅用乌梅丸温脏补虚，寒热并调，治疗肝病及脾，肝脾同病，虚实互见，寒热错杂的胁痛；晁恩祥从肝论治胁痛，擅用薄荷，认为轻证薄荷可疏其郁滞，重者多辅助柴胡等品而建功，常配合柴胡、白芍、当归等疏肝理气调经之品；徐经世根据多年临床经验创立经验方消化复宁汤，治疗慢性胆囊炎引起的胁痛等病症，具有舒肝利胆、健脾化湿、清热止痛之功效；郭诚杰擅以柴胡五金汤治疗反复发作的胆囊炎，在疏肝理气、清热利湿的基础上，强调针对久病入络，甚至成沙石的病变，加清热利胆、活血止痛、健脾扶正之药，收标本同治之功。

刘志明：茵陈五苓散加减

【组成】茵陈 12g，泽泻 9g，猪苓 9g，茯苓 13g，白术 9g，焦栀子 9g，滑石 12g，通草 9g，柴胡 12g，麝香 12g，半夏 9g，黄芩 9g，黄柏 9g，生甘草 9g。

【功效】利湿清热，疏肝理气。

【主治】胁痛，属湿遏热壅，肝郁气滞者。症见肝区隐痛，发热，伴目黄，轻度肝掌；舌质稍暗、苔黄，脉弦滑。

【用法】水煎服，每日 1 剂。

【经验】刘老认为，肝气不疏，胆失降泄，肝郁日久，业已化热；同时肝郁胃热及肝热脾湿又可进一步转化为湿遏热壅、湿重于热之证，故治宜利湿清热、疏肝理气。茵陈五苓散出自《金匮要略》，功能利湿清热退黄，多用于湿重于热之黄疸，为历代医家所推崇。方中茵陈有清化湿热、利胆退黄之效，为治疗黄疸要药；栀子为清利三焦邪热之要药；五苓散淡渗化气利水，兼具清、利两法，故为治疗黄疸之主方也。如高热不退、昏迷者，可加芳香开窍之药；更重者可予安宫牛黄丸急救之。

【验案】李某，男，32 岁，1992 年 3 月 15 日初诊。

反复肝区隐痛、发热 2 年，加重伴目黄 10 天。患者自 1990 年始，反复出现肝区疼痛，曾就诊于当地医院，多次检查肝功能，均示谷丙转氨酶增高，一般在 200U/L 左右；硫酸锌浊度实验 10U；乙肝表面抗原阳性；诊断为：慢性迁延性乙型肝炎。患者长期以乙肝宁及西药护肝药物治疗，病情时轻时重，每因劳累或感冒病情加重。

1992年3月初出现畏寒、发热之症，体温达39.5℃，其肝区之痛也较前加重，同时伴恶心呕吐、口苦口黏、乏力、纳少、小便黄等症，故前来就诊。就诊时见：发育正常，营养较差，巩膜轻度黄染，肝肋下2指，质软，边缘清，触痛明显，脾未触及，轻度肝掌；舌质稍暗、舌苔黄，脉弦滑。谷丙转氨酶420U/L；麝香草酚絮状实验（++）；硫酸锌浊度实验16U；黄疸指数15U。

西医诊断：慢性活动性乙型肝炎。

中医诊断：胁痛。

中医辨证：湿遏热壅，肝郁气滞。

治法：利湿清热，疏肝理气。

处方：茵陈五苓散加减。茵陈12g，泽泻9g，猪苓9g，茯苓13g，白术9g，焦栀子9g，滑石12g，通草9g，柴胡12g，麝香12g，半夏9g，黄芩9g，黄柏9g，生甘草9g。水煎服，每日1剂，10剂。

3月25日二诊：服药10余剂后，恶心、呕吐、口苦口黏、肝区痛等症状基本消失，黄疸消退，肝脏缩小，继以上方合化坚丸加减治疗2个月，临床症状完全消失，肝功能完全恢复正常。随访1年未见复发。

〔刘如秀.刘志明医案精解［M］.北京：人民卫生出版社，2010，274-275〕

刘志明：小柴胡汤加减

【组成】柴胡12g，党参12g，半夏9g，甘草9g，黄芩9g，白芍 12g，当归 12g，栀子 12g，连翘 12g，生黄芪 18g。

【功效】疏肝理气，清热利湿。

【主治】胁痛，属肝郁气滞，湿热内蕴者。症见胁痛，压之其痛不甚，口干、口苦、纳差；舌红、苔黄腻，脉弦滑。

【用法】水煎服，每日 1 剂。

【经验】刘老认为，肝郁日久，易于化火，火热伤阴，肝阴不足，血不养肝，肝失疏泄则易怒难眠；肝胆之热上冲，则口干、口苦；肝热故小便黄。下述病案中，以小柴胡汤和解少阳、清肝胆郁热，并疏泄气机；白芍、当归养血滋阴柔肝；栀子、连翘清热解毒；黄芪益气扶正；丹参、郁金、川楝子活血、行气、通络止痛。辨证方药亦有所差异，然其病机总不离湿热之邪留恋。治疗时亦应根据湿热轻重予以区别对待。

【验案】王某，男，38 岁，1993 年 12 月 8 日初诊。

右胁疼痛 2 周。患者自觉右胁疼痛 2 周，其痛持续不休，兼伴烦躁易怒、口干、口苦、小便色黄，故来就诊。就诊时见：胁痛，以右侧明显，压之其痛不甚；烦躁易怒，口干，口苦，纳差，眠可，小便色黄，大便偏干；舌红、苔黄腻，脉弦滑。谷丙转氨酶 150U/L；三酰甘油 166mg/dL；既往有乙型肝炎病史 10 年。

西医诊断：慢性乙型肝炎。

中医诊断：胁痛。

中医辨证：肝郁气滞，湿热内蕴。

治法：疏肝理气，清热利湿。

处方：小柴胡汤加减。柴胡 12g，党参 12g，半夏 9g，甘草 9g，黄芩 9g，白芍 12g，当归 12g，栀子 12g，连翘 12g，生黄芪 18g。7 剂，水煎服，每日 1 剂。

12月15日二诊：患者诉近日劳累后感觉肝区疼痛并伴大汗出，余无不适；舌红、苔黄腻，脉弦。谷丙转氨酶下降到86U/L；HBsAg阳性；抗HBcAb阳性；处方：上方加枳壳12g、丹参9g、郁金9g，7剂。

12月23日三诊：生气及劳累后仍感肝区疼痛，余无不适；谷丙转氨酶50U/L；黄疸指数0.8U，原方加川楝子9g。7剂。

12月30日四诊：服药20剂，诸症消失；谷丙转氨酶44U/L。

〔刘如秀.刘志明医案精解［M］.北京：人民卫生出版社，2010，277–278〕

刘志明：金铃子散加减

【组成】金铃子10g，延胡索9g，苏梗9g，陈皮6g，枳壳6g，郁金9g，茵陈6g，薏苡仁12g，木香6g。

【功效】疏肝理气，兼利湿热。

【主治】胁痛，属肝胆气滞，湿热蕴结者。症见右胁胀闷疼痛，纳呆口苦，神疲乏力，烦躁易怒，胸闷气短，嗳气，小便黄赤；舌尖红、苔黄腻，脉弦细。

【用法】水煎服，每日1剂。

【经验】刘老认为，肝胆气滞、气机不畅，故见胁痛时作、胀闷不舒；烦躁、胸闷、嗳气当是肝胆气滞；舌尖红、苔黄腻、口苦、小便黄赤表明夹有湿热；湿热困脾，则有神疲乏力、纳呆。治疗以疏肝理气为主，兼予清利湿热。方中苏梗、郁金、枳壳、陈皮、木香等疏肝理气；茵陈、薏苡仁清利湿热；金铃子散疏肝泻热、活血止痛。胆囊炎多属气滞与湿热蕴结而成，急性者多以湿热为主，慢性者多以气滞血瘀为主，因此疏肝理气、化湿、清热、活血各法，随症状的不同，而有所偏重。

【验案】陶某，男，28 岁，1967 年 7 月 19 日初诊。

胁痛 2 年。右胁疼痛，时作时止，已有 2 年，在某医院就诊，经胆囊造影诊断为"慢性胆囊炎"，西药治疗未见明显效果而又不愿手术治疗，故前来求诊于刘老。就诊时见：右胁胀闷疼痛，纳呆口苦，神疲乏力，烦躁易怒，胸闷气短，嗳气，无明显黄疸，小便黄赤；舌尖红、苔黄腻，脉弦细。

西医诊断：慢性胆囊炎。

中医诊断：胁痛。

中医辨证：肝胆气滞，湿热蕴结。

治法：疏肝理气，兼利湿热。

处方：金铃子散加味。金铃子 10g，延胡索 9g，苏梗 9g，陈皮 6g，枳壳 6g，郁金 9g，茵陈 6g，薏苡仁 12g，木香 6g。7 剂，水煎服，每日 1 剂。

7 月 26 日二诊：服药 7 剂，胁痛减轻，胸闷缓解，情绪好转，口不苦，继续服用原方 5 剂。

〔刘如秀.刘志明医案精解［M］.北京：人民卫生出版社，2010，281〕

刘志明：经验方 1

【组成】柴胡 9g，半夏 9g，黄芩 9g，太子参 12g，白芍 12g，连翘12g，栀子9g，茵陈9g，藿香9g，枳壳9g，白术12g，炒山楂、炒麦芽、炒神曲各9g，甘草9g。

【功效】调和肝脾，清利湿热。

【主治】胁痛，属肝脾不和，湿热内蕴者。症见胁痛，面黄无华，乏力，纳差，小便黄；舌质红、苔薄黄腻，脉细弦滑。

【用法】水煎服，每日1剂。

【经验】刘老认为，肝失条达，脾胃不和，湿热中阻，斡旋不利，乃成肝脾不和、湿热内蕴之证；肝郁脾虚，后天失养，生化无源，故见面黄无华等症，治宜调和肝脾、清利湿热。方中柴胡疏木，使半里之邪得以外宣；黄芩清火，使半里之邪得以内彻；半夏开结痰、豁浊气，使痰浊得以清化；参、芪、术、苓、草等健脾益气，以资化源；茵陈、栀子清肝利胆。腹泻明显者可加生薏苡仁、藿香等。刘老认为肝炎发病机制与肝胆及脾胃湿热密切相关，而慢性肝炎实乃虚实夹杂之证。肝郁气滞，血行不畅，久之则瘀血内停，此实也；病程日久，湿热伤阴，或治疗中过用苦寒，致肝阴内耗，甚则肝肾阴虚，加之肝郁脾虚不运，精血生化乏源，此虚也。故治疗中应分清虚实，虚实同治，如此方能取效。

【验案】黄某，男，40岁，1994年12月22日初诊。

右胁痛，伴恶寒、发热7天。患者于12月15日受凉后出现恶寒、发热，体温39.5℃左右，继而出现右胁部疼痛、乏力、纳差、便溏、小便黄诸症，就诊于当地医院。查：谷丙转氨酶298U/L；乙肝5项HBsAg阳性，抗HBc阳性，抗HBe阳性。诊断为：慢性迁延性乙型肝炎，后经治疗，但疗效不佳，故来求诊。就诊时见：精神不振，面黄无华，腹软，右胁痛；舌质红、苔薄黄腻，脉细弦滑。肝肋下2.5cm，质软，边缘清，有触痛；脾未触及，无移动性浊音；

可见肝掌。

　　西医诊断：慢性迁延性乙型肝炎。

　　中医诊断：胁痛。

　　中医辨证：肝脾不和，湿热内蕴。

　　治法：调和肝脾，清利湿热。

　　处方：柴胡 9g，半夏 9g，黄芩 9g，太子参 12g，白芍 12g，连翘 12g，栀子 9g，茵陈 9g，藿香 9g，枳壳 9g，白术 12g，炒山楂、炒麦芽、炒神曲各 9g，甘草 9g。

　　1995 年 1 月 14 日二诊：服药 20 剂，上述诸症有所减轻，原方加生黄芪 30g，继续服用。

　　3 月 2 日三诊：继服 60 剂，肝脏缩小，肝功能恢复正常，原方又加茯苓 15g，继续服用。

　　5 月 22 日四诊：再服 60 剂，复查乙肝 5 项 HbsAg 及 HbeAg 转阴；后随访 1 年，多次复查肝功能均正常。

　　〔刘如秀.刘志明医案精解［M］.北京：人民卫生出版社，2010，275-276〕

刘志明：经验方 2

　　【组成】柴胡 9g，桂枝 9g，前胡 9g，厚朴 9g，茯苓 9g，木香 9g，陈皮 9g，白芷 6g，苍术 6g，甘草 6g，生姜 6g。

　　【功效】化湿通阳。

　　【主治】胁痛，属湿浊内困，阳气不振者。症见胁肋胀痛，全身乏力，厌食油腻，恶心呕吐，大便溏薄，小便清长；舌淡、苔白腻，脉弦滑。

【用法】水煎服，每日1剂。

【经验】刘老认为，本证虽呈畏寒、嗜睡、便溏、尿清、苔白舌淡等阳虚证候，但其脉弦滑，不见虚象，可知此乃湿浊内困、阳气不得伸展所致，故不宜作阳虚论治，而应以疏通表里、化湿通阳治之。方中柴胡、前胡、白芷疏散表邪；桂枝、生姜、木香通阳化湿；陈皮、甘草、茯苓和中运脾；苍术化湿。如此则阳气得通，湿浊自然分化。

【验案】周某，男，39岁，1977年10月27日初诊。

两侧胁肋部胀痛5年，加重1周。患者1972年患无黄疸型传染性肝炎，至今未愈，平时感觉两胁胀痛，全身乏力，厌食油腻，恶心呕吐；查谷丙转氨酶持续在400U/L以上，曾住院治疗，无明显效果。1周前劳累后再次出现发热症状，待热退之后，出现畏寒，精神倦怠，嗜睡，大便溏薄，小便清长诸症；舌淡、苔白腻，脉弦滑。

西医诊断：慢性活动性肝炎。

中医诊断：胁痛。

中医辨证：湿浊内困，阳气不振。

治法：化湿通阳。

处方：柴胡9g，桂枝9g，前胡9g，厚朴9g，茯苓9g，木香9g，陈皮9g，白芷6g，苍术6g，甘草6g，生姜6g。15剂，水煎服，每日1剂。

11月12日二诊：畏寒减轻，但肝区仍痛，夜寐不安；腻苔渐化，脉弦滑，加板蓝根15g，茵陈9g，夜交藤9g。15剂。

12月4日三诊：畏寒已解，精神渐复，夜寐较安，偶有肝区疼痛。苔腻渐化，脉弦滑。仍守前法调理至症状基本消失，肝功能恢复正常。

〔刘如秀．刘志明医案精解［M］．北京：人民卫生出版社，2010，278-279〕

刘志明：经验方 3

【组成】太子参 9g，柴胡 9g，黄芩 9g，半夏 9g，白芍 9g，川楝子 6g，延胡索 6g，滑石 15g，玄明粉 4.5g，鸡内金 7g，橘核 12g，枳实 6g，金钱草 24g，甘草 6g。

【功效】清热除湿，疏肝利胆和胃。

【主治】胁痛，属肝胆湿热者。症见胁痛不适，食欲不振，小便黄，大便偏干；苔薄黄腻，脉弦细滑。

【用法】水煎服，每日 1 剂。

【经验】胁痛一证，主要责于肝胆，因其经脉皆循胁肋。胁痛患者常以肝胆湿热证候为主，即使有些患者出现胁痛隐隐，神疲乏力等阴虚、气虚之证，亦常伴有肝胆湿热证候。肝胆湿热与肝气郁滞可互为因果，临床常常并见。因此刘老认为清利肝胆湿热，疏通气机是治疗胁痛不可忽视的重要法则。临证常以大、小柴胡汤及四逆散为基本方灵活变通。若肝脾失和，气机郁滞明显，则多选用小柴胡汤、四逆散；若里气未虚，又出现肠胃燥结等湿热化火之象，则选用大柴胡汤。同时还兼顾调理脾胃，扶助正气，常用太子参、柴胡、黄芩、半夏、当归、白芍、枳壳、川厚朴、郁金、茯苓、砂仁、滑石、甘草等。

【验案】钱某，男，15 岁，1980 年 1 月 5 日初诊。

患者近1个月中多次出现突然发作的右胁部绞痛，疼痛难忍，手足发凉，冷汗自出，每次发作时间约持续2个多小时。曾做胆囊造影、胃钡餐透视、肝功能等多项检查，除见胆囊增大外，余未见明显异常。现症见右胁疼痛不适，食欲不振，小便黄，大便偏干；苔薄黄腻，脉弦细滑。证属肝胆湿热。治宜疏利肝胆，清热除湿，佐以和胃。

处方：太子参9g，柴胡9g，黄芩9g，半夏9g，白芍9g，川楝子6g，延胡索6g，滑石15g，玄明粉4.5g，鸡内金7g，橘核12g，枳实6g，金钱草24g，甘草6g。

服5剂后，右胁剧痛未发，宗前法加减，治疗近3个月痊愈。

〔周立民.刘志明治疗湿热证的经验〔J〕.中医杂志，1987（5）：19–20〕

李今庸：逍遥散加减

【组成】柴胡10g，当归10g，炒白芍10g，茯苓10g，薄荷3g，炒白术10g，生姜3g，炙甘草8g。

【功效】疏肝解郁。

【主治】胁痛，属肝失条达者。症见两胁肋刺痛，喜太息，头痛目眩，或神疲食少；妇女则见月经不调，两乳房发胀，脉弦。

【用法】水煎服，每日1剂。

【经验】李老认为，肝气循经上逆，故见头痛目眩；太息则肝气得舒，故喜太息；如果肝气犯胃，则见食少神疲；肝失疏泄，故在妇女见月经不调，两乳房发胀；弦为肝脉。此乃肝失条达；法当疏肝解郁；治宜逍遥散。若兼见发热、口渴、尿黄等，加牡丹皮10g、栀子 10g，名丹栀逍遥散。方中取柴胡疏肝解郁，条达肝木；少佐生姜、薄荷之辛以助肝之用；肝藏血，其体阴，故取当归、白芍养血柔肝；白术、茯苓、甘草培土补脾，以防肝之乘脾。如果兼见发热，口渴，尿黄，为肝郁过久化热，可加牡丹皮、栀子之寒以清热。

〔李今庸.跟名师学临床系列丛书·李今庸［M］.北京：中国医药科技出版社，2010，294–295〕

李今庸：柴胡疏肝散加减

【组成】柴胡 10g，白芍 10g，炒枳壳 10g，川芎 10g，制香附 10g，炙甘草 10g。

【功效】疏肝理气。

【主治】胁痛，属肝气郁结者。症见胁肋胀痛，攻窜不定，胸闷，食少，嗳气，脉弦。

【用法】水煎服，每日 1 剂。

【经验】李老认为，肝性疏泄，喜条达而恶抑郁。情怀不畅，所愿不得，则肝气郁结，气机失却畅达，故见胁肋胀痛；肝气欲散，故其疼痛攻窜不定，而又见嗳气；肺居胸中，主气，气机阻滞，故见胸闷；肝木横逆，克伐脾土，脾胃受损，故见食少；弦为肝脉。此乃肝气郁结所致；法当疏肝理气；治宜柴胡疏肝散。方中取柴胡、枳壳、香附疏肝理气；肝藏血，故取白芍以去肝之血痹；取川芎行气活血；取甘草益气调中；且柴胡配枳壳升清而降浊。若兼见胁肋掣痛，二便不畅，脉弦而数，为肝郁气滞过久化热，可加川楝子、延胡索清热行气止痛。

〔李今庸.跟名师学临床系列丛书·李今庸［M］.北京：中国医
药科技出版社，2010，295-296〕

李今庸：桃红四物汤与失笑散合方加减

　　【组成】生地黄 10g，当归 10g，赤芍 10g，川芎 10g，红花 10g，
生蒲黄 10g，五灵脂 10g，桃仁 10g（去皮尖炒打）。

　　【功效】活血祛瘀。

　　【主治】胁痛，属瘀血内停者。症见胁肋刺痛，痛位固定不移，
时轻时重，入夜更甚，胸闷，胁下或见痞块；舌质紫暗，脉沉涩。

　　【用法】水煎服，每日 1 剂。

　　【经验】李老认为，气郁日久，或因跌打损伤，瘀血阻滞，气血
运行不畅，故见胁下刺痛；血为阴主静，瘀血留著，故见疼痛部位
固定不移，入夜更甚；肺居胸中，主气，血瘀则气亦滞，故见胸闷；
瘀血为有形之邪，故胁下或见痞块；舌质紫暗，脉沉涩，亦为瘀血
之征。此乃瘀血所致；法当活血祛瘀；治宜桃红四物汤与失笑散合方。
方中取生地黄、川芎、当归、赤芍养血活血；取桃仁、红花活血祛
瘀；取蒲黄、五灵脂散瘀止痛。

〔李今庸.跟名师学临床系列丛书·李今庸［M］.北京：中国医
药科技出版社，2010，296-297〕

李今庸：当归生姜羊肉汤加减

　　【组成】当归 10g，生姜 15g，羊肉 30g。

【功效】补血温中，祛寒止痛。

【主治】胁痛，属血虚寒凝者。症见胁下拘急疼痛，或见腹痛，头昏，心悸。

【用法】水煎服，每日 1 剂。

【经验】李老认为，血主濡之，血虚则经脉失养，寒主收引，寒多则经脉收引拘急，故见胁下拘急疼痛，或腹痛；血虚不能上荣于头，头部失养，故见头昏；血不养心，心神不宁，故见心悸。此为血虚，寒凝肝脉所致；法当补血温中，祛寒止痛；治宜当归生姜羊肉汤。方中取当归温血养血；取生姜温中散寒；取羊肉血肉有情之品，补虚益血。共奏温补气血、散寒止痛之效。

〔李今庸．跟名师学临床系列丛书·李今庸［M］．北京：中国医药科技出版社，2010，297〕

李今庸：大黄附子汤加减

【组成】大黄 10g，细辛 6g，熟附子 10g。

【功效】温经散寒，攻结通便。

【主治】胁痛，属阴寒内积者。症见胁肋疼痛，甚至痛连腰胯，大便秘结，手足厥冷，脉沉弦而紧。

【用法】水煎服，每日 1 剂。

【经验】李老认为，肝脉布胁肋，寒积肝脉，气血运行不畅，故见胁肋疼痛；肝经有一支脉行于腰部，阴寒内积，阳气不通，故见痛连腰胯，大便秘结，手足厥冷；沉脉主病位在里，弦脉主痛，紧脉主寒。此乃阴寒积滞、阳气不通所致；法当温经散寒，攻结通便；

治宜大黄附子汤。方中取附子、细辛温经祛寒止痛；取大黄泻下通便，其性味虽属苦寒，然得附子、细辛大辛大热药之制，因而其寒性去，而通下之功能仍在。3 味相合，奏温下之效。

〔李今庸. 跟名师学临床系列丛书·李今庸［M］. 北京：中国医药科技出版社，2010，297-298〕

李今庸：《千金要方》治脾热方加减

【组成】茯苓 10g，陈皮 10g，炒白术 10g，竹茹 10g，白芍 10g，制半夏 10g，党参 10g，石膏 20g，桑白皮 15g，生姜 10g。

【功效】清脾热，益脾气。

【主治】胁痛，属脾胃气热者。症见右胁下胀痛，恶心欲吐，倦怠乏力。

【用法】水煎服，每日 1 剂。

【经验】李老认为，脾为坤土，其气旺于右胁，脾胃邪热，气机不利，故见右胁下胀痛；脾与胃为表里，脾病及胃，胃失和降，故见恶心欲吐。《素问·阴阳应象大论》载"热伤气"，脾热伤气，不能充养全身，故见倦怠乏力。此乃脾热所致；法当清脾热，益脾气；治以《千金要方》治脾热方加减。方中取石膏、桑白皮以清脾热；取党参、茯苓、白术补益脾气；白芍通血脉而止痛；取半夏、生姜、竹茹降逆止呕。若兼见大便秘结，可加芒硝 10g。

〔李今庸. 跟名师学临床系列丛书·李今庸［M］. 北京：中国医药科技出版社，2010，299〕

李今庸:《千金要方》吴茱萸汤加减

【组成】吴茱萸 10g，小麦 10g，党参 10g，制半夏 10g，桂心 10g，生姜 10g，甘草 8g，大枣 3 枚（擘）。

【功效】温胃散寒。

【主治】胁痛，属胃寒胁痛者。症见右胁下痛，胸胁逆满，不能食，恶心欲吐。

【用法】水煎服，每日 1 剂。

【经验】李老认为，胃与脾为表里，脾为坤土。胃寒气机阻滞，故见右胁下痛，胸胁逆满；胃不受纳，故不能食；胃气上逆，故见恶心欲吐。此乃胃寒所致；法当温胃散寒；治以《千金要方》吴茱萸汤。方中取吴茱萸、生姜、党参、大枣、甘草温胃散寒益气；取半夏配生姜和胃降逆；取小麦、桂心补心气而助胃土。

〔李今庸.跟名师学临床系列丛书·李今庸［M］.北京：中国医药科技出版社，2010，300〕

段富津：柴胡疏肝散加减

【组成】柴胡 15g，酒白芍 15g，半夏 15g，川厚朴 15g，枳实 15g，郁金 15g，川芎 15g，砂仁 10g，炙甘草 15g，香附 20g。

【功效】疏肝解郁，行气止痛。

【主治】胁痛，属肝气郁结者。症见右胁胀痛，脘腹胀，口苦，口干，大便干，小便黄；舌苔薄，脉弦。

【用法】水煎服，每日1剂。

【经验】本证以胁胀痛连及脘腹胀，苔薄脉弦为辨证要点，实属肝郁气滞之证。故治以柴胡疏肝散加减，以达疏肝解郁，行气止痛之功。方中柴胡苦辛、微寒，归肝、胆经，其性擅条达肝气，疏肝解郁，为君药；配伍白芍以养肝柔阴，缓急止痛，并可防柴胡辛散之性损伤肝阴，为臣药；川芎活血行气止痛，枳实破气消痞，砂仁化湿行气，厚朴下气除满，共助柴胡疏肝解郁之功，为佐药；半夏燥湿化痰，尤擅化湿痰，《主治秘要》载"半夏，燥胃湿，化痰，益脾胃气，消肿散结，除胸中痰涎"；郁金苦、辛，性寒，具有活血行气止痛之功，《本草备要》载其"凉心热，散肝郁"，共为佐药。使以炙甘草，益气健脾兼调和诸药。

〔王浩然.段富津教授治疗胁痛经验研究［D］.哈尔滨：黑龙江中医药大学，2014〕

段富津：一贯煎加减

【组成】沙参20g，枸杞子20g，生地黄20g，当归15g，川楝子15g，刺蒺藜20g，菊花20g，石斛20g，枳壳15g，郁金15g。

【功效】滋阴疏肝。

【主治】胁痛，属阴虚肝郁者。症见胸脘胁痛，吞酸口苦，咽干口燥；舌红少苔，脉细弱。

【用法】水煎服，每日1剂。

【经验】段老认为，肝体阴而用阳，喜条达而恶抑郁，其经脉挟胃布于胸脘。肝阴不足，不能濡养肝脉，又肝气不疏，故胸脘胁痛；肝气犯胃，则吞酸口苦；阴虚液耗，津不上承，且有虚火，故咽干口燥、舌红少津。故治宜滋阴疏肝，以一贯煎加减。方中生地黄养阴生津、滋补肝肾为君药；沙参、石斛益胃生津，且沙参归肺胃经，尤擅补肺阴、清肺热，石斛归胃肾经，擅补肾阴，清降虚火，二药助君药养阴生津，为臣药；当归补血养血；枸杞子补益肝肾；川楝子、郁金、枳壳行气止痛，且川楝子、郁金性寒，兼有泄郁热之效；双目干涩、灼热略痛，加刺蒺藜、菊花以清肝火、明目，共为佐使药。

〔王浩然.段富津教授治疗胁痛经验研究［D］.哈尔滨：黑龙江中医药大学，2014〕

段富津：自拟虎杖逍遥汤加减

【组成】柴胡 15g，酒白芍 15g，当归 15g，川芎 15g，虎杖 15g，泽泻 15g，川楝子 15g，白豆蔻 15g，炙甘草 15g。

【功效】疏肝健脾，清热化湿。

【主治】胁痛，属肝胆湿热者。症见两胁胀痛，口苦，吞酸，腹胀，大便溏泄；舌苔黄腻，脉弦或弦略数。

【用法】水煎服，每日 1 剂。

【经验】段老认为，本证多为外感湿热之邪，或嗜食肥甘，或脾胃虚弱，致使湿邪内生，湿郁化热，蕴结于肝胆所致。湿热内蕴于肝胆，肝之疏泄功能失调，则见胁肋隐隐作痛；胆热郁蒸，则见口苦、吞酸；肝病传脾，脾失健运，则腹胀、大便溏泄；舌苔黄腻、脉弦或弦略数均为肝胆湿热之象。方以柴胡疏肝解郁，川芎活血行气，川楝子行气止痛兼泄热，三药合用，行气止痛之力益增。酒白芍养阴柔肝，当归活血补血，二药相伍，既养肝血，又防辛燥之品损伤肝用。茯苓健脾渗湿，虎杖清热利湿，泽泻利水渗湿兼泄热，三药相伍。以除湿热之邪。配伍白豆蔻、炙甘草补益脾胃，并可防寒凉之品大损脾胃。全方共奏疏肝健脾，清热化湿之效。

〔王浩然．段富津教授治疗胁痛经验研究［D］．哈尔滨：黑龙江中医药大学，2014〕

段富津：自拟桃仁柴胡疏肝汤加减

【**组成**】柴胡15g，酒白芍15g，当归15g，川芎15g，香附20g，枳壳15g，半夏15g，郁金1.5g，桃仁15g，炙甘草15g。

【**功效**】疏肝理气，活血化瘀。

【**主治**】胁痛，属瘀血阻络者。症见胁肋疼痛，大便秘结，女性患者经来腹痛，经期恶心，经来有血块，平素畏寒；舌苔薄白有瘀斑，脉弦滑。

【**用法**】水煎服，每日1剂。

【**经验**】段老认为，肝郁日久，气血不能正常运行，瘀阻脉络，故出现两胁疼痛，舌有瘀斑；瘀血阻于胞宫，故可出现经来腹痛、月经量少、有血块。方以柴胡配伍酒白芍疏肝解郁，养阴柔肝；配伍郁金、川芎、枳壳、香附活血行气止痛，并助柴胡疏肝解郁；瘀血阻滞，新血不生，故加当归以补血养血；经期恶心，故投以半夏燥湿化痰，降逆止呕；舌有瘀斑，且经少有血块，故加桃仁活血化瘀；炙甘草调和药性。全方共奏疏肝解郁，活血化瘀之效。

〔王浩然.段富津教授治疗胁痛经验研究〔D〕.哈尔滨:黑龙江中医药大学,2014〕

洪广祥:丹栀逍遥散加减

【组成】牡丹皮 10g,生栀子 10g,柴胡 20g,白芍 10g,枳壳10g,生甘草 6g,茯苓 15g,白术 10g,薄荷 5g,当归 10g,陈皮10g。

【功效】疏肝健脾,和胃泄热。

【主治】胁痛,属肝郁脾虚,郁而化热者。症见胸闷,叹气则舒,头昏乏力,两胁隐痛,腹胀,食后尤甚,大便稀;舌质暗淡或暗红、苔薄,脉弦细。

【用法】水煎服,每日 1 剂。

【经验】洪老认为,肝脾同属中州,肝病传脾,肝病以脾胃受害者居多,肝郁气滞,横逆犯脾,脾失健运,则出现肝郁脾虚证。丹栀逍遥散为在逍遥散的基础上加牡丹皮、栀子即成。肝郁血虚日久,则生热化火,此时逍遥散已不足以平其火热,故加牡丹皮以清血中之伏火,栀子擅清肝热,并导热下行。

【验案】熊某,男,41 岁,1981 年 8 月 20 日初诊。

患者于今年 4 月在市防疫站体检发现 HAA 阳性。8 月 16 日查肝功能:谷丙转氨酶 116U/L,余项正常,HBsAg 阳性,滴度 1:32,感头晕乏力,精神差,上腹发烧,肝区隐痛,胃纳尚可,时有口干苦,大便偏稀,小便偏黄;舌质偏红、苔薄,脉弦。服绣花针(单味)50g,水煎,每天 1 剂。10 月 19 日复查肝功能:谷丙转氨酶 306U/L,

余项正常，HBsAg 阳性，滴度 1：64，CIE 法阳性。感头晕乏力，睡眠差，饮食欠佳，食后有轻微恶心，胃脘闷胀，牙龈易出血，胸闷不舒，大便不结，小便微黄；舌质红暗、苔薄，脉弦。

中医辨证：肝郁脾虚，郁而化热。

治法：疏肝健脾，和胃泄热。

处方：丹栀逍遥散加减。牡丹皮 10g，生栀子 10g，柴胡 20g，白芍 10g，枳壳 10g，生甘草 6g，茯苓 15g，白术 10g，薄荷 5g，当归 10g，陈皮 10g。每天 1 剂，水煎服。

服药 30 余剂。11 月 23 日复查肝功能及谷丙转氨酶正常，HBsAg 转阴，仍以疏肝健脾方药调理，以巩固疗效。1982 年 2 月至 10 月分别多次复查肝功能均在正常范围。

〔赵凤达，蔡灿林 . 洪广祥治疗慢性肝炎的经验 [J]. 江西中医药，1993，24（4）：1-2〕

洪广祥：乌梅丸加减

【组成】乌梅 12g，细辛 3g，桂枝 5g，熟附子 6g，蜀椒 3g，黄连 9g，黄柏 6g，党参 10g，当归 9g。

【功效】温脏补虚，寒热并调。

【主治】胁痛，属肝病及脾，虚实互见，阴阳错杂者。症见胁痛，大便次数多，色黄不成形，肛门无灼热，小便黄，脘腹饱胀，饮食减退，形体消瘦，精神困倦，口苦口干，夜寐欠安；舌质偏红、舌苔薄白微黄，脉象沉弦。

【用法】水煎服，每日 1 剂。

【经验】洪老认为，乌梅丸是为里虚而寒热错杂的病证而设，重点是"温脏补虚"，着眼点是以脾胃（大肠）为中心。治疗以"里虚而寒热错杂"的脾胃病证为主。病邪深入厥阴，则肝木失调，其临床表现较为复杂，且以寒热交错、肝胃证候较多见。因厥阴肝与脾胃的关系非常密切，如肝旺可克脾，而脾虚又可以招致肝克。从而形成肝脾失调，风动里虚，寒热错杂的厥阴证。下述病案中，肝吸虫病后遗症以慢性腹泻为主要表现，显然是由于肝病及脾，肝强脾弱，木乘土位，肝脾失和，脾虚失运，升降失常，故现泄泻、腹胀、胁痛、脉沉弦等症。但同时又兼见口苦口干、夜寐欠安、舌红苔黄等里热症。泄泻频作，迁延不愈，饮食减退，形体消瘦，精神困倦等脾胃（肠）虚寒之症突出。足以说明肝病及脾，肝脾同病，虚实互见，寒热错杂的证候特点，符合乌梅丸使用原则，故收效显著。

【验案】王某，男，45 岁，1963 年 4 月 25 日入院。

患者自幼有食生鱼史。1961 年发现肝肿大 3cm，右季肋下胀痛，伴食欲不振，精神困倦，身体消瘦，经北京某医院确诊为"肝吸虫病"，并收住院治疗，症状消失后出院。出院 3 个月余，继而出现腹泻，每日 5 ～ 6 次，粪便中无红白黏液，亦无腹痛及里急后重，大便培养阴性，曾在当地服用中西药物，效果均不明显，于 4 月 25 日来江西医院住院检查。住院期间，经内科各种理化检查，除肝脏可触及边缘外，余无异常发现，遂诊断为"肝吸虫病后遗症"，并经对症治疗 1 个月余，效果不明显，乃转中医治疗。中医会诊时见：患者大便每日 5 ～ 6 次，色黄不成形，肛门无灼热，小便黄，右胁胀痛，脘腹饱胀，饮食减退，形体消瘦，精神困倦，口苦口干，但不欲饮，夜寐欠安；舌质偏红、舌苔薄白微黄，脉象沉弦。既往在当地曾屡服"痛泻要方""柴胡疏肝饮""参苓白术散"等方剂加减见效甚微。细思其症，病由肝及脾，虚实互见，阴阳错杂，寒热混淆。遂以乌梅丸温脏补虚，寒热并调试服。

处方：乌梅12g，细辛3g，桂枝5g，熟附子6g，蜀椒3g，黄连9g，黄柏6g，党参10g，当归9g。水煎服，每日1剂。

二诊：服上药3剂病情无进退，守原方再服5剂。

三诊：腹泻次数减少，日2～3次，粪便有成形趋势，右胁痛及口苦口干消失，效不更方，原方再进7剂。

四诊：大便每日1次，食欲及精神明显好转，继以柴芍六君子汤加减调理出院，随访半年大便正常。

〔洪广祥.乌梅丸的临床活用经验［J］.中医药通报，2008，7（5）：5-7〕

洪广祥：经验方

【组成】柴胡10g，白芍10g，枳壳10g，甘草5g，香附10g，郁金12g，佛手12g，合欢皮15g，玫瑰花10g，当归10g，川芎10g。

【功效】疏肝理气，活血行瘀。

【主治】胁痛，属肝郁血瘀者。症见胁痛，咽喉梗塞，急躁易怒，胸闷，善叹息，情绪郁闷；舌暗，苔薄，脉弦。

【用法】水煎服，每日1剂。

【经验】洪老认为，胁痛、不自主流泪、咽喉梗塞、性情急躁易怒、嗳气、胸闷、情绪郁闷等症均为肝经症状，充分体现经络与病症的联属关系。通过疏肝理气方药治疗，上述诸多症状可迅速解除。故方中先后应用郁金、玫瑰花、当归、川芎等以活血行瘀，柔肝息风。肝经气郁证候易受情志因素的影响。"肝主疏泄"和"肝失条达"的生理病理关系临床反应极为敏感,如治疗得当缓解也快。若遇情志不遂,疏导不利,又极易反复。临床治疗本病症时,要重在条达肝气,养血柔肝以遂其性。疏肝、养肝并用,使肝气得疏,肝血得补,才能更好地发挥肝的疏泄条达功能。

【验案】张某,男,44 岁,1980 年 5 月 22 日初诊。

患者述 1960 年感右胁隐痛,疑为肝炎,作超声波、肝功能检查,结果均无异常发现。右胁隐痛持续至 1965 年 5 月,每日痛 2 ~ 3 次,有时可间歇半个月不痛,痛位不甚固定,并连及右腰背,当时又疑为胆囊炎,在某院住院检查,行胆囊造影及肾脏造影均无异常。每作胁痛时两眼不自主的流泪,痛止泪停。有时伴睾丸胀痛,常感咽喉梗塞,吞之不下,吐之不出,时而乳头作痒,性情急躁易怒,平素饮食尚可,近来较差,大便正常,常作嗳气,胸闷喜叹气,叹气则舒,有时情绪郁闷,稍感口干,不苦;舌质偏暗,舌苔薄,舌下静脉较粗大,脉沉弦。证属肝郁证,以肝经气滞为主,郁久而见血瘀征象,拟疏肝理气佐以活血行瘀为治。

处方:柴胡 10g,白芍 10g,枳壳 10g,甘草 5g,香附 10g,郁金 12g,佛手 12g,合欢皮 15g,玫瑰花 10g,当归 10g,川芎 10g。5 剂,每日 1 剂,水煎服。

二诊:据述服药后胁痛缓解,今日上午双手有轻微震颤伴乏力,稍感左胸隐痛,药后稍感口舌干燥,仍以原方加减,酌加柔肝息风药,减去香附等温燥行气药。改方如下:北柴胡 10g,白芍 10g,枳壳 10g,甘草 5g,郁金 10g,瓜蒌壳 15g,川楝子 10g,绿萼梅 10g,丹参 15g,白僵蚕 10g,白蒺藜 12g,生龙骨、生牡蛎各 15g。5 剂,每日 1 剂,水煎服。

三诊：服药后双手震颤已除，感咽喉梗塞，胸闷气紧，说话吃力，舌脉如前，仍宗原方加减续服。

〔洪广祥.从肝论治疑难病案分析［J］.中医药通报,2009,8（3）：17-19〕

晁恩祥：逍遥散加减

【组成】薄荷6g，柴胡10g，白芍16g，当归10g，白术10g，焦神曲、焦山楂、焦麦芽各30g，甘草10g，佛手10g，香附10g，川楝子10g。

【功效】疏肝解郁。

【主治】胁痛，属气郁肝滞者。症见生气后出现两胁胀痛，纳食少；舌质淡红、苔薄白，脉弦。

【用法】水煎服，每日1剂。

【经验】晁老临证中结合《本草新编》对于薄荷的解释"不特善解风邪，尤善解郁"，认为轻证薄荷可疏其郁滞，重者多辅助柴胡等品而建功，常配合柴胡、白芍、当归等疏肝理气调经之品，治疗肝郁气滞，胸胁胀痛，月经不调等。

【验案】程某，女，45岁，2009年12月17日就诊。

胁痛1个月来诊，患者平素性格内向，近1个月来因生气后出现两胁胀痛，情绪低落，纳食少；舌质淡红、苔薄白，脉弦。证属气郁肝滞；治以疏肝解郁。

处方：薄荷6g，柴胡10g，白芍16g，当归10g，白术10g，焦神曲、焦山楂、焦麦芽各30g，甘草10g，佛手10g，香附10g，川楝子 10g。

服用 7 剂后，患者诸症状明显好转，继服 14 剂，两胁胀痛逐渐消失。

〔晁恩祥．晁恩祥临证方药心得［M］．北京：科学出版社，2012，27〕

晁恩祥：茵陈蒿汤加减

【组成】茵陈 30g，栀子 10g，生大黄 5g，柴胡 10g，板蓝根 15g，野菊花 15g，黄芩 10g，白术 10g，厚朴 10g，陈皮 10g，半夏 10g，青蒿 10g，苏叶 10g，香附 10g，佩兰 10g，旋覆花 10g（另包）。

【功效】清热利湿解毒，疏肝健脾和胃。

【主治】胁痛，属肝郁脾虚，湿热内蕴者。症见胁肋部隐隐作痛，灼热感，腹胀，烦躁不安，胸闷，时泛酸，呃逆，乏力，汗自出，大便干，纳呆；舌暗红、苔黄，脉弦。

【用法】水煎服，每日 1 剂。

【经验】茵陈蒿汤为治疗湿热黄疸之常用方，《伤寒论》用其治疗瘀热发黄，《金匮要略》用于治疗谷疸。病因皆为邪热入里，与脾湿相合，湿热壅滞中焦所致。湿热壅结，气机受阻，故腹满、恶心呕吐、大便秘结。舌苔黄腻、脉沉数为湿热内蕴之征。方中茵陈苦泄下降，能清热利湿。柴胡、香附疏肝柔肝，白术、厚朴、陈皮、旋覆花行气止痛。佩兰芳香化湿，醒脾开胃。栀子、板蓝根、野菊花、黄芩清热降火，助茵陈引湿热从小便而去。大黄泻热逐瘀，通利大便，导瘀热从大便而下。全方共奏清热利湿解毒、疏肝健脾和胃之功。

【验案】肖某，女46岁，2007年6月26日就诊。

患者患乙型肝炎20余年常用肝泰乐（葡醛内酯）、护肝片、维生素C等药治疗。现胁肋部隐隐作痛，灼热感，腹胀，胀感沿身体右侧上冲，烦躁不安，胸闷，时泛酸，呃逆，乏力，汗自出，大便干，纳呆，肝功能检查：谷丙转氨酶196U/L，谷草转氨酶110U/L，白蛋白/球蛋白为1.5，血清HBsAg（＋），HBcAb（＋）。查体：巩膜轻度黄染，无肝掌蜘蛛痣，右胁下压痛、叩击痛，肝脏右肋弓下约2.0cm可触及，硬度适中，表面光滑；舌暗红、苔厚中后部黄。

西医诊断：慢性乙型肝炎。

中医辨证：肝郁脾虚，湿热内蕴。

治法：清热利湿解毒，疏肝健脾和胃。

处方：茵陈蒿汤加味。14剂，水煎服。

二诊药后仍有胁痛，腹胀，灼热感减轻，呃逆，汗出自解，大便正常；舌苔后部黄，再拟原方加减治之。处方：茵陈15g，栀子10g，柴胡10g，板蓝根15g，野菊花15g，黄芩10g，苍术10g，苦参10g，陈皮10g，半夏10g，延胡索10g，香附10g，香橼10g，玫瑰花10g。14剂，水煎服。

三诊药后胁痛减轻，余症状缓解，口干，谷丙转氨酶58U/L，谷草转氨酶23U/L，再拟原方加减养阴活血之品。处方：茵陈15g，栀子10g，柴胡10g，黄芩10g，陈皮10g，延胡索10g，香附10g，香橼10g，玫瑰花10g，丹参10g，红花10g，生地黄30g，沙参20g，川楝子10g。14剂，水煎服。服药后临床症状消失，HBeAg、HBV-DNA阴性，谷丙转氨酶正常。

〔晁恩祥.晁恩祥临证方药心得［M］.北京：科学出版社，2012，168〕

徐经世：消化复宁汤加减

【组成】姜竹茹 10g，焦苍术 15g，柴胡 10g，炒黄芩 9g，陈枳壳 12g，广郁金 12g，延胡索 12g，杭白芍 20g，大沉香 10g，焦山楂 15g，车前草 15g，谷芽、麦芽各 15g。

【功效】疏肝理气，利胆去湿。

【主治】胁痛，属肝气郁结者。症见右胁隐痛，伴有胸闷不舒，失眠多梦，口干口苦，时有恶心、呕吐、嗳气、泛酸、厌油腻食物、食欲不振，大便时干时稀，小便黄；舌质红、苔腻微黄，脉细弦。

【用法】水煎服，每日 1 剂。

【经验】徐老认为，慢性胆囊炎与中医传统肝胆理论非常类似。肝胆两者通过经脉相连，互为表里，内连脏腑，外系头目与筋肉肢节，在形态结构与生理功能上形成互相依存与协调的整体，从而保证肝胆系统生理功能的完整性。各种致病因素，例如急性胆囊炎久治不愈、反复迁延，沙虫结石阻于胆道、慢性肝病等多种因素，造成肝失条达，疏泄不利，气阻络瘀，胆腑不畅，可引起胁肋部疼痛；肝气郁结，肝气不舒，横逆犯脾胃，胃失和降，故而见恶心、呕吐、嗳气；肝郁气逆，脾失健运，易致水湿不化，内停蕴热，木强土弱，运化受损，故见泛酸、厌油腻食物、食欲不振等症状。因此，在治疗上应疏肝理气、通调脾胃，佐以化湿清热，助脾健运，方能收到疗效。方中柴胡、郁金入肝经，疏肝理气，助肝脏疏泄功能正常；延胡索、白芍养阴柔肝，与柴胡、郁金两药合用，具有理气止痛之效；苍术、枳壳、沉香合用有健脾、燥湿、行脾胃之气，使脾健胃降，湿邪得以祛除，与柴胡相伍，还有舒肝利胆之功；竹茹、黄芩、车前草同伍，清热、燥湿、清热利下，引热下行，使热有去处；山楂、谷麦芽化食消积，帮助脾胃运化，食消而湿邪不能内蕴化热。全方具有舒肝、理气、利胆、健脾、化湿，佐以清热、消食、止痛之功效。

【验案】某男，30岁，合肥市人。

患者自诉反复右胁隐痛3年余，伴有胸闷不舒，失眠多梦，口干口苦，时有呃逆泛酸，纳食不振，大便时干时稀，小便黄。原患有慢性胆囊炎5年，曾经多次在其他医院进行中西诊治，疗效不显，于2005年5月前来我院诊治。刻下患者精神不振，面色苍白，语气无力，时时显心烦意乱，体检除胆囊区有轻度压痛外，未发现有其他阳性体征，观舌质红、苔腻微黄、脉细弦。生化检查示肝功能正常，心电图示窦性心律，超声波检查示慢性胆囊炎。病属胁痛，其病机系肝气郁结，疏泄失常。胆腑不利，故有反复右胁疼痛、口苦；久病缠绵，气郁日久化火，扰动心神，阳不入阴，故有心烦、失眠；肝郁气滞，故有胸闷不适；肝胆气机不利，横逆犯脾，影响脾胃气机升降运行，故有呃逆、纳食不振、大便时干时稀；肝强脾弱，故有泛酸；气郁日久化火，耗气伤阴，故有口干、小便黄。其舌脉均为肝强脾弱、气郁湿热内蕴之候。治疗上予疏肝理气，利胆去湿，佐以清热、安神、化食为法，拟予消化复宁汤治疗。

处方：姜竹茹10g，焦苍术15g，柴胡10g，炒黄芩9g，陈枳壳12g，广郁金12g，延胡索12g，杭白芍20g，大沉香10g，焦山楂15g，车前草15g，谷芽、麦芽各15g。

服用20剂，上述症状全部消失；继续予间断服用中药3个月巩固疗效，停药随访至今，病情未再复发。

〔张国梁，陶永，徐松龄．消化复宁汤临床应用拾穗［J］．中医药临床杂志，2008，20（3）：244-245〕

郭诚杰：柴胡五金汤加减

【组成】柴胡 10g，党参 12g，生甘草 6g，牡蛎 30g，海金砂 9g，鸡内金 9g，金铃子 9g，金钱草 15g，半夏 9g，黄芩 6g，生姜 6g。痛甚加延胡索 10g。

【功效】舒肝利气，清热利湿。

【主治】胁痛，属肝胆郁滞者。症见胁肋疼痛，拒按，纳差，面色黄枯，精神疲惫；舌体胖、舌质略暗、苔薄黄，脉弦。

【用法】水煎服，每日 1 剂。

【经验】郭老认为，肝胆郁滞，疏泄失常，湿热蕴结，腑气不通，血循不畅而致胆囊炎。若失治误治，炎症反复发作，久病入络，而致胆囊血瘀，胆囊壁增厚，胆经郁热，化火伤阴，煎熬胆液胆汁，而使胆汁黏稠，甚至成沙石。柴胡五金汤中，柴胡疏肝理气，调节胆囊舒缩功能；黄芩、海金砂、金钱草清热利胆，抗菌消炎，促进胆汁分泌；生姜、半夏和胃止呕，顺畅气机；党参、甘草益气健脾，扶正祛邪；延胡索利胆止痛，活血化瘀，改善肝胆血液循环；全方疏肝利胆，清热利湿，活血止痛，扶正祛邪，标本同治，从而使肝疏胆利，血活络通，热清湿利，气机通畅，正复邪除。

【验案】李某，女，41 岁，1981 年 7 月 3 日初诊。

患者自述右胁肋阵发性剧痛 3 年，一月数次发作，经某院确诊为胆囊炎，曾用中西药治疗，症情有所缓解，但屡屡复发，于 6 月中旬发作后，曾在当地医院用中西药治疗疼痛不减，日渐消瘦乏力。现症见患者纳差，面色黄枯，精神疲惫；舌体胖、舌质略暗、苔薄黄，脉弦，右胁肋下拒按。

据证宜舒肝利气，清热利湿，服上方3剂后疼痛消失，继服3剂，一切复常，10月随访未见复发。

〔郭诚杰.柴胡五金汤〔J〕.陕西中医学院学报，1989，12（1）:8〕

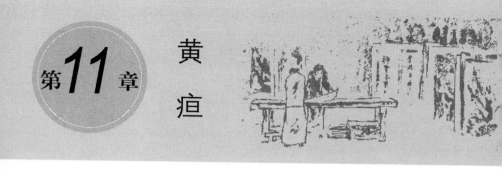

第11章　黄疸

　　黄疸是以目黄、身黄、小便黄为特征的病证，尤以目睛黄染为重要特征。根据黄疸色泽及发病过程分为阳黄与阴黄。本病多由湿邪困遏脾胃，壅塞肝胆，疏泄失常，胆汁泛溢所致。治疗当以化湿邪、利小便为法。阳黄：热重于湿证治以清热化湿、解毒散结；湿重于热证治以利湿化浊运脾，佐以清热；湿热并重证治以利湿化浊、清热退黄；肝胆郁热证治以清肝利胆、化湿退黄。阴黄：寒湿阻遏证治以健脾和胃、温化寒湿；脾虚湿滞证治以健脾养血、利湿退黄。急黄：疫毒炽盛证治以清热解毒、凉血开窍。凡现代医学中的肝细胞性黄疸、阻塞性黄疸、溶血性黄疸，以及急慢性肝炎、肝硬化、急慢性胆囊炎、胆结石等疾病出现以黄疸为主要临床症状时，均可参照本章内容辨证论治。

　　本章收录了刘志明、李今庸、洪广祥、晁恩祥、徐经世、唐祖宣等国医大师治疗本病的验方19首。刘志明认为，治疗黄疸久不消退者当以活血祛瘀之法退黄，效果颇佳，用药宜平和，以顾护脾胃为重，慎用大苦大寒，不可补气太过，以防壅塞，理气药不宜久用，

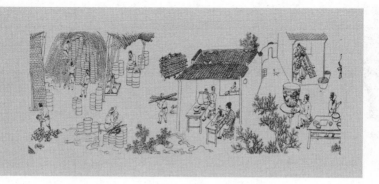

当中病即止，加入养血之品，更为妥当；李今庸重用茵陈蒿清利湿热，配苦寒下降的栀子通利三焦、大黄通泄瘀热，使湿热之邪从下而除；洪广祥擅从脾胃论治黄疸，以补脾胃之气，促中州运化，通上下气机为主，配伍清热利湿退黄药物，治疗脾虚湿困、肝郁气滞之黄疸；晁恩祥擅用汗法治疗黄疸有表证者，即"其在皮者，汗而发之"，可使表里宣通，湿热得以外泄，其疸可愈；徐经世认为此病总以湿热为病，加之祛湿退黄、淡渗利尿之品久用必伤阴液，故病至后期，不可一味清热利湿退黄，须顾护体内阴液，常配伍石斛、沙参、女贞子、白芍等甘寒灵动之品，以滋阴而不碍湿；唐祖宣认为脾胃湿热熏蒸固能引起黄疸，然瘀血内停亦能致黄，擅用抵当汤治疗劳伤疾患见面黄如熏，证似正虚，而内夹瘀血之疾者，用之多效。

刘志明：茵陈术附汤加减

【组成】茵陈 24g，白术 12g，附子 9g（先煎），干姜 9g，丹参 12g，赤芍 12g，红花 6g，桃仁 6g，泽兰 9g，郁金 9g，甘草 6g。

【功效】温中健脾，活血化瘀。

【主治】黄疸，属寒湿困脾，气滞血瘀者。症见身目俱黄，其色晦暗，面色黧黑，胁痛，腹胀，不思饮食，肢体困倦，畏寒乏力，大便溏泄；舌质青紫、苔白厚腻，脉沉迟。

【用法】水煎服，每日 1 剂。

【经验】刘老认为，寒湿阻滞中焦，阳气不宣，胆液被阻，溢于肌肤而发为黄疸，又因寒湿为阴邪，故黄色晦暗；湿困中土，脾阳不振，运化失司，故见纳少、胸闷、腹胀等；然邪气留蓄不解，停于血分，可致瘀血内生，湿瘀互结，阻于中焦，故黄疸久不消退。刘老在治疗黄疸时常加行气活血、发散血分瘀热之品，认为此是治疗黄疸久不消退的要法之一。方中茵陈、附子并用以温化寒湿退黄；白术、干姜、甘草健脾温中；郁金、丹参、赤芍、桃仁、红花、泽兰等行气活血利湿。诸药配伍，故见显效。

【验案】王某，男，45 岁，1988 年 9 月 16 日初诊。

胁肋及腹部隐痛 7 年，加重伴身目俱黄 2 个月。患者患乙型肝炎 7 年，症见胁肋及腹部隐痛、腹胀等；2 个月前因劳累病情加重，胁肋部隐痛甚剧，肝区压痛明显，纳差，乏力，身目俱黄，小便黄。于当地医院就诊，查其黄疸指数：34U；胆红素直接反应（+++）；麝香草酸浊度试验（麝浊，TTT）：19.8U；硫酸锌浊度试验（锌浊，

ZnTT）：21.1U；谷丙转氨酶（GPT）：22U/L。诊断为：慢性活动性乙型肝炎，经治疗无好转，故求诊于刘老。就诊时见：身目俱黄，其色晦暗，面色黧黑，胁痛有定处，腹胀，不思饮食，肢体困倦，畏寒乏力，大便溏泄；舌质青紫、苔白厚腻，脉沉迟。

西医诊断：慢性活动性乙型肝炎。

中医诊断：黄疸。

中医辨证：寒湿困脾，气滞血瘀。

治法：温中健脾，活血化瘀。

处方：茵陈术附汤加减。茵陈 24g，白术 12g，附子 9g（先煎），干姜 9g，丹参 12g，赤芍 12g，红花 6g，桃仁 6g，泽兰 9g，郁金 9g，甘草 6g。7 剂，水煎服，每日 1 剂。

9 月 23 日二诊：服药 7 剂后，患者黄疸减轻，已不畏寒，大便正常，仍感胁痛隐隐，腹胀，纳差。前方加川楝子 10g、柴胡 9g，继续服用 10 剂，患者黄疸消退，胁痛停止，食欲二便正常，复查肝功能各项指标均恢复正常。

〔刘如秀. 刘志明医案精解［M］. 北京：人民卫生出版社，2010，266-267〕

刘志明：茵陈蒿汤合五苓散加减

【组成】茵陈 15g，栀子 9g，大黄 9g，柴胡 9g，黄芩 10g，白术 9g，猪苓 30g，泽泻 15g，茯苓 15g，郁金 3g，牡丹皮 9g。

【功效】清热解毒，利湿退黄。

【主治】黄疸，属湿热内蕴者。症见乏力，低热，右胁隐痛，恶心腹胀，纳呆，口干、口苦，身目俱黄，小便黄赤，大便稍干；舌红、苔黄腻，脉弦数。

【用法】水煎服，每日 1 剂。

【经验】刘老认为，外感湿热之邪，肝胆失于疏泄，胆汁外溢，故见身目俱黄，方以茵陈蒿汤合五苓散加减。其中茵陈蒿清热利湿退黄；五苓散去桂枝以化气利湿，使湿从小便而去。然黄疸日久，耗气伤阴，损肝伐脾，又以气阴两亏、木郁脾虚、肝脾同病为主要病机，故此时治疗当在益气扶正前提下，疏肝健脾、养阴清热、利湿解毒。乙肝病程迁延，缠绵难愈，治疗应时时顾护脾胃，用药宜平和，慎用大苦大寒，以防损脾伤胃；补气勿太过，以防壅塞；肝脏体阴而用阳，理气药不宜久用，当中病即止，加入养血之品，更为妥当。

【验案】冯某，男，55 岁，1989 年 10 月 18 日初诊。

胁痛、乏力 2 年伴身目俱黄 2 周。患者患乙型肝炎 2 年，常感乏力，低热，右胁痛，纳呆，乙肝表面抗原多次检查均为阳性，屡服"肝必复""葡醛内酯"等药物，未见明显缓解。近 2 周来，自觉低热、纳呆、右胁隐痛较前明显加重，并伴恶心腹胀、身目俱黄，于当地医院就诊查谷丙转氨酶 1500U/L，黄疸指数 39U，麝浊 18U，诊断为：慢性活动性乙型肝炎。后经治疗，效果不显，故前来求诊于刘老。就诊时见：乏力，低热，右胁隐痛，恶心腹胀，纳呆，口干、口苦，身目俱黄，小便黄赤，大便稍干；舌红、苔黄腻，脉弦数。

西医诊断：慢性活动性乙型肝炎。

中医诊断：黄疸；辨证：湿热内蕴。

治法：清热解毒，利湿退黄。

处方：茵陈蒿汤合五苓散加减。茵陈15g，栀子9g，大黄9g，柴胡9g，黄芩10g，白术9g，猪苓30g，泽泻15g，茯苓15g，郁金3g，牡丹皮9g。10剂，水煎服，每日1剂。

10月28日二诊：上方服用10剂后，黄疸明显消退，低热、恶心除，仍觉乏力，神疲，纳呆，口干，右胁隐痛，小便清长，脉沉无力；此为肝郁脾虚，气阴两伤，治宜疏肝健脾，益气养阴扶正。以逍遥散加味治疗。处方：当归12g，柴胡9g，白芍12g，茯苓9g，白术9g，黄芪15g，太子参12g，沙参9g，郁金10g，焦神曲、焦山楂、焦麦芽各9g，砂仁9g，牡丹皮9g。10剂，水煎服，每日1剂。

11月7日三诊：低热渐退，身觉有力，精神转佳，食欲大增，胁痛、呕恶俱失，仍伴口干、咽痛、小便黄、大便稍干；舌红、苔薄黄，脉弦细；治宜益气养阴扶正。处方：太子参12g，沙参10g，麦冬9g，生地黄9g，当归9g，赤芍9g。7剂。

11月15日四诊：诸症基本消失；后随访1年，健康如常，乙肝5项指标复查皆阴性。

〔刘如秀.刘志明医案精解［M］.北京：人民卫生出版社，2010，267-269〕

刘志明：茵陈蒿汤合三仁汤加减

【组成】茵陈24g，栀子9g，大黄9g，郁金9g，川楝子9g，川厚朴6g，薏苡仁12g，杏仁9g，蔻仁6g，佩兰9g，柴胡3g，茯苓9g。

【功效】清热化湿，疏肝利胆。

【主治】黄疸，属肝胆湿热者。症见寒热往来，两目发黄，胁肋疼痛，胸闷恶心，食欲不振，头胀痛，口苦溺赤，大便干结；舌质红、苔黄腻，脉濡数。

【用法】水煎服，每日 1 剂。

【经验】刘老认为，寒热往来，胁肋疼痛，恶心纳呆，两目发黄，乃邪在肝胆，病性属实，辨证为肝胆湿热。湿热内蕴、胆汁外溢是其基本病机；从病邪性质辨证，则为湿热；舌苔黄腻、口苦尿赤、大便干结、脉濡数等均为热之表现，治宜清化湿热、疏肝利胆。

【验案】钱某，女，18 岁，1982 年 6 月 5 日初诊。

胁痛，伴身目俱黄 5 天。患者 5 天前开始出现两胁肋部疼痛，以右侧剧烈，寒战高热，汗出热退，每日反复发作 3 ～ 5 次，伴胸闷恶心、大便秘结；曾在外院以抗生素治疗，症状无明显改善，遂来求诊。就诊时见：寒热往来，两目发黄，胁肋疼痛，胸闷恶心，食欲不振，头胀痛，口苦溺赤，大便干结；舌质红、苔黄腻，脉濡数。查其：体温 39.6℃，巩膜黄染，肝区叩击痛（＋），肝上界第五肋间，左叶在剑突下 7 指；白细胞：14.2×10^9/L，中性粒细胞比例：88％；尿胆红素（＋），尿胆原（＋）；血清谷丙转氨酶 85U/L；黄疸指数：21U。

西医诊断：急性胆囊炎。

中医诊断：黄疸；辨证：肝胆湿热。

治法：清热化湿，疏肝利胆。

处方：茵陈蒿汤合三仁汤加减。茵陈 24g，栀子 9g，大黄 9g，郁金 9g，川楝子 9g，川厚朴 6g，薏苡仁 12g，杏仁 9g，蔻仁 6g，佩兰 9g，柴胡 3g，茯苓 9g。7 剂，水煎服，每日 1 剂。

7 月 12 日二诊：头胀痛减轻，体温下降，略思饮食，口苦而干，两胁疼痛，胸脘胀闷不舒，白腻之苔较前轻微；舌红起刺，脉细数。上方加黄芩6g，继服7剂。

6月19日三诊：寒战发热停止，胁痛缓解，黄疸渐退，其他症状均逐步减轻。

上述验案中患者湿邪偏重，为黄疸发生的病机关键，必须着重化湿。湿热之症，如湿邪不除，热亦留恋不解，必湿去而热方易解。处方中茵陈清热利湿除黄；栀子、大黄清热泻下；柴胡疏泄肝胆；用佩兰、蔻仁、茯苓等燥湿；用薏苡仁、茯苓等利湿；厚朴、川楝子、郁金疏肝理气。

〔刘如秀.刘志明医案精解［M］.北京：人民卫生出版社，2010，269–270〕

刘志明：大柴胡汤合调胃承气汤加减

【组成】柴胡15g，赤芍9g，香附9g，郁金9g，黄芩9g，金银花15g，茵陈9g，大黄15g，金钱草12g，甘草6g。

【功效】清肝利胆，通腑泄热。

【主治】黄疸，属湿热蕴结，腑气不通者。症见右上腹及右侧肩背部剧痛难忍，目黄，身黄，频发呕吐，大便秘结，小便短赤；舌红、苔黄腻，脉弦滑数。

【用法】水煎服，每日1剂。

【经验】刘老认为，慢性胆囊炎迁延日久，湿郁化热，蕴结凝聚成石，加之感受湿热之邪，故急性发作时，症见脘腹胀痛剧烈或绞痛，痛彻肩背，恶寒，发热，纳呆呕恶，身重倦怠，头昏目眩。刘老选用《伤寒论》大柴胡汤合调胃承气汤化裁，诸药合奏清肝利胆、通腑泄热之效；湿热发黄加茵陈蒿；发热加金银花；合并胆结石加金钱草。酒为熟谷之液，其性剽悍，能生湿热，酒气直入肝胆，气满则令"肝浮胆横"，《金匮要略》有"酒疸"之说。肝胆久病，湿热未消，加之饮酒，湿热内蕴，熏蒸肝胆，胆汁外溢而见黄疸复发，故对久患肝胆疾病者，刘老均嘱咐应禁酒食等湿热之品。

【验案】张某，男，26 岁，1972 年 3 月 7 日初诊。

右上腹疼痛反复发作 4 年，加重伴身目俱黄 3 天。患者患慢性胆囊炎合并胆结石 4 年，经常出现右上腹部胀痛，甚者累及右侧肩背部。近日因饮酒而病情加重，右上腹绞痛难忍，向右肩背部放射，伴恶寒发热、恶心、呕吐；前往某医院诊治，查肝胆 B 超，诊断为"胆囊炎合并胆结石"，经抗感染等对症治疗 3 天，病情未见好转，故请刘老会诊。就诊时见：患者右上腹及右侧肩背部剧痛难忍，目黄，身黄，频发呕吐，大便秘结，小便短赤；舌红、苔黄腻，脉弦滑数；尿胆素原（+++）。

西医诊断：慢性胆囊炎急性发作。

中医诊断：黄疸，胆石症。

中医辨证：湿热蕴结，腑气不通。

治法：清肝利胆，通腑泄热。

处方：大柴胡汤合调胃承气汤加减。柴胡 15g，赤芍 9g，香附 9g，郁金 9g，黄芩 9g，金银花 15g，茵陈 9g，大黄 15g，金钱草 12g，甘草 6g。5 剂，水煎服，每日 1 剂。

3 月 12 日二诊：大便已通，1 天多则大便 3 次，脘胁疼痛缓解，呕吐止，体温 36.9℃，黄腻苔渐退，身目仍黄。前方去大黄、茵陈，加木香以通调气机，再进 7 剂。

3月19日三诊：黄疸尽退，腹痛止，能进饮食，复查肝胆B超示：胆囊炎，但结石影未见。痊愈出院。刘老嘱其饮食调养，切忌饮酒，后随访半年未见复发。

〔刘如秀.刘志明医案精解［M］.北京：人民卫生出版社，2010，271-273〕

刘志明：经验方1

【组成】柴胡6g，枳壳9g，金钱草9g，黄芩9g，川楝子9g，郁金9g，红花6g，赤芍12g，桃仁9g。

【功效】清肝利胆，活血化瘀。

【主治】黄疸，属湿热蕴结，气滞血瘀者。症见身目发黄，鲜如橘色，口苦心烦，腹胀纳差，恶心呕吐，大便秘结，小便黄赤；舌红、苔黄，脉弦数。

【用法】水煎服，每日1剂。

【经验】中医学认为，肝气不舒，气滞血瘀，夹胆经湿热是形成胆结石的重要因素，仲景即有"瘀血发黄"之理论。刘老认为，治疗黄疸，尤其是黄疸久不消退者，活血化瘀乃其重要一法，因此治疗胆结石应该注意疏肝理气、活血化瘀，并根据患者的病情变化而随症加减。该方中红花、桃仁、赤芍活血化瘀；川楝子、柴胡、枳壳、郁金理气行滞；金钱草清肝利胆、排石消瘀；黄芩清肝胆郁热。黄疸久治不愈，乃瘀血内生，湿热瘀阻，胆汁外溢所致，治疗上宜佐以活血化瘀之品，方能邪去正安。

【验案】何某，女，38岁，1973年8月18日初诊。

胁肋疼痛反复发作 5～6 年，加重伴身目俱黄 20 天。患者右侧胁肋疼痛反复发作 5～6 年，每于情绪郁闷及暴食后加重。20 天前患者饮酒后，遂感胁肋抽掣绞痛，痛引肩背，寒战发热，继之出现目黄、身黄、尿黄诸症，于当地医院就诊，B 超检查示：胆囊多发性结石，胆囊炎。治疗 10 余天，虽疼痛减轻，但身目俱黄迁延不退，故前来求诊于刘老。就诊时见：身目发黄，鲜如橘色，口苦心烦，腹胀纳差，恶心呕吐，大便秘结，小便黄赤；舌红、苔黄，脉弦数。

西医诊断：慢性胆囊炎。

中医诊断：黄疸，胆石症。

中医辨证：湿热蕴结，气滞血瘀。

治法：清肝利胆，活血化瘀。

处方：柴胡 6g，枳壳 9g，金钱草 9g，黄芩 9g，川楝子 9g，郁金 9g，红花 6g，赤芍 12g，桃仁 9g。7 剂，水煎服，每日 1 剂。

8 月 25 日二诊：黄疸减轻，腹部胀满，口苦口干，大便干结；舌红、苔薄黄，脉弦细稍数。守前方加生大黄 10g，续服 7 剂。

9 月 1 日三诊：大便畅通，体温正常，右上腹疼痛仍有发作，但疼痛减轻；舌质红、苔薄黄，脉弦。治拟疏肝理气，守前法再进。处方：柴胡 3g，当归 9g，栀子 9g，牡丹皮 9g，郁金 9g，川楝子 9g，枳壳 9g，木香 6g，甘草 3g。再进 10 剂。

9 月 12 日四诊：上方服后，疼痛缓解，白细胞计数、谷丙转氨酶均恢复正常。

〔刘如秀.刘志明医案精解〔M〕.北京：人民卫生出版社，2010，271〕

刘志明：经验方2

【组成】泽兰 9g，茵陈 24g，虎杖 12g，大黄 10g，薏苡仁 6g，丹参 12g，赤芍 15g，红花 6g。

【功效】利湿退黄，活血化瘀。

【主治】黄疸，属水湿内停，瘀血阻滞者。症见目黄、身黄如橙色，面色晦暗，身痒夜甚，睡眠难安，尿色深黄，大便稍硬，色如陶土；舌淡红、苔黄腻，脉弦细数。

【用法】水煎服，每日 1 剂。

【经验】刘老认为，黄疸的治疗，临床多以阳黄、阴黄治之。阳黄者，以清热利湿退黄；阴黄者，以温阳健脾祛湿退黄。然而对于黄疸，久不消退者，治以上法，效果欠佳，刘老以活血祛瘀之法退黄，治疗黄疸久不消退者效果颇佳。临床应根据具体病情灵活应用：肝胆湿热者，加金钱草、黄柏；寒湿偏盛困脾者，加附子、白术；肝阴不足者，加白芍、熟地黄；肝郁不舒者，加郁金、川楝子；兼有痞块者，加牡蛎；大便干结者，加大黄。

【验案】张某，男，45 岁，1987 年 3 月 6 日初诊。

发热 20 天，伴面目发黄 15 天。20 天前，患者突觉恶寒发热，纳差乏力，恶心欲吐，胁肋隐痛，随即出现面目暗黄、小便黄赤等症，就诊于当地医院查：黄疸指数：40U，胆红素定性试验（+++），总胆红素 9mg，锌浊 10.7U，麝浊 15.7U，谷丙转氨酶 365U/L。诊断为：急性肝炎。虽治疗半个月，但身目俱黄持续不退，黄疸指数增至 80U，故前来求诊于刘老。就诊时患者目黄、身黄如橙色，面色晦暗，身痒夜甚，睡眠难安，尿色深黄，大便稍硬，色如陶土；舌淡红、苔黄腻，脉弦细数。

西医诊断：急性肝炎。

中医诊断：黄疸。

辨证：水湿内停，瘀血阻滞。

治法：利湿退黄，活血化瘀。

处方：泽兰 9g，茵陈 24g，虎杖 12g，大黄 10g，薏苡仁 6g，丹参 12g，赤芍 15g，红花 6g。10 剂，水煎服，每日 1 剂。

3 月 17 日二诊：服药 10 剂，患者黄疸有所消退，食欲增进，小便仍黄，大便稍溏。前方去大黄，加白术 10g，再进 15 剂，黄疸消退，复查肝功能恢复正常。

〔刘如秀．刘志明医案精解［M］．北京：人民卫生出版社，2010，273-274〕

李今庸：茵陈五苓散加减

【组成】茵陈 15g，猪苓 10g，茯苓 10g，炒白术 10g，泽泻 10g，桂枝 10g。

【功效】利湿退黄。

【主治】黄疸，属湿重于热者。症见周身皮肤黄染，两眼发黄，小便不利，腹胀满，口渴，发热；苔黄腻，脉缓。

【用法】水煎服，每日 1 剂。

【经验】李老认为，湿热郁滞于脾胃，致脾色外露，故见周身皮肤黄染；脾为湿热所困，津液运化失常，不能上承于口，故见口渴；

津液不能下行，故见小便不利；湿热塞遏中宫，气机不利，故见腹胀满；里热外达，故见发热。此乃脾胃湿热，湿重于热；法当利湿清热；治宜茵陈五苓散。方中重用茵陈苦寒清热，利湿祛黄；取猪苓、茯苓、泽泻淡渗利湿，使湿从小便而去；取桂枝辛温通阳化气，以利小便；取白术健脾，以助中焦转运之力；若热势较重，加黄柏、栀子苦寒泻热。共收利湿清热、消除黄疸之功。

【验案】某男，18 岁，1975 年 6 月某日就诊。

患者发病 3 天，两白眼珠及全身皮肤皆发黄如染，腹满，小便不利，口渴，脉缓。病属"黄疸"，治宜利湿退黄；拟茵陈五苓散合栀子柏皮汤治疗。

处方：茵陈 15g，桂枝 10g，茯苓 12g，炒白术 10g，猪苓 10g，泽泻 10g，栀子 10g，黄柏 10g。上 8 味，以适量水煎药，汤成去渣取汁温服，每天 2 次。

茵陈五苓散合栀子柏皮汤，以白术、茯苓、猪苓、泽泻健脾渗湿，桂枝温化以助水湿之下去，茵陈擅退黄疸，用之为君，以祛周身上下之黄，栀子、黄柏苦寒清热。共收利湿清热、消除黄疸之效。药服 6 剂而黄尽，诸症退。

〔李今庸.跟名师学临床系列丛书·李今庸［M］.北京：中国医药科技出版社，2010，180-181〕

李今庸：茵陈蒿汤加减

【组成】茵陈 20g，栀子 10g，大黄 10g。

【功效】清热利湿。

【主治】黄疸，属热重于湿者。症见一身俱黄，面黄、目黄、黄色鲜明，小便黄，大便不爽，腹部微满，口渴；舌苔黄腻，脉沉实。

【用法】以适量水先煎茵陈，待水减去 1/3 时，下余药再煎，取汁温服，每天 2 次。

【经验】李老认为，湿热郁蒸，脾色外露，故见身黄，面黄，小便黄，黄色鲜明；湿与热滞，气机不利，传导失职，故见腹部胀满，大便不爽，舌苔黄腻，脉沉实；津液不能上承，故口渴。此乃脾胃湿热，热重于湿；法当清热利湿；治宜茵陈蒿汤。方中重用茵陈清利湿热；配栀子通利三焦，佐大黄通泄瘀热。3 味药均苦寒下降，使湿热之邪从下而除。热势重加大栀子的用量，复增黄柏苦寒清热；热毒过重者，加连翘清热解毒。

【验案】某女，4 岁，1963 年某日就诊。

患儿黄疸发病已 2 日，一身尽黄，色鲜明如橘子之色，两目珠色黄，腹满，大便干燥，小便黄而少。舌黄。乃湿热郁结，热重于湿，发为黄疸；治宜利湿泄热退黄，拟方茵陈蒿汤加味。

处方：茵陈 12g，大黄 6g，黄柏 6g，栀子仁 6g，黄芩 4g，茯苓 5g。上 6 味，以适量水先煎茵陈，待水减去 1/3 时，下余药再煎，取汁温服，每天 2 次。

茵陈蒿汤加味，用茵陈、黄柏退黄疸，大黄通便调中，且大黄、黄柏与栀子、黄芩皆为大苦大寒之品用之以泄热燥湿，茯苓利小便，以助其黄从小便而出。药服 2 剂，黄疸退而腹满消，其病渐愈。

〔李今庸.跟名师学临床系列丛书·李今庸［M］.北京：中国医药科技出版社，2010，181〕

李今庸：茵陈理中汤加减

【组成】茵陈 15g，炒白术 10g，干姜 10g，炙甘草 8g，党参 10g。

【功效】温中散寒，健脾祛湿。

【主治】黄疸，属寒湿伤脾者。症见面目发黄，且黄色晦暗，腹胀纳少，大便稀薄，四肢欠温；苔白，脉沉。

【用法】水煎服，每日 1 剂。

【经验】李老认为，寒湿困脾，脾色外现，故见面目发黄，寒湿均为阴邪，故黄色晦暗；寒湿阻滞，脾胃运化失常，气滞不行，故见腹胀；胃失受纳，故见纳少；脾失运化，水湿下趋肠道，故见大便稀薄；脾主四肢，寒湿中阻，阳气不能外达，故见四肢欠温；寒湿壅遏，脉道不利，故见脉沉；苔白亦为寒象。此乃寒湿困阻脾阳；法当温中散寒，健脾祛湿；治宜茵陈理中汤。方中重用茵陈祛湿退黄；取辛温之干姜温中散寒；取党参、白术、甘草健脾益气，培土以制湿。五味药相合，从而达到温中散寒、健脾祛湿之目的。

〔李今庸. 跟名师学临床系列丛书·李今庸［M］. 北京：中国医药科技出版社，2010，182〕

李今庸：茵陈蒿汤合栀子柏皮汤

【组成】茵陈 15g，栀子 10g，黄柏 10g，生甘草 10g，大黄

10g，水牛角 30g。

【功效】清热、利湿、解毒。

【主治】中毒性黄疸。症见身黄、目黄、小便黄、腹胀纳少等。

【用法】先将水牛角切为薄片，以适量水先煎 1 小时，下茵陈、栀子、黄柏、甘草继续煎，汤将成下大黄微煎，去渣取汁温服，每日 2 次。

【经验】李老认为，药毒伤肝，肝郁乘脾，脾色外露，故见身黄、目黄；湿热下注，故见小便黄；脾胃受损，运化失常，故见腹胀纳少。此乃药毒伤损肝脾，运化失常，聚湿化热所致，法当清热、利湿、解毒，治宜茵陈蒿汤合栀子皮汤加味。方中取茵陈利湿退黄；取栀子、黄柏苦寒清热；佐大黄通泄郁热；甘草以缓急迫；水牛角入肝以解毒。6 味药相合而成清热利湿解毒之功。

〔李今庸，李琳．中国百年百名中医临床家丛书·李今庸［M］．北京：中国医药科技出版社，2002，94〕

李今庸：硝石矾石散加减

【组成】硝石、枯矾、滑石各等分。

【功效】消坚祛瘀，清热燥湿。

【主治】黄疸，属女劳疸者。症见身黄，额上黑，足下热，傍晚恶寒，小便不利，小腹满急，微汗出，大便稀薄而色黑；尺脉浮。

【用法】研为细末备用，再取适量大麦煮粥，调服药末，每天 2 次。

【经验】李老认为，肾居下焦，主司前后二阴。房劳伤肾，瘀血坚结，阳气不化，蓄为湿热。湿热困脾，脾色外现，故一身皮色发黄；肾足少阴之脉，起于足心之涌泉穴，湿热循经下注于足，故其足下热；阳气郁滞，不能化气，则小便不利；其小便不利，水湿无下出之路，停滞于内，故膀胱窘急不舒而小腹为之胀满；内有瘀血，浸渍肠中，故见大便稀溏而色黑；阳滞于阴分，下午为阴，故其傍晚则恶寒；阳郁于内，失去外固之用，故微汗出。尺脉属肾，肾伤则其精血不足而其气外浮，故其尺脉浮而重按当有涩象。此乃房劳伤肾，瘀血坚结导致湿热困脾之女劳疸；治宜消坚祛瘀，清热燥湿；方用硝石矾石散加味。方中硝石即火硝，味苦咸，入血分而消坚结，祛瘀热；枯矾入血分而燥湿化浊；滑石清热利湿；大麦粥甘平益气养脾。若腹胀大，为脾肾俱虚，故难治。

〔李今庸.跟名师学临床系列丛书·李今庸［M］.北京：中国医药科技出版社，2010，183〕

李今庸：栀子大黄汤加减

【组成】栀子10g，大黄10g，炒枳实10g，淡豆豉10g。

【功效】清热攻积。

【主治】黄疸，属饮酒成疸者。症见周身皮肤发黄，小便不利，足下热，心烦不眠，腹满，不能食，口鼻干燥；舌红、苔黄。

【用法】水煎服，每日1剂。

【经验】李老认为，酒有湿热之性，其气慓悍滑疾。嗜酒过度，聚湿生热，湿热内郁，脾色外现，故见周身皮肤发黄；湿热郁滞，气化不行，故见小便不利；热邪内扰心神，心神不宁，故见心烦不眠；湿热下注，故见足下热；热邪上犯，故见舌红、苔黄；湿热塞遏于中，气机不畅，故见腹满，不能食；津液不化，故见口鼻干燥。此乃温热蕴结所致；法当清热攻积；治宜栀子大黄汤。

〔李今庸，李琳.中国百年百名中医临床家丛书·李今庸［M］.北京：中国医药科技出版社，2002，95-96〕

洪广祥：参苓白术散合平胃散加减

【组成】西党参15g，茯苓15g，白术10g，扁豆15g，厚朴10g，砂仁6g，茵陈15g，车前子15g，法半夏10g，柴胡10g，当归10g，丹参15g。

【功效】健脾利湿，行气活血。

【主治】黄疸，属脾虚湿困，肝郁血滞者。症见面色黄，体倦乏力，两胁时有隐痛，腹胀，纳差，恶心，大便正常，小便黄；舌质暗红、苔薄，脉弦滑。

【经验】方中以党参、白术、茯苓平补脾胃之气；扁豆甘淡，助白术既可健脾，又可渗湿；砂仁芳香醒脾，促中州运化，通上下气机；厚朴除湿散满；茵陈、车前子清热利湿、退黄；丹参、当归活血通络。诸药合用，共奏健脾利湿、行气活血之功。

【验案】王某，男，36岁，1980年4月20日初诊。

患者于1977年体检发现肝功能异常（麝浊16U，脑絮+++，谷丙转氨酶316U/L），当时无明显的自觉症状，曾服中、西药，肝功能时好时坏，始终未能恢复正常。1980年4月16日查肝功能：麝浊16U，脑絮++，谷丙转氨酶316U/L。就诊时见：面色黄，体倦乏力，两胁时有隐痛，腹胀，纳差，恶心，大便正常，小便黄；舌质暗红、苔薄，脉弦滑。

中医辨证：脾虚湿困，肝郁血滞。

治法：健脾利湿，行气活血。

处方：西党参15g，茯苓15g，白术10g，扁豆15g，厚朴10g，砂仁6g，茵陈15g，车前子15g，法半夏10g，柴胡10g，当归10g，丹参15g。

服药14剂，食欲好转，恶心已止，余症减轻，复查肝功能：谷丙转氨酶145U/L。仍以前方为主，去砂仁、法半夏，加金钱草15g、虎杖15g继服。共服28剂，诸症均消失，仅感时有腹胀，复查肝功能：谷丙转氨酶102U/L，麝浊6U，脑絮（–）。

后续用上方配合杞菊地黄丸调服，巩固疗效。1981～1982年多次复查肝功能均正常。

〔赵凤达，蔡灿林.洪广祥治疗慢性肝炎的经验［J］.江西中医药，1993，24（4）：1-2〕

洪广祥：地黄汤合桃红四物加减

【组成】熟地黄15g，怀山药15g，枸杞子15g，五味子10g，牡丹皮10g，茯苓15g，泽泻10g，赤芍10g，桃仁10g，生鳖甲15g（先煎），生大黄10g。

【功效】滋肾养肝，活血祛瘀。

【主治】黄疸，属肾阴亏损，瘀阻肝脾者。症见面色暗滞，眼眶发黑，口不渴，饮食尚可，大便偏结，小便黄；舌质暗红、苔少，脉细稍弦。

【用法】水煎服，每日 1 剂。

【经验】洪老认为，地黄汤以滋肾养肝为主，桃红四物汤以祛瘀为核心，辅以养血行气。桃仁、鳖甲力主活血化瘀；以甘温之熟地黄滋阴补肝、养血调经；泽泻利湿而泄肾浊，并能减熟地黄之滋腻；茯苓淡渗脾湿，并助山药之健运；牡丹皮清泄虚热；赤芍、大黄活血祛瘀；枸杞子养肝，滋肾。全方配伍得当，使瘀血祛、新血生、气机畅。

【验案】芦某，男，13 岁，1975 年 2 月 21 初诊。

患者低热伴肝功能损害及转氨酶升高 5 年。屡服利湿清热、柔肝养肝、甘温补脾中药及西药护肝，效果不明显，诊断为：慢性肝炎。就诊时见：活动后体温升高（37.4～37.8℃），但自觉不发热，口不渴，饮食尚可，面色暗滞，眼眶发黑，大便偏结，小便黄；舌质暗红、苔少，脉细稍弦。肝大剑下 2 指，肋下 1 指，质中，边钝，有轻度触痛，脾肋下 1 指。肝功能：黄疸指数 5U，麝浊 10U，硫浊 12U，谷丙转氨酶 400U/L 以上（正常值 60U/L 以下）。

中医辨证：肾阴亏损，瘀阻肝脾。

治法：滋肾养肝，活血祛瘀。

处方：六味地黄汤合桃红四物加减。熟地黄 15g，怀山药 15g，枸杞子 15g，五味子 10g，牡丹皮 10g，茯苓 15g，泽泻 10g，赤芍 10g，桃仁 10g，生鳖甲 15g(先煎)，生大黄 10g。每天 1 剂，水煎服。

服至 28 剂复查肝功能正常，谷丙转氨酶降至 152U/L，体温正常。效不更方，原方再服 3 个月余，同年 6 月、7 月、9 月分别复查肝功能均正常，经随访多年病情稳定，肝功能正常。

〔赵凤达，蔡灿林．洪广祥治疗慢性肝炎的经验［J］.江西中医药，1993，24（4）：1-2〕

晁恩祥：经验方

【组成】茵陈 30g，虎杖 20g，厚朴 10g，佩兰 10g，滑石 30g，薏苡仁 30g，车前草 10g，泽兰 10g，竹茹 10g。

【功效】清热利湿。

【主治】黄疸，属湿热内阻，湿重于热者。症见身黄如橘，恶心，厌油腻，乏力，腹胀，大便黏滞色黄；舌质红、苔黄腻，脉弦。

【用法】水煎服，每日 1 剂。

【经验】方中以茵陈为君药，苦泄下降，清热利湿，为治黄疸要药；虎杖有清热活血、利胆退黄之功；佩兰、薏苡仁、车前草、泽兰、竹茹清热祛湿；厚朴行气燥湿；滑石利尿通淋，清热解暑。以上诸药合用，尤适用于湿重于热型黄疸。

【验案】周某，男，37 岁。

主因饮食不洁而出现发热、身黄、目黄、小便黄染 3 天就诊。患者就诊时见低热，身黄如橘，恶心，厌油腻，乏力，腹胀，大便黏滞色黄；舌质红、苔黄腻，脉弦。

中医诊断：黄疸（阳黄）。

中医辨证：湿热内阻证，湿重于热。

治法：清热利湿。

处方：茵陈 30g，虎杖 20g，厚朴 10g，佩兰 10g，滑石 30g，薏苡仁 30g，车前草 10g，泽兰 10g，竹茹 10g。5 剂，水煎服。嘱其加强营养，饮食宜清淡。

服 3 剂药后，腹胀消失，身黄、目黄消失，小便转清，低热已止。

〔晁恩祥.晁恩祥临证方药心得［M］.北京：科学出版社，2012，85〕

徐经世：大柴胡汤加减

【组成】竹茹 10g，枳壳 15g，柴胡 10g，青皮、陈皮各 10g，绿梅花 20g，延胡索 15g，茵陈 30g，清半夏 12g，生大黄 3g，车前草 15g，炒白芍 30g，谷芽 25g。

【功效】调肝利胆，清利湿热。

【主治】黄疸，属郁热内蕴者。症见腹痛，目黄，小便黄，纳差，呕吐；舌质暗红、苔薄黄，脉弦。

【用法】水煎服，每日 1 剂。

【经验】徐老认为，胆管结石，梗阻胆道，胆汁外溢，故予大柴胡汤疏肝利胆、消石通滞；车前草、茵陈通利小便、除湿退黄。面目身黄者以赤小豆、生薏苡仁、苍术、蒲公英除湿利尿。久用淡渗利尿、祛湿退黄之剂，伤及阴液，故以沙参、石斛甘寒养阴之品。

【验案】东某，男，76 岁，2010 年 6 月 24 日初诊。

患者上腹疼痛，目黄，小便黄 1 周，伴纳差，呕吐 1 次，无发热。腹腔 B 超示：胆囊结石，胆总管下段结石伴扩张，总胆管壁水肿。2010 年 6 月 20 日查肝功能：直接胆红素 59.3μmol/L，间接胆红素 84.4μmol/L，总胆红素 143.7μmol/L，谷丙转氨酶 275U/L，谷草转氨酶 180U/L。大便正常；舌质暗红、苔薄黄，脉弦。考虑乃郁热内蕴、胆腑失利所致。治宜调肝利胆、清利湿热法，拟大柴胡汤加减。

处方：竹茹 10g，枳壳 15g，柴胡 10g，青皮、陈皮各 10g，绿梅花 20g，延胡索 15g，茵陈 30g，清半夏 12g，生大黄 3g，车前草 15g，炒白芍 30g，谷芽 25g。7 剂，水煎服，每日 1 剂。

二诊：服药后，上腹疼痛明显好转，食欲转好，目黄、小便黄已有减退，口干微苦，大便微溏，每日 1～2 次；舌红、苔黄微腻，脉弦，前法得效，宜守原法稍为更删。处方：竹茹 10g，枳壳 15g，陈皮 10g，姜半夏 12g，柴胡 10g，车前草 15g，茵陈 30g，生薏苡仁 30g，赤小豆 30g，蒲公英 20g，杭白芍 30g，苍术 15g，谷芽 25g。10 剂，水煎服，每日 1 剂。

三诊：服药后，上腹疼痛已微，目黄、小便黄大为减退，食欲增加，口干微苦，易疲劳，大便正常；舌红、苔薄黄，脉弦。继守原法加减为宜。处方：竹茹 10g，枳壳 15g，陈皮 10g，姜半夏 12g，石斛 15g，杭白芍 30g，北沙参 15g，蒲公英 20g，垂盆草 30g，车前草 15g，茵陈 30g，谷芽 25g。

四诊：目黄、小便黄已退，偶有右上腹隐痛，易疲劳，他症如常；舌暗、苔薄微黄，脉弦缓。2010 年 7 月 20 日复查肝功能：直接胆红素 19.4μmol/L，间接胆红素 21.76μmol/L，总胆红素 38.4μmol/L，谷丙转氨酶 47.5U/L，谷草转氨酶 39.2U/L。2010 年 7 月 21 日复查 B 超显示：胆囊结石，胆总管壁增粗，轻度水肿。拟方继以调之以善其后。处方：竹茹 10g，陈皮 10g，炒白术 15g，太子参 25g，绿梅花 20g，杭白芍 30g，石斛 15g，垂盆草 30g，车前草 15g，炒薏苡仁 30g，枳壳 12g，谷芽 25g。15 剂，水煎服，每日 1 剂。

〔徐经世．杏林拾穗：徐经世临证经验集粹［M］．北京：中国中医药出版社，2013，117-118〕

徐经世：消化复宁汤加减

【组成】煨葛根 30g，石斛 15g，竹茹 10g，扁豆花 30g，蝉蜕 5g，杭菊花 15g，绿梅花 20g，黄芩 10g，茵陈 20g，生薏苡仁 30g，碧桃干 30g，车前草 20g。

【功效】醒脾和胃，清化湿热。

【主治】黄疸，属湿邪阻滞，郁热内蕴，脾受木侮，阴液受伤者。症见巩膜及全身黄染，胁肋疼痛，全身瘙痒，口苦少饮，溲黄，便溏盗汗，精神疲惫；舌红、苔黄，脉象细弦。

【用法】水煎服，每日 1 剂。

【经验】徐老认为，胆之为病，多与肝胃不和，脾失健运，湿邪内蕴和疏泄失利有关。胆既属于六腑亦为奇恒之腑，宜通宜降，而其通顺全赖肝气疏泄，其降则又有赖胃气下行，一旦气机逆乱，通降失职则发病，治疗用药，当顺行其道，纠其逆转。针对本证特点，自拟消化复宁汤，以醒脾和胃，清化郁热，淡渗利湿，养阴生津。

【验案】林某，女，42 岁。

患者始因胆结石，先后行 2 次手术，后不久又感脘胁疼痛。全身瘙痒不已，痛苦难忍，口苦少饮，溲黄，便溏日行数次，入寐盗汗，精神疲惫。就诊时见巩膜及全身黄染；舌红、苔黄，脉象细弦。B 超提示肝内胆管结石。

中医辨证：湿邪阻滞，郁热内蕴，脾受木侮，阴液受伤。

治法：醒脾和胃，清化湿热。

处方：煨葛根 30g，石斛 15g，竹茹 10g，扁豆花 30g，蝉蜕

5g，杭菊花15g，绿梅花20g，黄芩10g，茵陈20g，生薏苡仁30g，碧桃干30g，车前草20g。

二诊：上方连服10剂，症状悉减，但大便仍溏，小便黄短。上方去蝉蜕、黄芩，加焦山楂15g、蒲公英15g。

三诊：经诊2次，药进20余剂，黄疸退除，饮食增加，唯气阴两虚；舌红、苔少，口苦少饮，入夜盗汗，拟方调理。处方：煨葛根25g，北沙参20g，竹茹10g，石斛15g，绿梅花20g，酸枣仁25g，淮小麦50g，碧桃干30g，焦山楂25g，炒川黄连3g，西滑石15g（包），车前草25g。10剂。

选诊3次，药进30余剂，症状已除，后以柔肝和胃、通顺腑气之剂，调治3个月，身体康复，正常工作。

〔王化猛，徐经世.徐经世——疑难杂病验案摭拾〔J〕.中医文献杂志，2003，21（2）：39-41〕

徐经世：经验方

【组成】北沙参20g，竹茹10g，杭菊花15g，绿梅花20g，石斛15g，茵陈30g，蝉蜕6g，白花蛇舌草20g，生薏苡仁30g，陈枳壳15g，车前草15g，谷芽25g。

【功效】养阴清热、利湿退黄。

【主治】黄疸，属郁热内蕴，肝郁脾虚者。症见目黄，皮肤瘙痒，大便次数多，小便溲黄；舌淡红、苔薄黄，脉细。

【用法】水煎服，每日1剂。

【经验】徐老认为，黄疸一症，不论从其病因，还是其具体辨治，中医对此症皆有较为深刻的认识。其致病因素虽繁，然多以湿邪为患，或从热化，湿热熏蒸，其黄鲜明，谓之阳黄；或从寒化，寒湿郁遏，其黄晦暗，谓之阴黄。此外，如瘀血、砂石、虫体阻滞胆道而病发黄疸者亦有之。此病总以湿热为病，加之淡渗利尿之品久用必伤阴液，故病至后期，不可一味清热利湿退黄，须处处顾及体内阴液的盈亏，常配伍石斛、沙参、女贞子、白芍等甘寒灵动之品，以滋阴而不碍湿。此外，如黄疸久治不愈，补脾治肝又为要法，归芍六君汤、逍遥散皆为退黄良方，可视症情择而用之。

【验案】吴某，男，50 岁，2005 年 3 月 7 日初诊。

患者为乙肝病毒携带，因劳累日久，渐次加重，突发为慢性重型肝炎。巩膜黄染，皮肤瘙痒，饮食少进，大便日更数次，小便溲黄；舌淡红、苔薄黄，脉来细而微弦。考之乃系郁热内蕴，肝郁脾虚之象。拟养阴清热、利湿退黄之剂。

处方：北沙参 20g，竹茹 10g，杭菊花 15g，绿梅花 20g，石斛 15g，茵陈 30g，蝉蜕 6g，白花蛇舌草 20g，生薏苡仁 30g，陈枳壳 15g，车前草 15g，谷芽 25g。10 剂，水煎服，每日 1 剂。

二诊：病史同上，药进数剂并配合输液，症状有见改善，全身黄染消退，皮肤瘙痒已除，眠食皆可，唯巩膜仍见轻度黄染。今复查提示：总胆红素降低，白蛋白偏低，腹部有少量腹水，拟诊肝硬化，中医谓之鼓胀。按其病证，拟用"缓中补虚"之剂以调治。处方：生黄芪 30g，白术 15g，陈枳壳 15g，茯苓、茯神各 15g，陈皮 10g，汉防己 10g，腹皮绒 15g，炒丹参 15g，绿梅花 20g，宣木瓜 15g，土鳖虫 10g，车前草 12g。10 剂，水煎服，每日 1 剂。

三诊：慢性重型肝炎病史，曾用调肝理脾、清化郁热及缓中补虚之剂，症情好转，肝功能有所修复。近日又复不适，转氨酶升高；

舌红、苔薄微黄，脉细弦。拟予清解郁热、调和肝脾为治。处方：竹茹 10g，枳壳 15g，新会皮 10g，清半夏 12g，绿梅花 20g，垂盆草 30g，五味子 10g，茯苓、茯神各 15g，车前草 15g，谷芽 25g，白花蛇舌草 15g。20 剂，水煎服，每日 1 剂。

〔徐经世.杏林拾穗：徐经世临证经验集粹〔M〕.北京：中国中医药出版社，2013，119-120〕

唐祖宣：抵当汤加减

【组成】水蛭、桃仁、大黄各 90g，虻虫 30g。

【功效】化瘀泻热。

【主治】黄疸，属瘀热于内者。症见形瘦面黄，身黄如熏，两目暗黑，五心烦热，失眠多怒，腹满食少，大便不畅，小便自利；舌瘦有瘀斑，脉沉涩。

【用法】上药共为细末，蜂蜜为丸。每服 3g，每天 3 次。

【经验】唐老认为，发黄者，皮肤黄染之症也。脾胃湿热熏蒸能引起黄疸；血液停瘀，郁积生热，致伤其阴，荣气不能敷布亦能导致发黄。湿热发黄多有小便不利，尿黄而浊，色黄鲜明如橘子色，脉滑而数或濡数。本汤证之发黄则多兼见两目暗黑，形瘦面黄，黄色如熏，肌肤烦热，腹满食少，大便干燥或不畅，小便自利，尿色不变，脉象沉涩或沉结等症。每于临床以抵当汤治疗劳伤疾患见面黄如熏，证似正虚，而内夹瘀血之疾者，用之多效。对于肝脏疾病见体表发黄，辨其属瘀热之证者，亦能收到较好的效果。

【验案】丁某，男，49 岁，1977 年 6 月 13 日诊治。

患者半年前患传染性黄疸型肝炎。黄疸消退后，形瘦面黄，身黄如熏，查黄疸指数在正常范围，服补益气血药多剂无效。症见两目暗黑，肌肤微热，五心烦热，失眠多怒，腹满食少，大便不畅，小便自利，时黄时清，脉沉涩；舌瘦有瘀斑。此瘀热于内，治宜化瘀泻热。拟抵当汤加减。

处方：水蛭、桃仁、大黄各90g，虻虫30g，共为细末，蜂蜜为丸。每服3g，每天3次。

上方初服泻下黑便，饮食增加，心烦止。续服夜能入眠，身黄渐去，药尽病愈。

〔唐祖宣．抵当汤的临床辨证新用［J］.上海中医药杂志，1981（5）：26-28〕

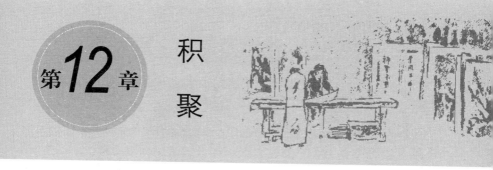

第12章 积聚

　　积聚是以腹内结块，或痛或胀为特征的病证。积属有形，结块固定不移，痛有定处，病在血分，属脏病；聚属无形，包块聚散无常，痛无定处，病在气分，属腑病，二者常并称。本病多由寒邪、湿热、痰浊、食滞、七情内伤等引起肝脾受损，脏腑失调，气滞、瘀血、痰浊蕴结腹内所致。聚证治疗当以疏肝理气消聚为法；积证治疗当以活血化瘀散结为主。凡现代医学中的肝脾肿大、肠结核、腹腔肿瘤等多属于积；胃肠功能紊乱或不完全肠梗阻等所致包块多属于聚，均可参照本章内容辨证论治。

　　本章收录了王琦、刘志明、李今庸、徐经世等国医大师治疗本病的验方5首。王琦治疗湿热困脾的积聚，制方思路乃宗仲景防己黄芪汤、茵陈五苓散方义，并以桂枝、蒲黄、昆布、海藻、生山楂等灵活加减，共奏益气健脾、清热利湿、祛瘀化浊之功；刘志明认为胁肋部积聚多由情志所伤、气血凝滞所致，治疗先以疏肝理气之法，后予活血化瘀之法，疏肝与化瘀先后行之，主次分明，疗效尤验；李今庸擅用抵当汤加减治疗属下焦瘀血凝滞之积聚，主张破血

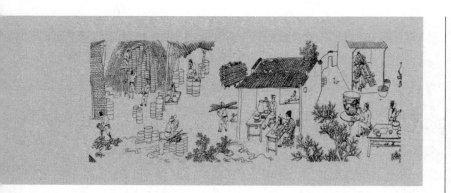

攻瘀与养血活血同用；徐经世治疗乙肝导致肝硬化，强调肝病日久，肝阴受损，水不涵木，治疗以滋水涵木、调理阴阳之法肝肾同治，配合大黄䗪虫丸活血消癥。

王　琦：防己黄芪汤合茵陈五苓散加减

【组成】生黄芪 30g，茯苓 30g，汉防己 10g，制苍术 20g，泽泻 20g，车前子 10g（布包），干姜 10g，细辛 3g，五味子 10g，绞股蓝 30g，荷叶 30g，冬瓜皮 20g。

【功效】益气健脾，清热利湿，祛瘀化浊。

【主治】积聚，属湿热困脾者。症见浮肿，小便短赤，大便可；舌边有齿痕、苔白腻，脉沉弱。

【用法】水煎服，每日 1 剂。

【经验】本方以黄芪、茯苓、防己、苍术、泽泻、荷叶、冬瓜皮等药为主，并以桂枝、蒲黄、昆布、海藻、生山楂等灵活加减，其制方思路乃宗仲景防己黄芪汤、茵陈五苓散方义。其中防己黄芪汤擅益气健脾，利水化饮；茵陈五苓散清热利湿，二方相合复增益其功。方中防己、茯苓、荷叶、冬瓜皮擅利水渗湿，苍术健脾化湿，黄芪益气健脾，使湿邪从中焦而化；绞股蓝益气、安神。方中可加用桂枝（亦可用肉桂）温阳化饮，遵仲景"病痰饮者，当以温药和之"，且可反佐以防过用清热利湿药物而伤脾胃；或加生山楂、莪术活血祛瘀，与化痰祛湿之药相配伍，分消痰瘀；或加蒲黄利水、活血，血水同治。以上诸药相合，共奏益气健脾、清热利湿、祛瘀化浊之功效。

【验案】荆某，女，27 岁，2014 年 8 月 27 日初诊。

重度脂肪肝 3 年余。患有重度脂肪肝、高脂血症、高尿酸血症、结节性甲状腺肿病史3年。症见形体肥胖，伴有浮肿。平时头面易出油，脱发，口臭，目眵增多，视物不清，睡眠打鼾，情绪低落，遇阴雨天气咳嗽、痰多，饮食畏凉喜热。小便短赤，大便可，月经量少，舌紫、边有齿痕、苔白腻，脉沉弱。实验室检查：低密度脂蛋白胆固醇3.68mmol/L，尿酸363μmol/L。影像学检查：重度脂肪肝。

西医诊断：脂肪肝、肥胖、高脂血症、高尿酸血症。

中医诊断：痰湿、血瘀体质兼夹。

处方：生黄芪30g，茯苓30g，汉防己10g，制苍术20g，泽泻20g，车前子10g（布包），干姜10g，细辛3g，五味子10g，绞股蓝30g，荷叶30g，冬瓜皮20g。30剂，水煎服，每日1剂。

10月8日二诊：体重大体同前，浮肿略消；月经9月22日来潮，经期3天，量稍增多，脱发同前，脉滑。处方：生黄芪30g，制苍术20g，荷叶30g，冬瓜皮30g，生山楂30g，绞股蓝20g，茵陈15g，茯苓30g，泽泻30g，莪术10g，夏枯草20g，浙贝10g。30剂，水煎服，每日1剂。

11月19日三诊：体重减轻1.5～2kg，浮肿减轻，"三围"未改变，月经情况同前。症见抑郁症状明显，情绪不稳定；口臭，面色泛红，有环状皮损。处方：生黄芪80g，茯苓50g，泽泻50g，水牛角30g（先煎），茵陈20g，绞股蓝20g，荷叶30g，冬瓜皮30g，生大黄6g，生蒲黄15g（布包）。30剂，水煎服，每日1剂。

12月31日四诊：浮肿已消，腹围减少1cm；抑郁症状减轻，口臭减轻；月经来潮正常；手足、颈部、足趾有湿疹，皮肤干裂、瘙痒、脱屑、皮损；苔根微黄，脉沉滑。继续拟方益气活血，化痰利湿。处方：生黄芪 60g，川桂枝 10g，茯苓 30g，泽泻 30g，炒白术 20g，制苍术 20g，陈皮 20g，昆布 20g，海藻 20g，水牛角 30g（先煎），茵陈 15g，女贞子 30g，益母草 30g。30 剂，水煎服，每日 1 剂。

2015 年 2 月 4 日五诊：体重减轻 1kg，浮肿已消，尿酸减至 255μmol/L，脂肪肝消失，抑郁症状减半，月经 30～35 日一潮；有散在性湿疹；苔根腻，脉滑。仍宗前意，以益气健脾、化痰利湿治之。处方：生黄芪 30g，制苍术 20g，茯苓 30g，泽泻 30g，生蒲黄 10g，姜黄 10g，炒莱菔子 20g，炒白芥子 9g，炒苏子 15g，昆布 20g，海藻 15g，陈皮 30g，荷叶 30g。30 剂，水煎服，每日 1 剂。

〔李英帅，倪诚，王济，等.关于脂肪肝医案的讨论［J］.中医药通报，2015，14（15）：3-7〕

刘志明：经验方

【组成】柴胡 12g，郁金 9g，川楝子 9g，陈皮 6g，枳壳 9g，香附 9g，赤芍 6g。

【功效】疏肝理气，活血通络。

【主治】积聚，属气滞血瘀者。症见两胁胀痛连及胸部，面色无华，急躁易怒，口微苦，两胁疼痛，胃脘作胀；舌紫有瘀斑、苔薄白，脉弦。

【用法】水煎服，每日 1 剂。

【经验】刘老认为，胁肋部积聚多由情志所伤、气血凝滞所致。下述验案中患者左肋部积聚，痛及两胁；舌青紫有瘀斑，皆是气滞血凝之征，盖患者肝气郁滞日久，气血凝结于胁下，脉络瘀阻也。其部位在胁，乃肝经循行之处，加之脉弦属肝，故刘老初诊以疏肝理气之法治疗。方中柴胡、陈皮、香附、枳壳、郁金理气解郁；赤芍化瘀。待二诊郁滞之气得行后，主以活血化瘀之法。方中赤芍、丹参、桃仁、红花、没药活血化瘀；郁金、川楝子、陈皮、香附疏肝理气。综合观之，全案疏肝与化瘀先后行之，主次分明，故疾病速愈也。

【验案】唐某，男，50岁，1981年4月6日初诊。

胸胁胀痛5个月。5个月前，患者因两胁胀痛连及胸部，就诊于当地医院，经B超检查，诊断为"脾大（原因待查）"；后经治疗数月无明显改善，故前来求诊于刘老。就诊时见：精神欠佳，面色无华，急躁易怒，口微苦，两胁疼痛，胃脘作胀，睡眠尚可，二便尚调；舌紫有瘀斑、苔薄白，脉弦。腹软，肝脾肋下未扪及，脾肋下4指，质硬，有触痛，巩膜无黄染；肝功能正常；大便培养阴性；结肠镜未见异常。

西医诊断：脾大（原因待查）。

中医诊断：积聚。

中医辨证：气滞血瘀。

治法：疏肝理气，活血通络。

处方：柴胡12g，郁金9g，川楝子9g，陈皮6g，枳壳9g，香附9g，赤芍6g。7剂，水煎服，每日1剂。

4月13日二诊：服上药7剂，患者自觉脘腹胀闷已舒，虽两胁仍然疼痛，但程度轻微。处方：丹参 9g，赤芍 9g，桃仁 9g，红花 3g，没药 6g，郁金 9g，川楝子 9g，陈皮 9g，香附 9g，炙甘草 3g。10 剂，水煎服，每日 1 剂。患者服药 20 余剂，脾脏明显变小，触诊脾于左胁下约 1 指。后以上方加减调治 1 个月余，脾大消失，病即痊愈。

〔刘如秀. 刘志明医案精解［M］. 北京：人民卫生出版社，2010，425-426〕

李今庸：抵当汤加减

【组成】当归 10g，川芎 8g，赤芍 10g，水蛭 8g（炒），虻虫 8g，大黄 8g，桂枝 8g，桃仁 8g（去皮尖炒打）。

【功效】破血攻瘀。

【主治】积聚，属下焦瘀血凝滞者。症见腹痛，腹部包块，按之不移动，质较硬，有压痛，排尿不畅而常突然中断；舌淡、苔薄白，脉涩。

【用法】水煎服，每日 1 剂。

【经验】李老认为，寒气伤于膀胱血脉，血脉不能流行，遂凝滞瘀积。血属阴，阴主静，阴血乃有形之物，则结为包块，形成"癥积"，质硬而按之不移动。病乃血瘀气滞，经脉阻遏不通，按之则血气不通尤甚，故有压痛。小便时，包块随尿液之下泄而压迫于尿窍，故其排尿不畅而常突然中断。抵当汤方加味，用水蛭、虻虫、桃仁破血攻瘀，大黄推陈出新、猛夺瘀血从大便以出，桂枝温经通阳散寒以佐之，当归、川芎、赤芍养血活血，一以助攻瘀血之力，一以防经脉血之伤。

【验案】某男，11岁，1978年9月某日就诊。

患者小腹疼痛1年余，近来加重，下腹部近曲骨上缘偏左约二横指处有一包块，按之不移动，质较硬，有压痛，排尿不畅，常突然中断。某医院拍片示：见膀胱前下方有充盈缺损，边缘不光滑，考虑有恶性肿瘤可能，结核不能完全排除。乃下焦瘀血凝滞，结为癥积，治宜破血攻瘀，拟方抵当汤加味。

处方：当归10g，川芎8g，赤芍10g，水蛭8g（炒），虻虫8g，大黄8g，桂枝8g，桃仁8g（去皮尖炒打）。水煎服，每日1剂。

药服60余剂而癥消痛止，小便复常，至今未复发。

〔李今庸.经典理论指导下的临床治验（三）〔J〕.中医药通报，2013，12（3）：13-14〕

徐经世：经验方1

【组成】醋鳖甲、谷芽各25g，北沙参、山药、绿萼梅各20g，枳壳、石斛各15g，陈皮、灵芝、竹茹各10g，炮穿山甲6g。

【功效】开郁醒脾。

【主治】积聚，属肝郁气滞、脾阴不足者。症见胁肋胀痛，纳食不香，口干苦，面色萎黄，乏力，二便调畅，大便色黄；舌绛红，苔薄黄，脉弦细。

【用法】水煎服，每日1剂。

【经验】徐老认为，肝癌介入术后，气血衰少，消灼真阴，津液不足，导致脾阴亏损，纳谷不香，稍食则胀。下述案例中，以沙参、石斛、山药、白芍平补脾阴，或再结合其具体病证，予绿萼梅、香橼、枳壳、陈皮、谷芽等芳香悦脾之药以调理脾胃，以穿山甲、土鳖虫、鳖甲活血化瘀，软坚消积，以半枝莲、生薏苡仁解毒利湿，西洋参、灵芝扶正益气，郁金、绿萼梅疏肝理气，皆随证而用之。虽为重症顽疾，而法不乱，药不杂，守治半年而症减体复。可见，其处方用药也体现"补不峻补，温燥适度，益脾重理气，养胃用甘平"的原则。盖坤土为万物之母，四运之轴，五脏之中心，脾胃又合为后天之本。张锡纯曰"脾阴足自能灌溉诸脏腑"，即脾阴足，可以权衡五脏，灌溉四旁，生心营，养肺气，柔肝血，填肾精。此外，若言治本病，其对肝的调理亦为必要。因肿瘤患者，每有忧思惊恐过度而致肝郁，此即由病而郁，医者须及时予以调治，切不可再因郁而致他患，而治郁之逍遥散、越鞠丸皆可灵活加减施用，务必使肝条脾健，正气旺盛，精神愉悦。

【验案】杨某，男，43岁，2008年11月4日初诊。

患者患有乙型病毒性肝炎病史二十余年，因无明显症状而疏于治疗，3个月前出现右胁部胀痛，脘腹胀满，饮食少进，多食则胀甚，偶有恶心欲吐。7月26日在某医院行腹部CT和B型超声检查均提示肝占位性病变，诊断为原发性肝癌，已行经导管肝动脉化学治疗栓塞术3次，本次介入时间为10月16日。现右胁肋胀痛，纳食不香，稍食即胀，口干苦，二便调畅，面色萎黄，大便色黄，乏力，右上腹仍可触及包块，睡眠尚可，舌绛红，苔薄黄，脉弦细。此乃肝郁气滞、脾阴不足之象，病属"积聚"范畴，按其病证，拟开郁醒脾为治法。

处方：醋鳖甲、谷芽各 25g，北沙参、山药、绿萼梅各 20g，枳壳、石斛各 15g，陈皮、灵芝、竹茹各 10g，炮穿山甲 6g。共 10 剂。

11 月 18 日二诊：服药后胃脘胀满、恶心欲吐好转，食欲略增，仍有肝区疼痛，口干苦，面色苍黄，晦滞，夜间睡眠较差，小便稍黄，大便尚可；复查肝功能提示谷丙转氨酶、谷草转氨酶、总胆红素较前下降，甲胎蛋白 70.41ng/mL；舌绛红，苔薄白微黄，脉弦细。拟方：醋鳖甲、谷芽各 25g，北沙参、山药、绿萼梅各 20g，枳壳、香橼、石斛各 15g，陈皮、竹茹、灵芝、土鳖虫各 10g，炮穿山甲 6g。共 15 剂。

12 月 26 日三诊：服前药月余，诸症改善明显，口干苦、肝区隐痛皆除，纳食增加，睡眠尚可，面色渐红润，小便稍黄，大便尚可；复查肝功能示各项指标趋于正常，甲胎蛋白 59.23ng/mL，复查 B 超示肝脏肿块较前略有缩小；舌红，苔薄，舌微黄，脉弦细。拟予滋养肝脾之阴，以善其后。白芍、薏苡仁各 30g，醋鳖甲、山药各 20g，北沙参、绿萼梅各 20g，石斛、郁金、半枝莲各 15g，土鳖虫 10g，炮穿山甲 6g，甘草 5 g。

2009 年 6 月 8 日四诊：上方服用至今，自感情况良好，无其他不适症状，现在北京务工，嘱其每日以西洋参 5g，石斛 10g，灵芝 10g 泡茶饮服。

〔张国梁，李艳，赵进东，等.徐经世理脾阴法浅析［J］.安徽中医药大学学报，2016，35（3）：48-50〕

徐经世：经验方 2

【组成】北沙参 20g，石斛 15g，杭白芍 30g，绿梅花 20g，酸枣仁 30g，佛手 15g，茵陈 30g，柴胡 10g，炒丹参 15g，车前草 15g，炮穿山甲 6g，醋鳖甲 15g。

【功效】扶土抑木，调理阴阳。

【主治】积聚，属木贼土虚、血脉瘀滞者。症见全身无力，萎黄，两胁部疼痛，偶有视物模糊，眠差，纳食可，小便黄，大便正常；舌红、苔薄黄，脉弦数。

【用法】水煎服，每日 1 剂。

【经验】徐老认为，肝病日久，肝阴受损，水不涵木，故见胁痛、口干咽燥、牙龈出血、手足心热、小便黄、舌红少苔等诸多阴虚火旺之象。以滋水涵木、调理阴阳之法贯穿始终。下述案例中，以穿山甲软坚散结、通络止痛；车前草、茵陈清利小便、泻热退黄；石膏、白茅根凉血止血；川黄连、肉桂交通心肾，以安不寐；更以大黄䗪虫丸活血消癥，以治其本。其治法用药谨守病机，环环相扣，虽属顽疾，调理数月，诸症皆平。

【验案】孙某，男，46 岁，2010 年 12 月 14 日初诊。

患者有乙肝病史 10 余年，发现肝硬化半年。现症见全身无力，萎黄，两胁部疼痛，右侧为甚，偶有视物模糊，眠差，纳食可，小便黄，大便正常。辅助检查：2010 年 11 月 30 日 B 超示：肝硬化，肝右叶钙化灶，胆囊息肉；12 月 1 日肝功能示：谷丙转氨酶 47U/L，谷草转氨酶 43U/L。舌红、苔薄黄，脉弦数。按其病证考之，乃系木贼土虚、血脉瘀滞，证属"积聚"范畴，拟予扶土抑木、调理阴阳为先。

处方：北沙参 20g，石斛 15g，杭白芍 30g，绿梅花 20g，酸枣仁 30g，佛手 15g，茵陈 30g，柴胡 10g，炒丹参 15g，车前草 15g，炮穿山甲 6g，醋鳖甲 15g。10 剂，水煎服，每日 1 剂。

二诊：服前中药，右上腹疼痛缓解，右侧胁肋部疼痛不适。齿龈出血，口干咽燥，怕热，夜寐欠安，多梦，大便正常，小便黄；舌暗红、有瘀斑，苔黄，脉细弦。此乃阴虚火旺、水不涵木之征。拟予滋水养木、调理阴阳法为治。处方：北沙参 20g，石斛 15g，生地黄 15g，杭白芍 30g，熟女贞子 15g，炙龟甲 25g，龙胆草 6g，杭麦冬 12g，酸枣仁 30g，丹参 15g，车前草 15g，土鳖虫 10g。15 剂，水煎服，每日 1 剂。

三诊：右胁痛缓解，齿龈出血止，口干咽燥，欲饮，手足发热，夜寐好转，小便黄亦减轻；舌质红、有瘀斑、苔黄微腻，脉细弦。处方：北沙参 20g，石斛 15g，生石膏 15g，生地黄 15g，炙龟甲 25g，蒲公英 20g，炒丹参 15g，润玄参 12g，酸枣仁 30g，白茅根 20g，制鳖甲 15g，车前草 15g。15 剂，水煎服，每日 1 剂。

四诊：服前药后，胁部症状明显减轻，现口干咽痛，晨起明显，经常牙龈出血，咽部烧灼感，睡眠转好，小便微黄，大便偏干，纳食可。此乃肝病日久，阴火内动，上扰于心所致，处方：北沙参 20g，石斛 15g，生地黄 15g，炙龟甲 20g，熟女贞子 15g，鳖甲 15g，炒丹参 15g，杭白芍 30g，炒川黄连 3g，肉桂 1g，润玄参 12g，白茅根 20g。15 剂，水煎服，每日 1 剂。

五诊：服前药后，胁部疼痛未作，咽部烧灼疼痛明显好转，口干喜饮，牙龈出血少见，小便微黄，大便偏干，他症如常。治当续守原法加用大黄䗪虫丸。

〔徐经世．杏林拾穗：徐经世临证经验集粹〔M〕．北京：中国中医药出版社，2013，109-111〕

第13章 鼓胀

鼓胀是以腹部胀大如鼓，皮色苍黄，甚则腹皮青筋暴露，四肢不肿或微肿为特征的病证。本病多由酒食、情志、虫毒、久病等引起肝脾肾受损，气血水停积腹中所致。早期治疗当以祛邪为主，中期以利水消胀为主，中晚期宜攻补兼施，晚期应重视并发症的治疗。气滞湿阻证治以疏肝理气、运脾利湿；水湿困脾证治以温中健脾、行气利水；水热蕴结证治以清热利湿、攻下逐水；瘀结水停证治以活血化瘀、行气利水；阳虚水盛证治以温补脾肾、化气利水；阴虚水停证治以滋肾柔肝、养阴利水。凡现代医学中的病毒性肝炎、血吸虫病、腹部恶性肿瘤及其他系统疾病等多种原因导致的腹水，均可参照本章内容辨证论治。

本章收录了刘志明、李士懋、李今庸等国医大师治疗本病的验方8首。刘志明认为本病主要病机为肝、脾、肾三脏功能失调，水、气、血郁积搏结体内，治疗宜标本兼顾，分清主次，不可一味攻利；李士懋从湿热论治鼓胀，擅用甘露消毒丹合藿朴夏苓汤，以收宣通

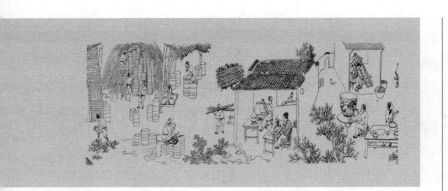

气机、清热利湿之功；李今庸认为气滞是本病的基本病机，治疗以行气为主，常用槟榔配伍广木香破气除满，再分别配合健脾利湿、活血祛瘀、杀虫等药物辨证论治。

刘志明：四君子汤加减

【组成】党参 24g，苍术 9g，白术 9g，茯苓 12g，泽泻 9g，陈皮 9g，桑白皮 9g，神曲 9g，大腹皮 9g，草豆蔻 3g。

【功效】补脾益气，运化水湿。

【主治】鼓胀，属脾虚湿困者。症见腹胀，形体渐消，疲乏无力，面浮肢肿，食欲减退，泛恶不吐，两胁痞满，嗳气不舒，小便短少，大便秘结；舌质淡红、苔薄白，脉迟细。

【用法】水煎服，每日 1 剂。

【经验】鼓胀因其胀多在腹部，而四肢无恙，故又有医家称其为"单腹胀"。刘老认为，肝硬化腹水，因肝之气血郁结不疏、横犯脾土，脾土受克，运化失常，清阳不升，浊阴不降，水谷之精微不能奉承脏腑，水湿之浊阴不能转输排泄，清浊相混，壅塞而成；其本为脾土之虚，标为水湿之实，治疗宜标本兼顾，但关键在于健运脾气，而不在分利水湿；脾气一振、水湿自化矣。虽腹胀急，但不可予利药以图一快，因破气活血、攻下逐水诸法，最伤脾胃，用之不当不仅腹胀不能消除，反而伤耗正气而犯虚虚之戒。病属初起，尚有可救之机；倘若日久病深，则虽竭尽全力亦难图功。虚证责之脾、肾，实证责之水饮、湿热。盖肝病迁延失治，或过用寒凉，脾胃虚弱，水湿不化，郁久化热，终成鼓胀。治疗时应切中病机，补伐兼施，方能取效。

【验案】何某，女，66 岁，1973 年 6 月 14 日初诊。

鼓胀 2 个月。患者自觉腹胀已有 2 个月，其症逐日加重，伴形体渐消，疲乏无力，面浮肢肿，食欲减退，泛恶不吐，两胁痞满，嗳气不舒，小便短少，大便秘结等，于他院就诊，诊断为：肝硬化腹水，并予保肝、利水之法治疗，然效果不佳，故求治于刘老。就诊时见：腹胀，形体渐消，疲乏无力，面浮肢肿，食欲减退，泛恶不吐，两胁痞满，嗳气不舒，小便短少，大便秘结；舌质淡红、苔薄白，脉迟细；肝大可触及，腹部移动性浊音阳性；肝功能异常；麝香草酚浊度试验 7U；硫酸锌浊度试验 14U；白蛋白 28g/L，球蛋白 30g/L；凡登伯试验间接反应阳性。

西医诊断：肝硬化腹水。

中医诊断：鼓胀。

中医辨证：脾虚湿困。

治法：补脾益气，运化水湿。

处方：四君子汤加减。党参 24g，苍术 9g，白术 9g，茯苓 12g，泽泻 9g，陈皮 9g，桑白皮 9g，神曲 9g，大腹皮 9g，草豆蔻 3g。10 剂，水浓煎服，每天 1 剂。

二诊：服上方 20 余剂，腹水消，腹胀除。后以平胃散合四君子汤调理 30 余剂而痊愈。

〔刘如秀.刘志明医案精解〔M〕.北京：人民卫生出版社，2010，285-286〕

刘志明：参苓白术散加减

【组成】党参 18g，白术 12g，茯苓 15g，陈皮 9g，厚朴 12g，大腹皮 12g，猪苓 15g，泽泻 12g，神曲、山楂、麦芽各 9g，甘草

5g，生黄芪 15g。

【功效】健脾益气，行滞利湿。

【主治】鼓胀，属脾运失健，气滞湿阻者。症见腹水，腹胀，大便稀，下肢浮肿，全身疲乏；苔薄黄，脉弦滑。

【用法】水煎服，每日 1 剂。

【经验】刘老认为，单腹胀"肢体无恙胀惟在腹"，治以脾胃为主，参、芪、白术、干姜、甘草主之，如果气有痞塞，难于纯补，则少佐辛香如陈皮、厚朴、砂仁、香附、丁香、白芥子之属；如或水道不利，湿气不行，则佐以淡渗，如猪苓、泽泻、茯苓之属。证属脾虚气滞湿阻，故用参、草、术健脾益气为主，兼以厚朴、二皮行气，泽泻、二苓利湿，三仙化食积，合景岳补、行、利三法以用，而以补为主。党参用量逐渐增加，生芪、干姜陆续添入，即景岳所谓"用补之法，贵乎先轻后重，务在成功"。

【验案】王某，男，67 岁，1985 年 5 月 10 日初诊。

患者于 1977 年患急性肝炎，发现肝硬变 2 年，腹水 1 年。曾多次住院治疗，出现过肝昏迷。现腹胀大，食后加重，大便稀，每日 1 次，下肢浮肿，全身疲乏。苔薄黄，脉弦滑。

中医辨证：脾运失健，气滞湿阻。

治法：健脾益气为主，佐以行滞利湿。

处方：参苓白术散加减。党参 18g，白术 12g，茯苓 15g，陈皮 9g，厚朴、大腹皮各 12g，猪苓 15g，泽泻 12g，山楂、神曲、麦芽各 9g，甘草 5g。

10 剂后腹胀减轻，双腿肿消。原方加党参至 12g，再服 10 剂，大便已正常，再加入干姜、草蔻各 9g，又服 10 剂，肿胀皆除，纳食每日在 250g 以上，精神气色明显好转。方中再加入生黄芪 15g，以此常服，巩固疗效。

〔刘德麟.刘志明运用张景岳补法的经验〔J〕.辽宁中医杂志，1990（3）：10-13〕

刘志明：经验方 1

【组成】牵牛子 6g，大戟 2g，茯苓 9g，泽泻 9g，冬瓜皮 12g，车前子 9g（包煎），黄芪 15g，当归 12g，肉桂 6g，木香 9g。

【功效】攻逐水饮，健脾温肾。

【主治】鼓胀，属水气搏结，脾肾阳虚者。症见面色晦暗，如烟熏色，少气懒言，四肢骨瘦如柴，单腹胀大，饥而不敢进食水，食则腹胀加重；舌红、苔薄白，脉弦细无力。

【用法】水浓煎服，每天 1 剂。

【经验】鼓胀被古人列为"风、痨、臌、膈"四大难症之一，现多见于肝硬化腹水，以腹部胀大如鼓、皮色苍黄、脉络暴露为主要特征，其病机主要为肝、脾、肾三脏功能失调，水、气、血郁积搏结体内。刘老认为，本病临床多表现为虚实夹杂证候，既有腹水潴留之实，又有气血大亏之虚，而见正气不支、脾阳不运，所以攻补兼施。在大量腹水时，急则治其标，宜驱逐水饮（因腹水不去，各内脏功能均受影响，病更难治愈），以温阳行气利水为法。方中用少量牵牛子、大戟以逐水，因其量少，药力不甚峻猛，以防伤害正气；肉桂温肾助阳暖脾，脾阳得运，腹水才有去路；木香理气行水除胀满；茯苓、泽泻、冬瓜皮渗湿利水；黄芪、当归益气补血，气血调和，以利水肿消退。诸药相合，标本兼顾，攻补兼施，腹水得消。

【验案】高某，男，43 岁，1991 年 3 月 18 日初诊。

腹部胀大，伴尿少 3 个月。患者消瘦、腹部胀大、纳差、尿少 3 个月。在某县医院诊断为肝硬化失代偿期，虽经西药保肝、抗菌消炎、门脉减压等综合治疗 3 个月，但腹水未见减少，故前来求治于刘老。就诊时见患者面色晦暗，如烟熏色，少气懒言，四肢骨瘦如柴，单腹胀大，饥而不敢进食水，食则腹胀加重；舌红、苔薄白，脉弦细无力。腹壁静脉曲张；腹水征（＋）；脐周叩之呈鼓音，双下肢水肿。

西医诊断：肝硬化（失代偿期）。

中医诊断：鼓胀。

中医辨证：水气搏结，脾肾阳虚。

治法：攻逐水饮，健脾温肾。

处方：牵牛子 6g，大戟 2g，茯苓 9g，泽泻 9g，冬瓜皮 12g，车前子 9g（包煎），黄芪 15g，当归 12g，肉桂 6g，木香 9g。3 剂，水浓煎服，每天 1 剂。

3 月 21 日二诊：服药 3 剂，大便日行 2 次，便质稀溏，然便后腹中自觉舒服，每日尿量增加至 1000 ～ 1500mL；服药 1 周，腹水明显减少，能少量进食；连服 4 周，腹水消失，后以益气兼补肝肾之法治其 3 个月，诸症消失。

〔刘如秀．刘志明医案精解［M］．北京：人民卫生出版社，2010，283-284〕

刘志明：经验方2

【组成】茵陈6g，茯苓15g，薏苡仁12g，柴胡15g，板蓝根15g，郁金9g，党参15g，白术15g。

【功效】清热利湿退黄，行气健脾。

【主治】腹痛，属脾胃虚弱，湿热阻滞者。症见目黄，胸部胀闷，气促，食欲不振，失眠；舌红、苔薄黄，脉弦数。

【用法】水煎服，每日1剂。

【经验】刘老认为，鼓胀之病机为肝脾失调。木郁克土，脾失健运，水湿不化，积聚不泄而见腹胀；肝郁脾虚，湿浊阻滞，胆汁外溢而见目黄。

【验案】庄某，男，44岁，1979年5月2日初诊。

腹胀3年，加重而致腹部胀满膨隆，伴目黄1个月。患者自1976年被确诊为慢性肝炎肝硬化以来，一直以中、西医保肝、护肝之法治疗，虽病情反复，时有加重，但总体病情稳定。然自上个月开始，病情迅速恶化，胸部胀闷，腹部膨隆，气促，食欲不振，失眠，肝区疼痛严重，故前来就诊。就诊时见：目黄，胸部胀闷，气促，食欲不振，失眠；舌红、苔薄黄，脉弦数。腹部胀满膨隆，移动性浊音阳性，肝脏中等硬度，如触鼻头，压痛明显，脾未触及。谷丙转氨酶659U/L，锌浊18U，麝浊11U，黄疸指数8U。

西医诊断：肝硬化腹水。

中医诊断：鼓胀。

中医辨证：脾胃虚弱，湿热阻滞。

治法：行气健脾，清热利湿退黄。

处方：茵陈 6g，茯苓 15g，薏苡仁 12g，柴胡 15g，板蓝根 15g，郁金 9g，党参 15g，白术 15g。7 剂，水浓煎服，每天 1 剂。

5 月 10 日二诊：服上药后，黄疸、腹胀、肝区疼痛等症减退，但仍有少量腹水；上方加利水之品。处方：茵陈 9g，猪苓 12g，茯苓 15g，泽泻 9g，薏苡仁 9g，桂枝 6g，板蓝根 15g，郁金 9g，白术 15g。14 剂，水浓煎服，每天 1 剂。

5 月 24 日三诊：药后腹水消、目黄退、食欲可，但肝区仍隐隐作痛，胸腹略胀闷；舌红、苔薄黄，脉沉弦。以逍遥散调理；后随访半年，未见复发。

上述验案中患者以正虚为主，不能峻下逐水，宜健脾理气，兼清湿热。方中板蓝根、茵陈、薏苡仁清热解毒、利湿退黄；慢性肝炎多有肝气郁滞，经云"木郁达之"，故用舒肝解郁、行气健脾之品治之；五苓散利水渗湿、温阳化气，使湿邪从小便而去矣。

〔刘如秀．刘志明医案精解［M］．北京：人民卫生出版社，2010，284–285〕

李士懋：甘露消毒合藿朴夏苓汤加减

【组成】茵陈 18g，白蔻仁 6g，藿香 12g，黄芩 9g，滑石 12g，通草 6g，石菖蒲 8g，连翘 12g，川厚朴 9g，牛黄 9g，茯苓 12g，泽泻 12g，猪苓 12g。

【功效】清热化浊。

【主治】鼓胀，属湿热蕴阻，蒙蔽心窍者。症见腹水，嗜睡朦胧，呕吐不食，发热，身目皆黄，口中秽臭；苔黄厚腻，脉濡数。

【用法】水煎服，每日1剂。

【经验】李老认为，甘露消毒汤主治湿热并重之证。湿热交蒸，则发热、肢酸、倦怠；湿邪中阻，则胸闷腹胀；湿热熏蒸肝胆，则身目发黄。藿朴夏苓汤出自《医原》，能宣通气机，燥湿利水，主治湿热病邪在气分而湿偏重者。二方加减，用滑石、茵陈、黄芩，其中滑石利水渗湿，清热解暑，两擅其功；茵陈擅清利湿热而退黄；黄芩清热燥湿，泻火解毒。三药相合，正合湿热并重之病机，共为君药。湿热留滞，易阻气机，故臣以石菖蒲、藿香行气化湿，悦脾和中，令气畅湿行；通草清热利湿通淋，导湿热从小便而去，以益其清热利湿之力。诸药合用使水道畅通，则湿有去路。

【验案】刘某，男，67岁，1977年2月18日初诊。

患者肝硬化腹水，肝昏迷前期，经某院住院治疗数月，无效回家。嗜睡朦胧，呕吐不食，发热38℃左右，身目皆黄，口中秽臭，腹水中等；脉濡数、苔黄厚腻。

中医辨证：湿热蕴阻，蒙蔽心窍。

治法：清热化浊。

处方：甘露消毒合藿朴夏苓汤加减。茵陈18g，白蔻仁6g，藿香12g，黄芩9g，滑石12g，通草6g，石菖蒲8g，连翘12g，川厚朴9g，牛黄9g，茯苓12g，泽泻12g，猪苓12g。

经上方治疗3周，黄退呕止，腹水渐消，精神如平时，可外出晒太阳。后予健脾化湿利尿善其后。

〔吕淑静，王四平，吴中秋 . 李士懋教授应用甘露消毒丹经验〔J〕. 四川中医，2010，28（8）：5-6〕

李今庸：胃苓汤合鸡矢醴方

【组成】厚朴 10g，陈皮 10g，苍术 10g（漂），炒白术 10g，茯苓 10g，槟榔 10g，桂枝 10g，猪苓 10g，泽泻 10g，广木香 6g，炒枳实 10g。

【功效】宽中利气，化气渗湿。

【主治】鼓胀，属气机滞塞，气化失职者。症见腹部膨胀如鼓，按之不舒有痛感，嗳气，食欲差，小便不利，尿色黄；苔白腻，脉缓。

【用法】胃苓汤水煎服，每日 1 剂。鸡矢醴方：雄鸡屎 6g 炒黄，米酒汁 1 小碗。将雄鸡屎盛于一干净小布袋内，同米酒汁一起，放入罐或小锅内于火上煮汁，去滓，顿服之。2 ～ 3 日一服。

【经验】李老认为，腹内之气郁滞阻塞，壅逆不行，则腹部膨胀如鼓、按之痛而脉见缓象。气不下行而上逆，故嗳气。气机不利，壅遏中焦脾胃，则不欲饮食，强食之则感腹部膨胀难受。气不行则水不能流，气、水相结，则症见小便不利而尿色变黄。胃苓汤方用厚朴、陈皮、枳实、槟榔、广木香破气除满；苍术气味辛烈，擅开解气之郁结，用之以助破气除满之效；桂枝通阳化气，白术、茯苓、猪苓、泽泻健脾渗湿利水。《素问·腹中论》就有用鸡矢醴治疗鼓胀的记载。鸡矢醴方，用雄鸡屎通利大小便，下气消积，米酒行药势且以养体。

【验案】某女，28岁，1952年4月某日就诊。

患者腹部膨胀如鼓1个月余，按之不舒有痛感，噫气，食欲差，稍食之则感腹部膜胀难受，小便不利，尿色黄，苔白腻，脉缓。乃腹内气机滞塞，气化失职，发为鼓胀，治宜宽中利气，化气渗湿，拟胃苓汤加减，另服鸡矢醴方。

处方：厚朴10g，陈皮10g，苍术10g（漂），炒白术10g，茯苓10g，槟榔10g，桂枝10g，猪苓10g，泽泻10g，广木香6g，炒枳实10g。以水煎服，每日1剂。鸡矢醴方：雄鸡屎6g炒黄，米酒汁1小碗。将雄鸡屎盛于一干净小布袋内，同米酒汁一起，放入罐或小锅内于火上煮汁，去滓，顿服之。2～3日一服。取雄鸡屎法：大雄鸡1只，关于大鸟笼内，或选室内一角，将地扫干净，圈定其鸡，不使外行，每日饲以米、水，不得杂食污饮，将每日鸡屎收起贮于清洁容器内，加盖，备用。

〔李今庸.经典理论指导下的临床治验（三）〔J〕.中医药通报，2013，12（3）：13-14〕

李今庸：经验方1

【组成】当归15g，赤芍15g，莪术6g，三棱6g，虻虫3g，苏木12g，红花9g，炒枳壳5g，广木香5g，甘草6g，竹叶5g，炒白术8g。

【功效】活血祛瘀。

【主治】鼓胀，属血臌者。症见腹部胀大如鼓、腹壁青筋暴露、颜色苍黄、食欲不振、小便不利等。

【用法】水煎服，每日 1 剂。

【经验】李老认为，臌证久治未愈而致气滞血瘀，经脉运行不利。水液停滞，故见腹部胀大如鼓；气血瘀阻于腹部，故见腹部青筋暴露，腹部颜色苍黄；湿邪困脾，脾运失常，故见食欲不振，小便不利。此乃水血互结，气滞血瘀所致；法当活血祛瘀。方中取当归、赤芍、三棱、莪术、虻虫、苏木、红花活血化瘀；取枳壳、木香行气，以助活血之力；取白术、甘草益气培中，以防活血之药伤伐太过。

〔李今庸，李琳.中国百年百名中医临床家丛书·李今庸［M］.北京：中国医药科技出版社，2002，88-89〕

李今庸：经验方 2

【组成】槟榔 30g，广木香 8g，吴茱萸 10g，鹤虱 10g，使君子 10g，榧子 10g，雷丸 10g，芜荑 10g，萹蓄 10g，当归 10g。

【功效】杀虫行气。

【主治】鼓胀，属虫臌者。症见腹部胀大如鼓、面色萎黄、多食消瘦等。

【用法】水煎服，每日 1 剂。

【经验】李老认为，虫寄生于体内，损伤脾胃，转运失常，气机阻滞，故见腹部胀大如鼓；虫消谷食精微，故见面色萎黄，多食消瘦。此为虫寄生于体内，阻滞气机所致；法当杀虫兼以行气。方中重用槟榔配广木香杀虫行气，通畅大便；取使君子、鹤虱、榧子、雷丸、芜荑、萹蓄等杀虫；取吴茱萸入肝杀虫；取当归和肝养血。

〔李今庸，李琳.中国百年百名中医临床家丛书·李今庸〔M〕.北京：中国医药科技出版社，2002，89-90〕